dr. med. ulrich
strunz

88 tipps gegen depressionen und burnout

Originalausgabe

in der Penguin Random House Verlagsgruppe GmbH,
Neumarkter Straße 28, 81673 München
www.heyne.de

Redaktion: Evelyn Boos-Körner
Bildredaktion: Tanja Zielezniak
Coverdesign: Eisele Grafik-Design, München,
unter Verwendung eines Motivs von iStockphoto (BlackJack3D)
Layout/Satz: Buch-Werkstatt GmbH, Bad Aibling/Kim Winzen
Druck und Bindung: Pixarprinting, Lavis (Trento)

Printed in Italy

MIX Papier | Fördert gute Waldnutzung FSC® C147178

Penguin Random House Verlagsgruppe FSC®-N001967

ISBN: 978-3-453-60687-6

Dank

Ich danke Dr. Kristina Jacoby für ihre großartige Unterstützung.

Haftungsausschluss

Die Ratschläge in diesem Buch sind sorgfältig erwogen und geprüft. Sie bieten jedoch keinen Ersatz für kompetenten medizinischen Rat. Alle Angaben in diesem Buch erfolgen daher ohne jegliche Gewährleistung oder Garantie seitens des Autors und des Verlages. Eine Haftung des Autors bzw. des Verlages und seiner Beauftragten für Personen-, Sach- und Vermögensschäden ist ausgeschlossen.

Bildnachweis

Grafiken und Schmuckvignetten: Buch-Werkstatt GmbH/Kim Winzen
Weitere Motive: *Depositphoto:* 166 (megija); *Buch-Werkstatt GmbH:* 18, 69, 94 (Kim Winzen); *Privatarchiv Dr. med. Ulrich Strunz:* 8; *Shutterstock.com:* 10 (G-Stock Studio), 12 (SB Arts Media), 25 (hafakot), 26 (PreciousJ), 31 (AlexLMX), 32 (AnnaHappy), 35 (Inside Creative House), 47 (Jacob Lund), 54 (Ronald Rampsch), 80 (SviatlanaLaza), 85 (Alexander Raths), 87 (Pixel-Shot), 109 (Tatevosian Yana), 112 (OPOLJA), 114 (Inside Creative House), 116 (Boule), 128 (Timolina), 133 (Billion Photos), 134 (David Tadevosian), 144 (Tatiana Bralnina), 152 (KucherAV), 163 (NatchaS), 167 (Vladimir Zotov), 178 (Bogdan Sonjachnyj), 184 (Igor Ivakhno), 189 (Sebastian Kaulitzki), 195 (Farion_O), 198 (Martin Novak), 207 (F8 studio), 208 (Kateryna Kon), 220 (Jordi Calvera), 230 (fizkes), 231 (n.k.junky).

dr. med. ulrich
strunz

88 tipps gegen depressionen und burnout

Körperliche Ursachen erkennen –
die Seele stärken und schützen

Wie Sie vorbeugen und Ihre
Selbstheilungskräfte aktivieren können

HEYNE

Inhalt

Mit Ernährung Burnout und Depressionen heilen

Nahrungsergänzungsmittel gezielt zur Heilung einsetzen

Sport ist essenziell

Anders denken – anders fühlen

Vorwort

Die Psychiatrie und ihren Umgang mit seelischen Erkrankungen habe ich nie verstanden. Nun ja: Natürlich schon verstanden, aber mich erzürnt über die Hilflosigkeit, über den Umgang mit den Krankheiten, besser gesagt mit den kranken Menschen.

Stress ist häufig ein Auslöser für Depressionen oder Burnout. Nur hat Stress doch eine messbare Wirkung. Er verbraucht Zink, Magnesium und auch Tryptophan; das kann man messen. Die entsprechenden Spiegel sinken. Und wenn Sie jetzt einfach das fehlende Magnesium oder fehlende Zink massiv ersetzen, dann bauen Sie ein Schutzschild gegen Stress auf. Verstehen Sie? Der Stress ist unverändert da, aber Sie sind besser davor geschützt.

Das ist neue Medizin. Vom Prinzip her neu

Seit einigen Jahren weiß man auch, dass Depressionen mit Entzündungen im Gehirn einhergehen. Je stärker die Entzündung, desto stärker die Depression. Das geht Hand in Hand.

Diese Erkenntnis ist wichtig, weil mehr als die Hälfte der Patienten mit schwereren Depressionen überhaupt nicht auf die üblichen Psychopharmaka ansprechen. Bei diesen armen Menschen ist die Medizin hilflos. Doch diese Erkenntnis gibt Hoffnung. Denn eine entzündungshemmende Behandlung hilft!

Kohlenhydrate schon in kleinsten Mengen erzeugen Entzündungen, messbar im Blut, auch im Gehirn. Um es ganz deutlich zu sagen: Künstliche Kohlenhydrate, leere Kohlenhydrate, also Brot, Nudeln, Reis, Kartoffeln, Zucker, sind Gift fürs Gehirn.

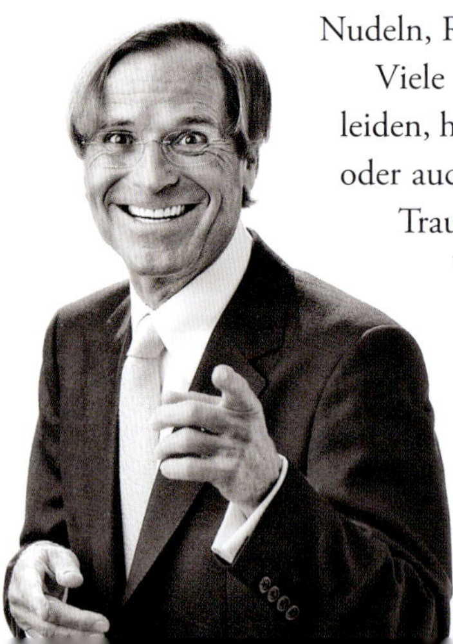

Viele Menschen, die an Depressionen oder Burnout leiden, haben schwere Zeiten hinter sich, in der Kindheit oder auch im Erwachsenenleben. Manche auch schwere Traumata. Solche Erfahrungen hinterlassen negative Veränderung in der Epigenetik. Das verändert die Art und Weise wie die Informationen, die auf den Genen enthalten sind, genutzt werden. Das wiederum verändert die Herstellung von

Botenstoffen und Hormonen, was langfristig die Psyche prägt. Die epigenetischen Veränderungen kann man messen. Sport, Omega 3, Vitamin D, aber auch Meditation und Achtsamkeit wirken ebenfalls als epigenetische Schalter, aber als positive. Die Auswirkungen negativer Erfahrungen werden gelöscht.

Seit einiger Zeit werden auch Ketonkörper und ihre Wirkung gegen Entzündungen und auf das Gehirn intensiv erforscht. Sie schützen Nervenzellen! Sie wirken direkt gegen Depressionen. Ketonkörper entstehen in einem gesunden Darm, wenn viel Gemüse gegessen wird. Oder in der Leber, wenn der Mensch sich Low Carb ernährt. Ketone können aber auch direkt eingenommen werden. Sie verringern Angst und Traurigkeit. Und sie steigern die körperliche Ausdauer. Das fühlt sich einfach gut an. Ketone sind Lebensfreude pur!

Sie halten ein Buch mit 88 hilfreichen Tipps in der Hand. Ich weiß, das sind viele. Aber sie sind alle wertvoll. Suchen Sie sich ein, zwei oder eine Handvoll Tipps aus und fangen Sie damit an. Wann immer Sie Lust haben, einen weiteren Tipp umzusetzen, nehmen Sie das Buch wieder zur Hand.

Ein Leben ohne Depression und Burnout ist möglich. Ich habe es in meiner Praxis tausendfach erlebt. Patienten schleppten sich in die Praxis und berichteten von ihrem anstrengenden und freudlosen Leben, von totaler Erschöpfung und Ängsten. Wir haben Parameter in ihrem Blut gemessen. Die Patientinnen und Patienten füllten die Nährstofflücken auf, strichen die Kohlenhydrate aus ihrer Ernährung und fingen an zu laufen. Nach Monaten oder manchmal Jahren kam dann die Dankes-E-Mail: »Lieber Doc, meine Depressionen sind weg und ich strotze vor Lebensenergie. Vielen Dank!«

Auch Sie werden Ihre Depression oder Ihren Burnout heilen, versprochen!

Herzlichst

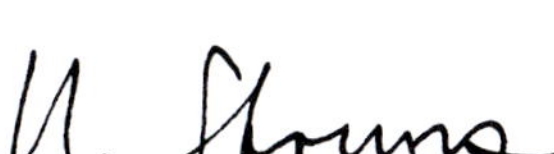

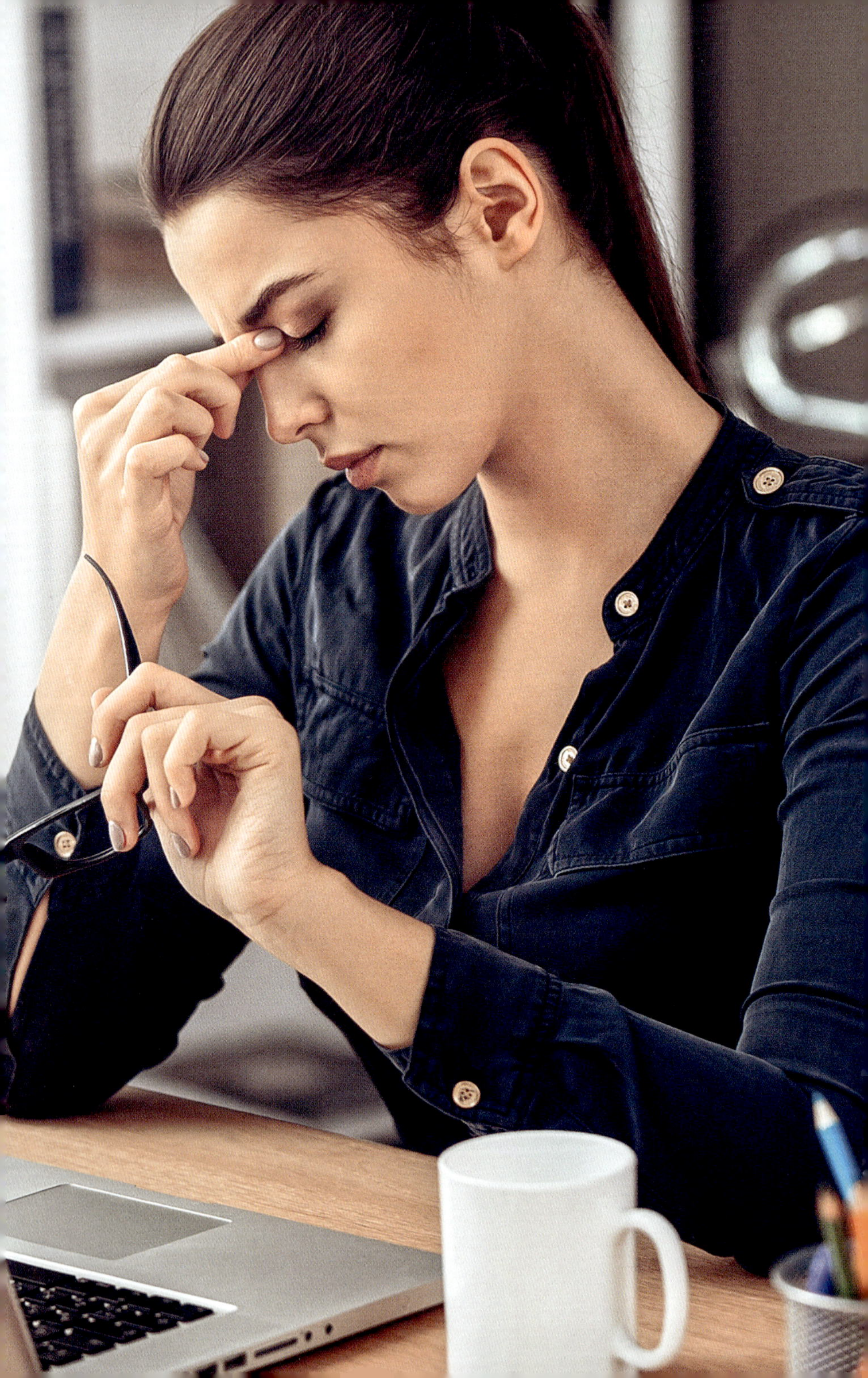

Wenn nichts mehr geht

Es gibt viele Auslöser für Depressionen oder Burnout. Einige davon werden von der Schulmedizin weder untersucht noch berücksichtigt. Erfahren Sie, wie es zu einem Burnout oder einer Depression kommen kann und wie sich die Erkrankung bei verschiedenen Menschen zeigt.

TIPP 1

Frühe Anzeichen einer Depression oder eines Burnouts wahrnehmen

Eine Depression oder ein Burnout entwickelt sich immer über Monate, Jahre oder Jahrzehnte. In dieser Zeit verändern sich viele Prozesse im Körper. Entzündungen nehmen zu, die Energieproduktion in jeder einzelnen Zelle nimmt ab und vieles mehr. Sogar die Epigenetik verändert sich. Das heißt, bestimmte Gene werden häufiger oder seltener abgelesen. All das verändert die Biochemie des Körpers. Nur spürt man das nicht direkt. Was man spürt, sind Müdigkeit und Erschöpfung, eventuell Schlafstörungen oder vermehrt negative Gedanken. Typisch sind auch Verdauungsstörungen.

Irgendwann ist es zu viel, der Kipppunkt ist erreicht. Oft führen zusätzliche Belastungen dazu, dass dieser Punkt eintritt. Das kann eine stressige Phase im Beruf oder in der Familie sein, extreme Schlafstörungen über einen längeren Zeitraum, eine Infektion, zu starke körperliche Anstrengung oder auch hormonelle Veränderungen. Der Körper kann die verschiedenen Belastungen nicht mehr kompensieren. Es kommt zur Depression oder zum Burnout.

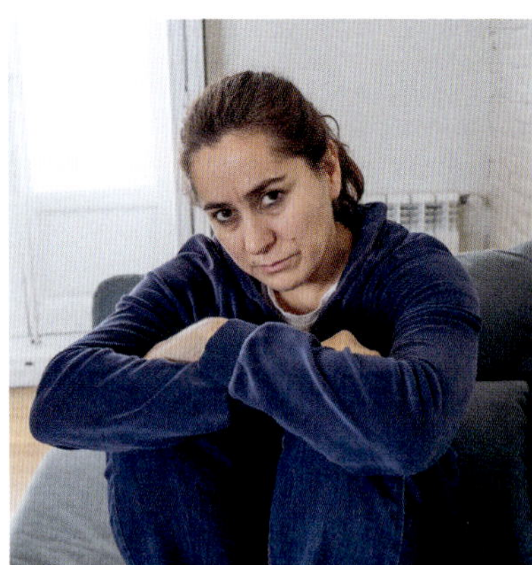

Manche Betroffene leiden über einen längeren Zeitraum. Bei anderen verläuft die Krankheit in Phasen. Bei ihnen erholen sich die körperlichen Systeme so weit, dass sie sich wieder einigermaßen wohlfühlen. Doch bei der nächsten zusätzlichen Belastung ist die Depression wieder da.

Müdigkeit, Schlafstörungen und verlängerte Erholungszeiten

Wer älter wird, ist müder, braucht länger, um sich von körperlicher oder geistiger Anstrengung zu erholen, und schläft schlechter. So denken viele Menschen. Dem ist aber nicht so! Diese Probleme sind vor allem Anzeichen dafür, dass im Körper etwas nicht stimmt. Diese Symptome sind ernst zu nehmen. Sie sind alle umkehrbar. Wie, das erfahren Sie in diesem Buch.

Auch negative Gedanken sind ein Warnsignal

Es gibt viele Gründe für immer wiederkehrende negative Gedanken. Oft entstehen sie aus einer Mischung von mehreren, aus negativen Lebenserfahrungen, aus Denkgewohnheiten, aber auch aus einer veränderten Biochemie im Gehirn.

Nicht jeder, der schlechte oder traumatische Lebenserfahrungen gemacht hat, ist von wiederkehrenden negativen Gedanken betroffen. Das zeigt also, dass negative Gedanken keine zwingende Folge solcher Ereignisse sind.

Negative Gedanken sind aber ein Warnsignal. Wer negativ denkt, fühlt sich auch schlechter als Menschen, die positiv oder neutral denken. Wer regelmäßig von Ängsten geplagt wird, Hoffnungslosigkeit empfindet, sich Sorgen macht oder ein geringes Selbstwertgefühl hat, sollte dies nicht als normal abtun. Auch Schuldgefühle und/oder Einsamkeit können lange vor einer Depression auftreten. Ärger, Wut und leichte Reizbarkeit gehören ebenfalls zu den negativen Gefühlen, auf die man achten sollte.

Wenn die Energie im Körper wieder zunimmt, die Entzündungsreaktionen abnehmen, die Biochemie im Gehirn wieder in ein gesundes Gleichgewicht kommt, wirkt sich das auch auf die Gedanken aus. Sie werden leichter, wieder positiver. Was Sie dazu tun sollten, lesen Sie auf den nächsten Seiten.

Habe ich erste Anzeichen einer Depression oder eines Burnouts?

Ich bin oft müde und/oder erschöpft.	j	n
Ich habe gelegentlich oder regelmäßig Schlafprobleme.	j	n
Ich habe Verdauungsprobleme.	j	n
Ich bin übergewichtig.	j	n
Ich habe häufig Kopfschmerzen oder andere Schmerzen.	j	n

Je häufiger Sie mit Ja geantwortet haben, desto wahrscheinlicher ist es, dass Sie erste Anzeichen einer Depression oder eines Burnouts haben.

Erhöhen meine Lebensumstände zusätzlich das Risiko, an einer Depression oder einem Burnout zu erkranken?

Ich meide die Sonne.	j	n
Ich bewege mich wenig oder treibe keinen Sport.	j	n
Mein Leben ist vollgepackt mit Terminen und Aufgaben.	j	n
Ich habe schwierige Lebensumstände, z. B. Beziehungsprobleme, chronisch kranke, pflegebedürftige oder psychisch auffällige Angehörige, die ich betreue, finanzielle Sorgen, eine schwierige berufliche Situation usw.	j	n

Je häufiger Sie mit Ja geantwortet haben, desto eher erhöhen Ihre Lebensumstände das Risiko, an einer Depression oder einem Burnout zu erkranken.

TIPP **2**

Burnout und Depression haben viele Ursachen

Burnout und Depressionen unterscheiden sich voneinander, aber einige Symptome sind sehr ähnlich. Ein Burnout kann in eine Depression übergehen oder depressive Anteile haben. Typisch für beide Erkrankungen sind emotionale und körperliche Erschöpfung sowie Antriebslosigkeit. Dies kann so weit gehen, dass selbst das morgendliche Aufstehen unmöglich wird. Soziale Kontakte und Hobbys bereiten keine Freude mehr. Im Beruf oder auch im Familienleben fühlen sich viele überfordert.

Depressionen werden bei Männern seltener diagnostiziert als bei Frauen. Möglicherweise liegt das daran, dass sie sich etwas anders äußern. Typisch sind folgende Symptome bei Männern: geringe Stresstoleranz, Aggressivität, schnelle Reizbarkeit und geringe Impulskontrolle. Frauen haben häufig ein anhaltendes Gefühl der Niedergeschlagenheit, Hoffnungslosigkeit oder inneren Leere. Sie leiden an Antriebslosigkeit und Interessenverlust.

Schlechte Lebenserfahrungen und Stress sind nicht die einzigen Ursachen

In der Schulmedizin werden die Ursachen für Depressionen oder Burnout meist in traumatischen oder belastenden Lebenserfahrungen gesucht. Außerdem wird häufig eine gestörte Biochemie des Gehirns in Betracht gezogen. Behandelt wird mit Psychotherapie und/oder Medikamenten, aber auch Sport und soziale Kontakte werden empfohlen. Körperliche Ursachen wie eine sogenannte silent inflammation bzw. chronische Entzündungsreaktionen, ein gestörtes Mikrobiom im Darm, eine gestörte Energieproduktion oder chronische Virusinfektionen werden oft nicht in Betracht gezogen und daher auch nicht untersucht.

Viele Betroffene spüren die körperlichen Symptome, fühlen sich krank und schwach. Ihre Intuition sagt ihnen, dass mit ihrem Körper etwas nicht stimmt. Anstatt den Symptomen auf den Grund zu gehen, müssen sich viele anhören, es sei psychisch, da könne man nichts machen. Sie sollen zur Therapie gehen oder Psychopharmaka einnehmen oder beides. Manche gehen andere Wege, weil sie spüren, dass ihre Verstimmung oder Niedergeschlagenheit nicht nur eine Laune ihres Gehirns ist. Sie werden oft nicht ernst genommen.

Körperliche Ursachen liegen nahe

Jeder kennt das: Man ist erkältet oder hat zu wenig geschlafen. Alltägliche Dinge, die einem sonst leicht von der Hand gehen, fallen plötzlich schwer. Man ist schneller gereizt von anderen Menschen. Man kann sich nicht zu Freizeitaktivitäten motivieren, die einem sonst Freude bereiten. Das Leben ist an solchen Tagen alles andere als schön. Klingt fast wie eine Mini-Depression oder der Beginn eines Burnouts. Ist es aber nicht, es sind die rein psychischen Auswirkungen eines kranken oder unausgeschlafenen Körpers. Daher liegt der Gedanke nahe, dass auch »echte« Depressionen und Burnouts oft körperliche Ursachen haben.

Seelischer Stress führt zu Entzündungsreaktionen

Psyche und Körper sind untrennbar miteinander verbunden. So wie chronische Virusinfektionen auf die Stimmung schlagen, verändert Dauerstress das Immunsystem. Psychische Belastungen, Schlafmangel und traumatische Erlebnisse wirken als epigenetische Schalter. Gene werden aktiviert, wodurch vermehrt Entzündungsstoffe gebildet werden. Durch Stress verlieren die Zellen auch ihre Empfindlichkeit gegenüber Insulin. Gerät dadurch der Energiehaushalt aus dem Gleichgewicht, wirkt sich das wiederum auf die Psyche aus. Stress und traumatische Erlebnisse verändern den Körper messbar.

Viele körperliche Ursachen

Körperliche Beschwerden drücken auf die Stimmung und rauben Energie. Leider sind die körperlichen Beschwerden oft gar nicht so leicht festzustellen. Fast alle Menschen, die an einer Depression oder einem Burnout leiden, sind von chronischen Entzündungsreaktionen betroffen. Diese werden auch als silent inflammation bezeichnet. Denn man spürt sie nicht wie eine Erkältung. Zu hohe Blutzuckerwerte, ein durchlässiger Darm, falsche Bakterien im Darm, chronische Virusinfektionen, Schilddrüsenprobleme, eine Fettleber, Bewegungsmangel, Schlafmangel, aber auch traumatische Erlebnisse führen zu chronischen Entzündungsreaktionen und vielem mehr. Kommen mehrere Missstände zusammen, kann sich das als Burnout oder Depression manifestieren.

Darüber hinaus führen Nährstoffmängel zu Antriebslosigkeit und Depressionen. Vor allem Proteinmangel, denn wichtige Botenstoffe des Nervensystems bestehen aus Proteinen. Vegetarier und Veganer sind besonders gefährdet. Aber auch ein Mangel an Magnesium, Eisen, Zink, Vitamin D oder B-Vitaminen kann zu Depressionen führen. Die genannten Mineralstoff- und Vitaminmängel treten sehr häufig auf.

Fehlende Diagnostik

Bei Herz-Kreislauf-Erkrankungen, Krebs oder Erkrankungen des Bewegungsapparates ist die schulmedizinische Diagnostik sehr umfangreich und genau. Anders sieht es bei Burnout oder Depressionen aus. Meist werden nur einige Fragen zur Befindlichkeit und zum Belastungsempfinden gestellt und einige Standardwerte untersucht, wie z. B. Parameter des Immunsystems, der Leber- und Schilddrüsenfunktion. Diese Werte stellen nur einen kleinen Ausschnitt dar. Bei vielen Betroffenen sind diese Werte unauffällig. Sie werden zum Psychiater geschickt mit der Aussage, körperlich sei alles in Ordnung.

Der folgende Vergleich soll die Fehldiagnose verdeutlichen. Stellen Sie sich vor, Ihr Auto beschleunigt nicht mehr richtig und macht komische Geräusche. Sie bringen es in die Werkstatt. Der Mechaniker untersucht die Karosserie sehr genau und kann kein Problem finden. Er schickt Sie nach Hause und sagt Ihnen, dass Sie an Ihrem Fahrstil arbeiten sollen. Klingt absurd? Leider passiert genau das vielen Menschen, die unter Depressionen oder Burnout leiden. Die typischen körperlichen Beschwerden, die bei einer Depression oder einem Burnout auftreten, werden bei den Untersuchungen nicht erfasst. Psychotherapien können zwar helfen, weil eine gestärkte Psyche sich positiv auf körperliche Prozesse auswirkt, und bei akuten schweren Depressionen können auch Psychopharmaka hilfreich sein, aber für eine umfassende und möglichst rasche Heilung ist es sinnvoll, auch möglichst viele körperliche Probleme zu erkennen und gezielt zu behandeln.

Leider sind Blutuntersuchungen, um eine chronische Entzündungsreaktion oder silent inflammation, wie sie auch genannt wird, zu erkennen, kein Standard. Weder beim Hausarzt noch beim Psychiater. Einige Ärzte und Labors bieten solche Untersuchungen aber an. Sie können sehr aufschlussreich sein.

In vielen der hier vorgestellten Tipps erfahren Sie, welche Parameter Sie selbst untersuchen lassen können. Wenn die Ergebnisse der Untersuchungen auf körperliche Probleme hindeuten, zeige ich Ihnen, wie Sie diese heilen können.

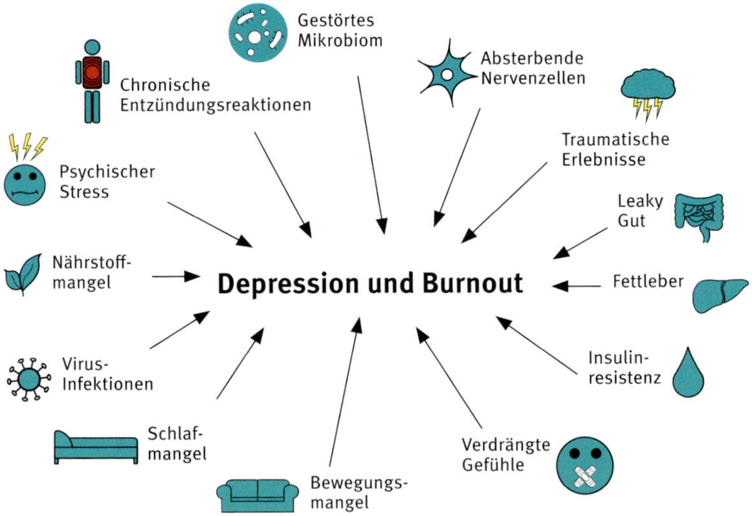

TIPP 3

Burnout und Depression als chronische Entzündung verstehen

In den 1950er-Jahren kam die Hypothese auf, dass Depressionen vor allem durch einen Mangel an Serotonin im Gehirn verursacht werden. Serotonin wird umgangssprachlich auch als Glückshormon bezeichnet. Damals wurden die ersten Antidepressiva entwickelt. Sie reichern das Hormon an den Übergängen zwischen zwei Nervenzellen an. Das war die Geburtsstunde der Serotonin-Wiederaufnahmehemmer, kurz SSRI. Sie sind die in Europa am häufigsten verschriebenen Antidepressiva. Doch bei vielen Patienten wirken sie nicht wie erhofft. Bei anderen hingegen führen sie zu positiven Veränderungen. Ob dies allein auf die Anreicherung von Serotonin zurückzuführen ist, ist jedoch fraglich. Heute weiß man, dass SSRI auch entzündungshemmend wirken.

Nicht nur Serotoninmangel

Untersuchungen mit bildgebenden Verfahren haben gezeigt, dass es bei Depressionen zu strukturellen Veränderungen im Gehirn kommt. Nervenzellen sterben ab und die Kommunikation zwischen den Zellen funktioniert nicht mehr richtig. Vor allem bilden sich weniger neue Nervenzellen im Vergleich zu gesunden Personen. Zudem ist die Neuroplastizität, das ist die ständige Veränderung der Nervenzellen, vermindert. In der Wissenschaft spricht man von Neuroprogression.[1]

Doch wie kommt es zu diesen Veränderungen? Seit den Nullerjahren werden chronische Entzündungsreaktionen als Auslöser angesehen. Interessanterweise führen nicht nur körperliche Erkrankungen zu chronischen Entzündungsreaktionen, sondern auch psychischer Stress oder traumatische Erlebnisse.

Entzündungsreaktionen führen zur Depression

Bereits 2001 führten Wissenschaftler eine kleine, aber bahnbrechende Studie an 20 Männern durch. Alle nahmen freiwillig an dem Experiment teil. Ziel war es herauszufinden, inwieweit Entzündungen zu Depressionen führen. Dazu erhielt die Hälfte der Männer eine Infusion mit einer niedrigen Dosis eines bestimmten Salmonellen-Bakteriums. Die andere Hälfte erhielt eine Kochsalzlösung.

Nach einer, drei und neun Stunden nach der Infusion mussten die Probanden einen psychologischen Fragebogen ausfüllen und sich neuropsychologischen Tests unterziehen. Stündlich wurde ihnen Blut abgenommen und auf entzündungsfördernde Botenstoffe (Zytokine) untersucht.

Die Versuchspersonen, denen die niedrig dosierten Salmonellen verabreicht worden waren, fühlten sich nicht krank. Psychologische Tests zeigten jedoch, dass sie zunehmend ängstlicher und depressiver wurden. Je höher die Konzentration der Zytokine im Blut, desto stärker die Angst und die depressive Verstimmung.[2]

PRAXISTIPP !

Kommen Sie einer chronischen Entzündung auf die Spur

Lassen Sie in einem Labor folgende Zytokine untersuchen: IL-1β, IL-6 und TNF-α. Bei einigen Personen, die an Depressionen leiden, sind nur einer oder zwei der Werte erhöht. Wichtig ist zudem, dass Sie nicht an anderen chronischen Krankheiten leiden, denn auch sie führen zu Erhöhung dieser Entzündungswerte.

Sind Ihre Werte erhöht, wissen Sie, dass auch Ihre Depression oder Ihr Burnout mit einer chronischen Entzündungsreaktion einhergeht.

TIPP 4

Die Gemeinsamkeiten von Burnout und Depression kennen

Ob es sich bei Burnout und Depression um zwei unterschiedliche Erkrankungen handelt, wird in der Wissenschaft intensiv erforscht und diskutiert. Bisher ohne eindeutiges Ergebnis. Einige Wissenschaftler halten Burnout für eine Vorstufe oder eine bestimmte Phase einer Depression.

Energielos und niedergeschlagen

Sowohl Depression als auch Burnout gehen mit emotionaler, körperlicher und geistiger Erschöpfung einher. Manche fühlen sich innerlich leer und gefühllos. Betroffene leiden häufig unter Konzentrationsstörungen. Arbeit, Familie oder auch Hobbys sind kaum noch zu bewältigen.

Stress, sei es durch hohe Anforderungen im Beruf, in der Familie oder auch durch körperliche Erkrankungen, spielt bei der Entstehung von Burnout und Depressionen häufig, aber nicht immer eine Rolle.

Typisch sind Symptome wie Schlaflosigkeit, Selbstzweifel, Schuldgefühle und Zynismus. Sie treten sowohl bei einer Depression wie einem Burnout auf.

Ähnliche Ergebnisse bei psychologischen Tests

Es gibt verschiedene anerkannte Tests, um depressive Symptome zu erkennen. In wissenschaftlichen Studien zu Burnout wird am häufigsten der Maslach Burnout Inventory Test, kurz MBI, verwendet. Er besteht aus 22 Fragen und bezieht sich vor allem auf emotionale Erschöpfung, verminderte Leistungsfähigkeit und Selbstentfremdung. Um den Schweregrad einer Depression zu bestimmen, wird meist der Beck-Depressions-Inventar-Test (BDI) verwendet, der aus 21 Fragen besteht.

Französische Wissenschaftler haben die BDI-Testergebnisse von Personen, denen ein Burnout diagnostiziert wurde, mit denen von Personen verglichen, die an einer Depression litten. Sie konnten keine signifikanten Unterschiede feststellen. Die Ergebnisse der finnischen Gesundheitsstudie 2000 zeigen, dass die Wahrscheinlichkeit, an einer Depression zu leiden, mit einer höheren Punktzahl im MBI-Test einhergeht. Denn, obwohl der Test eigentlich zur Erkennung von Burnout entwickelt wurde, treffen viele der abgefragten Situationen auch auf Menschen mit Depressionen zu. So ist es nicht verwunderlich, dass Personen mit Depressionen auch ähnliche Antworten geben wie Personen mit Burnout.

Biologische Stressreaktionen sind identisch

Burnout und Depression sind stressbedingte Erkrankungen. Dabei können nicht nur bestimmte Lebenssituationen Stress auslösen, sondern auch körperliche Probleme. Dauerhafter psychischer und/oder physischer Stress führt zu bestimmten biologischen Veränderungen im Körper und im Gehirn. Wissenschaftler aus der Schweiz haben deshalb untersucht, ob sich diese Veränderungen bei Burnout- und Depressionspatienten unterscheiden.

Geringe Herzratenvariabilität

Das menschliche Herz schlägt unregelmäßig. Gemessen wird dies als Herzratenvariabilität, kurz HRV. So schlägt das Herz bei einem Puls von 60 nicht jede Sekunde, sondern zwischen manchen Schlägen liegt etwas mehr als eine Sekunde, zwischen anderen weniger. Das Herz reagiert auf kleinste Veränderungen im Körper. In einem entspannten Zustand schlägt das Herz variabler als in einem gestressten Zustand. Daher kann die HRV auch zur Stressmessung verwendet werden.

Die Schweizer Wissenschaftler fanden sowohl bei Burnout- als auch bei Depressionspatienten eine reduzierte HRV. Es gab jedoch keinen Unterschied zwischen den beiden Patientengruppen.

Geschrumpfte Hirnregion

Die Neubildung von Nervenzellen hängt von einem bestimmten Wachstumsfaktor ab. Er heißt BDNF (Brain-Derived Neurotrophic Factor). BDNF wird im Erwachsenenalter vor allem im Hippocampus gebildet. Diese Region liegt sehr zentral im Gehirn und gehört zum limbischen System. Das wiederum ist eine funktionelle Einheit, die vor allem an der Verarbeitung von Emotionen beteiligt ist.

Seit Langem ist bekannt, dass der Hippocampus bei Dauerstress schrumpft. Diese Hirnregion ist wichtig für Lernen, Gedächtnis und abstraktes Denken. Kein Wunder also, dass Menschen unter Stress häufig unter Konzentrationsschwäche und Vergesslichkeit leiden. Außerdem kann es vorkommen, dass komplexe Situationen nicht richtig erfasst werden und Menschen vorschnell und unüberlegt handeln.

Die Wissenschaftler stellten fest, dass der Hippocampus sowohl bei Burnout- als auch bei Depressionspatienten an Volumen verliert.

Schlechte Signalübertragung im Gehirn

BDNF ist nicht nur an der Neubildung von Nervenzellen beteiligt, sondern auch an der Bildung funktionierender Synapsen. Das sind die Verbindungsstellen zwischen zwei Nervenzellen. Schrumpft nun der Hippocampus unter Dauerstress, wird dort weniger BDNF produziert. Die Übertragung von Nervenimpulsen funktioniert dann nicht mehr so gut. Man fühlt sich niedergeschlagen und freudlos.

BDNF gelangt aus dem Gehirn auch in den Blutkreislauf. Deshalb lässt sich seine Konzentration leicht messen. Die Schweizer Wissenschaftler stellten bei beiden Patientengruppen erniedrigte BDNF-Werte fest.[3]

BDNF im Labor untersuchen lassen

Einige Labore bieten das Messen von BDNF an. Die Untersuchung funktioniert nicht bei Personen, die an Neurodermitis leiden, denn durch die Krankheit bilden Nervenzellen in der Haut vermehrt den Stoff. Das überdeckt den im Gehirn herrschenden Mangel.

TIPP 5

Wissen, was Burnout von Depression unterscheidet

In der Wissenschaft wird heftig darüber diskutiert, ob Burnout und Depression zwei verschiedene Krankheiten sind oder nicht. Bis heute gibt es keine eindeutige Antwort. Dennoch werden Burnout und Depression häufig anhand der folgenden Fakten unterschieden.

Depression ist eine anerkannte Krankheit, Burnout nicht

Hausärzte oder Psychiater diagnostizieren eine Krankheit anhand von Symptomen und Symptomkombinationen. Sie brauchen die Diagnose, um eine Behandlung einzuleiten. Sei es die Empfehlung zu einer Psychotherapie, die Verschreibung von Medikamenten oder die Überweisung zu einer stationären Behandlung. Diagnostiziert werden kann nur, was in der Internationalen Klassifikation der Krankheiten steht. Derzeit wird die elfte Version verwendet. Man spricht auch von ICD-11.

In dieser sehr langen Liste von Krankheiten gibt es jedoch kein Burnout. Die neueste Version ICD-11 enthält jedoch das Burnout-Syndrom. Ein Syndrom ist aber keine Krankheit. Außerdem wird das Syndrom nur als Folge von chronischem Stress am Arbeitsplatz beschrieben, der nicht erfolgreich bewältigt wurde. Das ist immerhin ein Fortschritt, denn in der 10. Version der Internationalen Klassifikation der Krankheiten, war Burnout noch gar nicht enthalten. Da aber nicht jeder Burnout durch Stress am Arbeitsplatz ausgelöst wird, greifen manche Ärzte und Psychiater auf die Klassifikation »Probleme mit Schwierigkeiten bei der Lebensbewältigung« zurück, wenn sie bei ihren Patienten ein Burnout feststellen.

Anders verhält es sich bei Depressionen. Hier gibt es mehrere Krankheitsgruppen: bipolare Störung, manische Episode, depressive Episode oder rezidivierende depressive Störung. Depression ist eine eindeutige Diagnose.

Burnout entsteht durch bestimmte Stresssituationen, Depression nicht

Einige Wissenschaftler gehen davon aus, dass Burnout immer durch eine bestimmte Stresssituation ausgelöst wird. Häufig entsteht sie im Berufsleben, aber auch das Familienleben mit Kindern oder die Pflege von Angehörigen kann zu einem Burnout führen.

Stress hat immer zwei Ursachen: äußere und innere. Zu den äußeren Gründen zählen hohe Anforderungen im Beruf, ungelöste Konflikte in der Familie oder mit Kollegen und Vorgesetzten, wenig Kontrolle über die eigenen Aufgaben, Mobbing und vieles mehr. Zu den inneren Gründen zählen ein geringes Selbstwertgefühl, Überengagement, hoher Idealismus, Perfektionismus, hohe Erwartungen, das Gefühl, unentbehrlich zu sein, Zweifel am Sinn des Tuns, Schwierigkeiten »Nein« zu sagen und vieles mehr. Wenn ungünstige äußere Gründe mit ungünstigen inneren Gründen zusammentreffen, kommt es zum Burnout – laut dieser Wissenschaftler.

Zur Unterscheidung zwischen Burnout und Depression wird häufig ein Kriterium herangezogen. Lassen die Beschwerden nach, wenn man sich eine Auszeit nimmt und alles etwas langsamer angehen lässt, spricht dies für ein Burnout. Bleiben die Symptome jedoch bestehen, auch wenn man die äußeren Umstände wie Arbeit, Anforderungen im Familienleben oder andere Aktivitäten reduziert, spricht vieles für eine Depression.

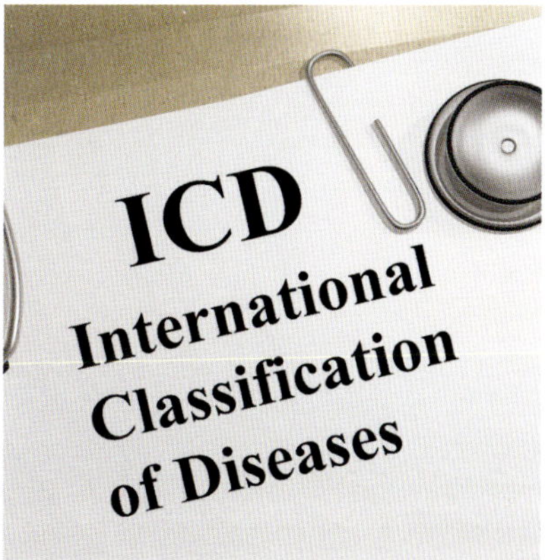

Anders sieht es bei einer »echten« Depression aus. Äußere Ursachen wie Stress im Beruf, hohe Selbsterwartungen im Familienleben oder ungelöste Konflikte gelten hier weniger als Auslöser. Nach Ansicht einiger Wissenschaftler können Depressionen auch ohne erkennbare äußere Stressfaktoren auftreten.

Burnout als Phase der Depression

Andere Wissenschaftler sehen Burnout als Beginn oder Phase einer Depression. Am Anfang steht psychischer und/oder physischer Stress. Dazu zählen auch chronische Entzündungsreaktionen, Bewegungsmangel, ein Leaky Gut (ein undichter Darm, durch den unentwegt Fremdstoffe in den Körper eindringen) oder vieles mehr. Es kommt zur Überforderung, zur Erschöpfung. Viele sprechen von Burnout. Hält der Zustand über einen längeren Zeitraum an, treten die ursprünglichen psychischen Stressoren immer mehr in den Hintergrund. Der Zustand hat sich verfestigt. Selbst wenn sich die äußeren Ursachen positiv verändern, bleiben die Symptome bestehen. Das Burnout ist chronisch geworden und hat sich zu einer Depression entwickelt.[4]

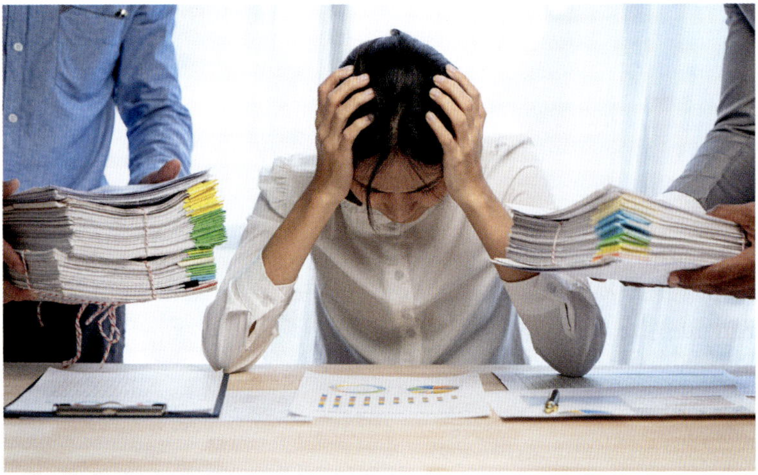

TIPP 6

Depressionen bei Jugendlichen erkennen

Teenager oder junger Erwachsener zu sein, ist nicht einfach. Die Hormone verändern sich, man wird vom Kind zum Jugendlichen. In dieser Zeit ist es für viele wichtig, Anerkennung von Gleichaltrigen zu bekommen. Aber nicht jeder bekommt sie. Auch das Verhältnis zu den Eltern ist für viele nicht einfach. Dazu kommen die Anforderungen in der Schule und eventuell auch bei einigen Freizeitaktivitäten. Viele Jugendliche blicken zudem angesichts von Klimawandel, globalen Ungerechtigkeiten und Konflikten pessimistisch in die Zukunft. Kein Wunder, dass sie immer wieder Tiefs erleben. Tiefs, die sich mit Hochs abwechseln, sind normal. Depressionen hingegen nicht. Deshalb ist es wichtig, Depressionen bei Jugendlichen zu erkennen. Vor allem, weil sie sich manchmal etwas anders äußern als bei Erwachsenen.

Emotionale Veränderungen

Depressive Jugendliche können sehr unterschiedliche emotionale Veränderungen zeigen. Depressionen können sich auch bei Jungen und Mädchen unterschiedlich äußern. Wenn folgende Veränderungen über einen längeren Zeitraum anhalten, sollten sie als Warnsignale verstanden werden:

- Traurigkeit, evtl. mit Tränenausbrüchen ohne ersichtlichen Grund
- Frustration und Ärger, auch ohne größere Probleme
- Gefühl von Hoffnungslosigkeit oder Leere
- Schnelle Reizbarkeit
- Verlust des Interesses an Aktivitäten, die früher Freude bereitet haben
- Konflikte mit Familienangehörigen und/oder Freunden
- Geringes Selbstwertgefühl
- Konzentrationsschwierigkeiten

- Probleme, Entscheidungen zu treffen
- Schuldgefühle, Selbstkritik oder Selbstvorwürfe
- Gefühl, dass die Zukunft düster und schlecht ist
- Regelmäßige Gedanken an Tod, Sterben oder Selbstmord

Verhaltensänderungen

Emotionale Veränderungen führen fast immer auch zu Verhaltensänderungen. Folgende Beschwerden oder Verhaltensweisen sind Warnsignale für eine Depression bei Jugendlichen:

- Müdigkeit und Antriebslosigkeit
- Schlafstörungen oder exzessiver Schlaf
- Appetitlosigkeit mit möglichem Gewichtsverlust oder Heißhungerattacken mit möglicher Gewichtszunahme
- Unruhe, die sich in der Unfähigkeit äußert, still zu sitzen, oder sich in ständigen Bewegungen der Beine oder Hände zeigt
- Langsames Denken, Sprechen und langsame Körperbewegungen
- Körperliche Beschwerden wie Gelenk-, Bauch- oder Kopfschmerzen
- Rückzug von Freunden und Familie
- Zu seltenes Duschen und nachlässiges Aussehen
- Aggressionsausbrüche, störendes oder riskantes Verhalten
- Selbstverletzungen wie Schnitte oder Verbrennungen
- Suizidpläne[5]

PRAXISTIPP !

Gefühle und Verhalten ernst nehmen

Sprechen Sie mit Jugendlichen, bei denen Sie eine Depression vermuten, offen über ihre Gefühle. Bieten Sie Hilfe an. Wenden Sie sich bei schweren Depressionen oder Suizidgefahr an professionelle Hilfsangebote. Telefonnummern finden Sie im Internet.

TIPP 7

Babyblues und postnatale Depression unterscheiden können

Die meisten Frauen fühlen sich einige Tage nach der Geburt psychisch schlecht. Kein Wunder nach den Strapazen der Geburt und nach wochenlanger körperlicher Schwerstarbeit mit dem dicken Bauch. Nicht nur, dass sich das Baby im Mutterleib massiv mit Nährstoffen versorgt, auch die Masse des Kindes und das dadurch völlig veränderte Körpergefühl können anstrengend sein. Nur etwa 20 Prozent der Mütter verspüren nach der Geburt kein emotionales Tief. Zwischen 50 und 80 Prozent leiden unter dem sogenannten Babyblues und zwischen 10 und 15 Prozent der frischgebackenen Mütter entwickeln eine ernsthafte Depression. Um nicht gleich in Panik zu verfallen, wenn die Stimmung nach der ersehnten Ankunft des Nachwuchses in den Keller rutscht, ist es gut, den Unterschied zwischen Babyblues und Depression zu kennen.

Babyblues kommt und geht

Typisch für den Babyblues sind Müdigkeit und Erschöpfung, Traurigkeit und häufiges Weinen, Stimmungslabilität und Reizbarkeit sowie Schlafstörungen und Unruhezustände. Der Babyblues tritt einige Tage bis Wochen nach der Geburt auf und verschwindet meist spontan innerhalb weniger Stunden oder Tage.

Die Wochenbettdepression bleibt

Zehn bis 15 Prozent der jungen Mütter entwickeln nach der Geburt eine Depression. Besonders betroffen sind Frauen, die bereits vor der Schwangerschaft mit Depressionen oder anderen psychischen Erkrankungen zu kämpfen hatten.

Viele Frauen schämen sich, wenn sie sich nach der Geburt nicht über ihren Nachwuchs freuen können. Das liegt zum Teil an dem verklärten

Mutterbild, das bei uns vorherrscht. Eine postnatale Depression passt so gar nicht in das Bild der liebenden und fürsorglichen Mutter. Manche Betroffene überspielen ihre Symptome so gut sie können. Oder sie verschweigen ihre Symptome aus Scham, Schuldgefühlen oder Angst. Manchmal gelingt das so gut, dass selbst Partner, Nachsorgehebammen oder enge Freundinnen nichts von der Depression ahnen. Bleibt die Depression jedoch bestehen, kann dies schwerwiegende Folgen für Mutter und Kind haben.

Symptome der postnatalen Depression

Die Symptome einer postnatalen Depression unterscheiden sich im Wesentlichen nicht von Depressionen in anderen Lebenssituationen. Dazu gehören Schlafstörungen, die nicht durch die nächtlichen Bedürfnisse des Säuglings, sondern unabhängig davon auftreten. Häufig fühlen sich die Betroffenen wertlos oder schuldig. Dies kann bis hin zu Suizidgedanken und -handlungen führen.

Bei einer postnatalen Depression können weitere spezifische Symptome auftreten:

- Gefühllosigkeit oder negative Gefühle dem eigenen Kind gegenüber
- Angst und Sorge um das Kind
- Zweifel an den eigenen Fähigkeiten als Mutter oder Versagensängste
- Zwangsgedanken, z. B. dem Kind etwas anzutun[6]

PRAXISTIPP !

Zeigen Sie sich mit Ihrer postnatalen Depression

Nur wenn Sie sich zeigen, kann Ihnen geholfen werden. Sie müssen Ihre Probleme nicht allein lösen.

TIPP 8

Depressionen bei chronischen Erkrankungen verstehen

Viele chronische Krankheiten gehen mit Depressionen einher. Fast jeder dritte chronisch kranke Mensch leidet auch an einer Depression. Bei manchen tritt die Depression erst nach der Diagnose auf und verschwindet dann wieder. Bei vielen bleibt sie jedoch bestehen. Häufig gehen Betroffene und Ärzte davon aus, dass die Umstände der Erkrankung zu den psychischen Problemen führen. Die Situation ist jedoch komplexer.

Chronische Erkrankungen sind chronische Entzündungsreaktionen

Alle chronischen Krankheiten gehen mit chronischen Entzündungsreaktionen einher. Chronische Entzündungen sind aber auch eine Veränderung, die man bei fast allen Patienten mit Depressionen findet. Vieles spricht dafür, dass die chronische Entzündung zu den psychischen Problemen führt. Darüber hinaus bedeuten chronische Erkrankungen auch psychischen Stress. Viele Betroffene können ihr gewohntes Leben nicht mehr weiterführen. Sie leiden unter Schmerzen, müssen aufwen-

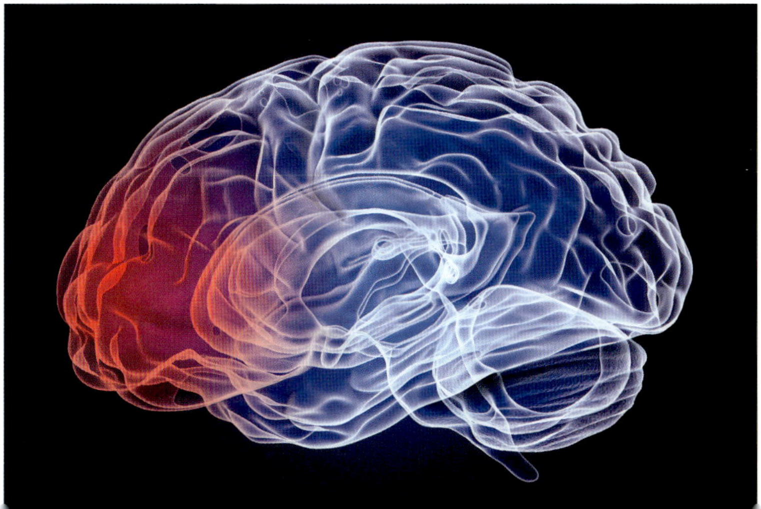

dige Untersuchungen, Behandlungen oder Operationen über sich ergehen lassen, leiden unter Antriebslosigkeit oder haben sogar Todesangst. Manche verlieren ihre Selbstständigkeit und sind auf Hilfe im Alltag angewiesen. Bei vielen verändert sich auch das Selbstbild, wenn sie chronisch krank sind. All das ist psychischer Stress. Er kann chronische Entzündungsreaktionen verstärken. Das hat nicht nur negative Auswirkungen auf die Psyche, sondern auch auf die körperliche Gesundheit.

Erstaunlicherweise erkranken nicht alle chronisch Kranken an einer Depression. Das kann daran liegen, dass sich chronische Entzündungsreaktionen sehr vielfältig im Körper ausbreiten und bei manchen die für die Psyche wichtigen Bereiche nicht so stark betroffen sind. Es kann aber auch daran liegen, wie Menschen innerlich mit ihrer Situation umgehen. Wenn sie ihre Situation akzeptieren oder eine große Hoffnung auf Besserung haben, wenn sie in ihrer Krankheit einen höheren Sinn erkennen oder sich trotz Krankheit von Gott beschützt fühlen, kann dies enorme positive Auswirkungen haben.

Viele Medikamente machen depressiv

Man muss nicht einmal ernsthaft chronisch krank sein, um Medikamente einzunehmen, die als Nebenwirkung Depressionen auslösen können. Das ist sogar bei Tabletten gegen Allergien, Akne, Sodbrennen, bei gängigen und frei verkäuflichen Schmerzmitteln, bei Statinen, Blutdrucksenkern, Hormonpräparaten zur Empfängnisverhütung, bei einigen Medikamenten gegen Angststörungen oder ADHS und vielem mehr der Fall. Mehr dazu im Tipp Nummer 27.

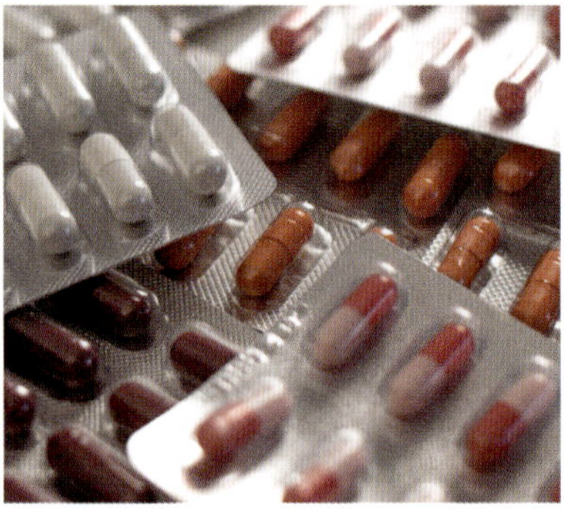

Viele chronisch Kranke nehmen regelmäßig ein oder mehrere Medikamente ein. Da Depressionen eine häufige Nebenwirkung vieler Medikamente sind, sind chronisch Kranke zusätzlich gefährdet, eine Depression zu entwickeln.

Krankheiten, bei denen Depressionen besonders häufig auftreten

Bei einigen Krankheiten treten Depressionen besonders häufig als Begleiterkrankung auf. Dies sind vor allem Krankheiten, die das Nervensystem betreffen, wie Alzheimer, Parkinson und Multiple Sklerose. Depressionen treten aber auch bei verschiedenen Autoimmunerkrankungen auf, die stark durch chronische Entzündungsreaktionen gekennzeichnet sind, wie systemischer Lupus erythematodes, rheumatoide Arthritis, Schuppenflechte, Endometriose und andere. Schilddrüsenunterfunktion und Diabetes gehen ebenfalls häufig mit Depressionen einher. Diese Erkrankungen führen zu einem Energiemangel im gesamten Körper. Der Energiemangel kann sich wiederum in einer Depression manifestieren. Auch nach einem Herzinfarkt oder Schlaganfall sowie bei Patienten mit Herz-Kreislauf-Erkrankungen treten Depressionen häufig auf. Zudem leiden viele Krebspatienten unter Depressionen.

Oft werden Depressionen, die als Folge oder Begleiterscheinung einer chronischen Erkrankung auftreten, nicht ernst genommen. Viele denken, die schlechte Stimmung sei bei einer solchen Erkrankung normal. Oft hilft es, die Depression als zusätzliche Belastung anzuerkennen und aktiv zu werden, um beide Erkrankungen zu heilen.

TIPP 9

Depressionen im Alter wahrnehmen

Ältere Menschen leiden sehr häufig an Depressionen. Das heißt aber noch lange nicht, dass dies normal ist!

Der Begriff Entzündungsalterung wird immer häufiger benutzt. Oft wird auch der englische Begriff Inflamm-Aging verwendet. Er beschreibt das Phänomen, dass mit zunehmendem Alter vermehrt entzündungsfördernde Botenstoffe ausgeschüttet werden. Sie führen zu chronischen Entzündungsreaktionen und chronischen Erkrankungen. Inzwischen geht man auch davon aus, dass die Zunahme von Entzündungen eine Ursache des Alterungsprozesses ist.

In welchem Alter und wie stark Entzündungsreaktionen zunehmen, hängt vor allem vom Lebensstil ab. Mit einem gesünderen Lebensstil würden somit viel weniger ältere Menschen an Depressionen leiden.

Bluthochdruck oder Eisenmangel als Ursache

Viele ältere Menschen leiden an Bluthochdruck und/oder Eisenmangel. Beides kann zu Sauerstoffmangel im Gehirn führen. Wenn die Nervenzellen zu wenig Sauerstoff bekommen, funktionieren sie nicht mehr richtig, was sich auch in Depressionen äußern kann. Bei Bluthochdruck kann es passieren, dass bestimmte Bereiche des Gehirns nicht ausreichend durchblutet und somit nicht ausreichend mit Sauerstoff und anderen wichtigen Stoffen versorgt werden. Bei Eisenmangel fehlen Transportmoleküle für den Sauerstoff. Dann gelangt zwar genügend Blut ins Gehirn, aber es enthält zu wenig Sauerstoff.

Schwierige Lebensumstände

Das Leben im Alter ist oft nicht einfach. Das führt zu psychischem Stress, der wiederum chronische Entzündungsreaktionen verstärkt. Viele ältere Menschen sind chronisch krank oder leiden unter Schmerzen. Manche müssen mit einem durch Schlaganfall, Krebs oder Unfall stark veränderten Aussehen zurechtkommen. Andere hören oder sehen schlecht. Viele sind auf Hilfe angewiesen, unabhängig davon, ob sie noch zu Hause oder in einem Heim leben. Manche fühlen sich auch sozial isoliert und einsam. Nicht selten haben ältere Menschen bereits einen oder mehrere Angehörige durch Tod verloren. Oder sie haben Angst vor dem eigenen Tod. All dies ist für viele schwer zu verkraften und löst Stress aus.

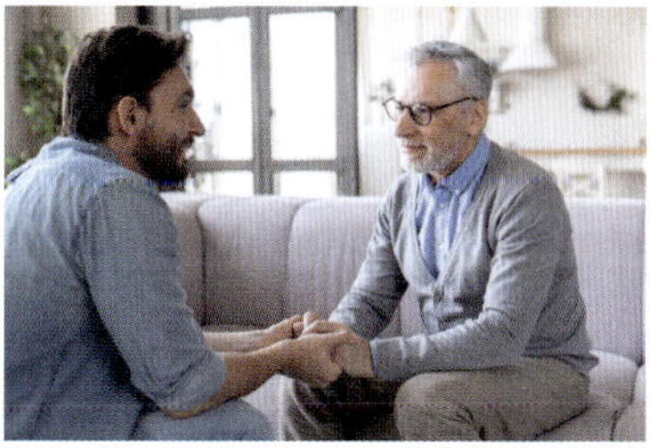

Symptome einer Depression im Alter

Schlaf- und Konzentrationsstörungen, Müdigkeit und eine gewisse Griesgrämigkeit gelten bei älteren Menschen als normal. Das sind sie nicht, das sind depressive Symptome. Auch verlangsamte Körperbewegungen, Schmerzen und verminderter Appetit können auf eine Depression hinweisen. Viele ältere Menschen sind auch etwas verwirrt und verlieren das Interesse an Aktivitäten, die sie früher gerne gemacht haben. Auch diese Veränderungen deuten auf eine Depression hin. Eindeutig wird es, wenn sich die Betroffenen wertlos, schuldig oder hoffnungslos fühlen.

Ältere Menschen bagatellisieren ihre Depression häufig

Die Einstellung zu psychischen Problemen wie Depressionen hat sich in den letzten Jahrzehnten stark verändert. Für viele ältere Menschen sind sie jedoch immer noch mit einem Stigma behaftet. Psychisch Kranke sind »Verrückte« oder können sich nicht zusammenreißen. Das legt man nicht so leicht ab. Deshalb fällt es gerade älteren Menschen schwer, sich eine Depression einzugestehen.

Andere ältere Menschen erwarten keine Hilfe und auch keine Besserung ihres Zustandes. Auch sie setzen sich oft nicht mit ihrer Depression und möglichen Lösungen auseinander.[7]

TIPP 10

Alkohol und Cannabis sind keine Lösung

Regelmäßiger Alkoholkonsum führt zu chronischen Entzündungsreaktionen und erhöht damit das Risiko, an Depressionen oder Burnout zu erkranken. Viele gestresste Menschen greifen zum Alkohol. Kein Wunder, denn er hebt zunächst die Stimmung, entspannt und baut Ängste ab. Langfristig ist die Kombination von Stress und Alkoholkonsum gefährlich, nicht nur für die Psyche, sondern auch im Hinblick auf andere chronische Krankheiten. Schon die tägliche Flasche Bier oder das tägliche Glas Wein bringen einen in die Gefahrenzone. Je mehr Alkohol, desto gefährlicher.

Alkohol ist ein Zellgift – der Körper reagiert auf Gifte mit Entzündungen

Der Körper reagiert auf Alkohol wie auf andere Gifte: Es kommt zu Entzündungen im gesamten Organismus. Besonders betroffen sind Darm, Leber, Gelenke und Gehirn. Nach einer durchzechten Nacht mit erheblichem Alkoholkonsum kommt es sogar zu akuten Entzündungen wie bei einer Erkältung. Einige der Symptome eines Katers sind auf die akute Entzündungsreaktion zurückzuführen, wie Kopfschmerzen und Übelkeit oder Hautrötungen, Magenschleimhautentzündung und geschwollene Füße. Dehydration verschlimmert die Symptome, insbesondere die Kopfschmerzen. Eine akute Entzündung nach merklichem Alkoholkonsum klingt nach einem oder mehreren Tagen wieder ab.

Das abendliche Bier oder das tägliche Glas Wein führen dagegen zu chronischen Entzündungsreaktionen. Alkohol verändert unter anderem die Zusammensetzung der Darmbakterien. Bestimmte ungesunde Arten vermehren sich zu stark. Sie sind ungesund, weil sie beim Absterben giftige Stoffe freisetzen. Wenn viele ungesunde Bakterien absterben, kommt es zu Entzündungen in der Darmwand. Diese können sich im ganzen Körper ausbreiten.

Alkohol wird vor allem in der Leber abgebaut. Hat sie täglich mit Alkohol zu tun, kommt es zu Entzündungen in den Leberzellen. Die Zellen produzieren dann vermehrt C-reaktives Protein (CRP). Dies ist einer der am einfachsten zu messenden Entzündungsparameter. CRP bleibt aber nicht in der Leber, sondern gelangt über die Blutbahn in den gesamten Organismus. Kommen andere Zellen mit CRP in Kontakt, reagieren auch sie mit Entzündungsreaktionen.[8]

Wer sich schlecht fühlt, trinkt eher und ist anfälliger für Depressionen

Menschen mit Depressionen oder Burnout sind oft leicht reizbar und lustlos, negative Gefühle dominieren. Kurzfristig wirkt Alkohol dem entgegen, er hebt die Stimmung und das Wohlbefinden, sogar euphorische Gefühle können auftreten. Durch Alkohol steigt das Selbstvertrauen, Ängste und Hemmungen nehmen ab, Alkohol macht gesprächiger. Genau die Folgen, nach denen sich viele Menschen mit Depressionen oder Burnout sehnen. Kein Wunder also, dass Menschen mit Depressionen oder Burnout besonders häufig zum Alkohol greifen. Langfristig verschlimmert der Konsum die Krankheit.

Aber nicht immer ist eine Depression oder ein Burnout der Auslöser. Manchmal ist es auch umgekehrt. Der erhöhte Alkoholkonsum erhöht das Risiko, an einer Depression oder einem Burnout zu erkranken, erheblich.[9]

Cannabis ist keine Lösung

Beim Cannabiskonsum verhält es sich ähnlich wie beim Alkohol. Menschen, die bereits unter Depressionen leiden, greifen eher zu Cannabis und konsumieren auch mehr als Menschen ohne psychische Probleme.

Aber auch ein hoher Cannabiskonsum geht mit einem erhöhten Depressionsrisiko einher. Welche körperlichen Reaktionen dazu führen, ist noch nicht vollständig erforscht. Entzündungsreaktionen, wie bei Alkohol, sind wahrscheinlich nicht die Ursache, da Cannabis entzündungshemmend wirkt.[10]

TIPP 11

Warnzeichen ernst nehmen: Schmerzen, Schwindel und Co.

Depressionen oder Burnout bedeuten für viele Menschen Antriebslosigkeit, Niedergeschlagenheit und das Gefühl, »nicht mehr zu können«. Depressionen oder Burnout können auch eine Reihe von körperlichen Symptomen hervorrufen. Oft wird angenommen, dass es sich um zwei verschiedene Krankheiten handelt, z. B. Burnout und Muskelschmerzen. Das ist nicht der Fall, denn die Ursache der Beschwerden ist die gleiche. Bei manchen Menschen macht sich eine Depression oder ein Burnout vor allem körperlich bemerkbar, zum Beispiel in Form von Schwindel, Migräne oder Verdauungsproblemen.

Schmerzen sind keine Einbildung

Anhaltende Muskel- und Gelenkschmerzen oder häufige Kopfschmerzen sind typische Begleiterscheinungen einer Depression oder eines Burnouts. Manchen Betroffenen wird eingeredet, ihre Schmerzen seien psychisch bedingt oder gar eingebildet. Psychotherapien und Aufenthalte in psychosomatischen Kliniken sollen helfen.

Depressionen und Burnout gehen mit chronischen Entzündungsreaktionen vor allem im Gehirn einher. Bei akuten Entzündungsreaktionen, zum Beispiel bei einer Grippe, schaltet der Körper in einen spezifischen Krankheitsmodus. Er produziert Schmerzen und Abgeschlagenheit und zwingt die Infizierten zur Ruhe. In der Ruhephase kann der Körper die akute Entzündung besser bekämpfen und sich erholen. Die akute Entzündung klingt ab.

Chronische Entzündungen entwickeln sich viel langsamer als akute Entzündungen. Man merkt nicht, dass plötzlich etwas nicht mehr stimmt. Die Veränderungen ziehen sich über Jahre hin. Aber dann treten Symptome vermehrt auf. Leider werden sie von der Schulmedizin bisher oft ignoriert. Dabei führen chronische Entzündungsreaktionen zu einem ähnlichen Krankheitsgeschehen im Körper wie eine akute Erkrankung. Nur sind die Symptome nicht so heftig. Kein Wunder also, dass bei Burnout oder Depressionen oft auch Gelenk-, Muskel- und Kopfschmerzen auftreten.[11]

Depression und Burnout aus dem Darm

Gehirn und Darm sind wie keine anderen Organe über Nervenzellen miteinander verbunden. Nervenzellen leiten nicht nur Impulse weiter, auch entzündungsfördernde Botenstoffe können direkt vom Gehirn in den Darm wandern und umgekehrt.

Psychischer Stress kann innerhalb kürzester Zeit die Zusammensetzung der Darmbakterien verändern und zu einem Leaky Gut, einem durchlässigen Darm, führen. Damit verbunden sind Entzündungsreaktionen im Darm. Über die vielen Nervenverbindungen zwischen Darm und Gehirn breitet sich die Entzündung direkt ins Gehirn aus. Aber nicht nur psychischer Stress führt zu einer sogenannten Dysbiose, also einer gesundheitsschädlichen Zusammensetzung der Darmbakterien und zu Leaky Gut, sondern auch zu viele Kohlenhydrate, ein Mangel an bestimmten Nährstoffen, Alkohol oder Inhaltsstoffe von Fertiggerichten. Darmprobleme erhöhen somit das Risiko für Depressionen und Burnout.

Die Verbindung zwischen Gehirn und Darm besteht aber auch umgekehrt. Chronische Entzündungen im Gehirn können sich über Nervenbahnen direkt in den Darm ausbreiten.

Wissenschaftler aus Südkorea haben herausgefunden, dass Menschen, die unter Stress oder Depressionen leiden, häufiger auch Verdauungsprobleme haben als Menschen, die sich weder gestresst fühlen noch unter Depressionen leiden. Die Wissenschaftler analysierten die Daten von 23 698 Personen, die im Rahmen routinemäßiger medizinischer Untersuchungen gesammelt wurden. Sie stellten fest, dass Stress und Depressionen die Häufigkeit von Reflux, Darmgeschwüren und sogar Darm- und Magenkrebs erhöhen.[12]

Schwindel und Gleichgewichtsstörungen durch gestörte Biochemie im Gehirn

Im Gehirn gibt es viele verschiedene Botenstoffe und Faktoren, die bestimmte Prozesse auslösen. Einer davon, der wahrscheinlich Schwindel mit hervorruft, ist ein Protein namens S100β. Es ist an der Regulation der Ausschüttung und Aufnahme von Serotonin beteiligt. Deutsche Wissenschaftler haben festgestellt, dass die Konzentration von S100β im Gehirn von Patienten mit Depressionen erhöht ist.[13]

Wissenschaftler aus Südkorea wiederum fanden heraus, dass auch bei Patienten, die unter Schwindel oder Gleichgewichtsstörungen leiden, die Konzentration von S100β höher ist als bei Menschen ohne diese Probleme.[14]

Sowohl Depressionen als auch Schwindel beruhen also auf einer gemeinsamen Anomalie im Gehirn. Natürlich ist das nur einer von vielen Faktoren, aber es zeigt, dass Menschen mit Schwindel und Depression oder Burnout nicht zwei verschiedene Krankheiten haben. Es handelt sich um Veränderungen in der Biochemie des Gehirns, die sich sowohl als Depression als auch als Schwindel äußern.

Ein Anstieg des Proteins S100β im Gehirn passiert nicht einfach so. Es gibt immer Gründe dafür. Unter anderem tritt das Problem auf, wenn die Konzentration von BDNF sinkt. Niedrige BDNF-Werte sind auch typisch für Depressionen und Burnout. Aber auch eine gestörte Blut-Hirn-Schranke führt zu erhöhten S100β-Werten. Die Blut-Hirn-Schranke umgibt jedes Blutgefäß im Gehirn und sorgt dafür, dass keine Substanzen in das Gehirn eindringen, die es schädigen könnten. Funktioniert die Blut-Hirn-Schranke jedoch nicht mehr richtig, gelangen Stoffe ins Gehirn, die dort nicht hingehören. Dadurch werden viele Prozesse im Gehirn gestört. Unter anderem wird mehr S100β produziert. Es kommt aber auch zu chronischen Entzündungsreaktionen. Eine gestörte Blut-Hirn-Schranke ist meist die Folge eines undichten Darms. Mehr dazu im Tipp Nummer 20.

TIPP 12

Wie psychischer Stress zu Depressionen und Burnout führt

Jedes Lebewesen hat einen genetischen Code. Gene liegen auf der DNA. Gene sind so etwas wie Bauanleitungen. Bauanleitungen für Hormone wie Insulin, Bauanleitungen für Proteine, die an der Energiegewinnung beteiligt sind, Bauanleitungen für neue Zellen, Bauanleitungen für Botenstoffe des Nervensystems, Bauanleitungen für Antikörper, Bauanleitungen für alles. Ohne diese Bauanleitungen kein Leben.

Nicht immer werden alle Proteine, Enzyme oder Hormone in der gleichen Menge benötigt, daher kann das Ablesen der Bauanleitungen reduziert oder erhöht sein. Psychischer Stress zum Beispiel verändert die Aktivität, aber auch Bewegungs- und Schlafmangel, die Ernährung und vieles mehr.

Die Aktivität der Gene wird durch verschiedene Mechanismen reguliert

Zwei der wichtigsten Mechanismen sind die Modifikation sogenannter Histone und die Methylierung.

Die DNA kann man sich wie sehr dünne Haare vorstellen, die auf eine Art Lockenwickler gedreht sind. Diese Lockenwickler bestehen aus einem bestimmten Protein (Histon). Indem die DNA um die Histone gewickelt wird, wird sie 40 000-mal kompakter. Damit die Baupläne der Gene abgelesen werden können, müssen sich Proteine, sogenannte Transkriptionsfaktoren, entlang der DNA bewegen. Ist die DNA jedoch sehr eng um einen Histonkörper gewickelt, ist dafür kein oder nur wenig Platz, das Gen ist abgeschaltet oder wird vermindert abgelesen.[15]

Häufig wird die Aktivität, mit der die Baupläne eines Gens abgelesen werden, durch die sogenannte Methylierung verändert. Methylgruppen bestehen nur aus einem Kohlenstoff- und drei Wasserstoffatomen.

Vereinfacht kann man sie sich als winzige Kügelchen vorstellen. Hängen sehr viele dieser Kügelchen am DNA-Haar, werden auch die Baupläne blockiert. Proteine, die zum Ablesen der Baupläne benötigt werden, können den Faden nicht erreichen, weil überall Kügelchen im Weg sind. Sitzen an einer bestimmten Stelle des DNA-Fadens sehr viele Kügelchen, ist das Gen ausgeschaltet. Der Bauplan kann nicht mehr abgelesen werden. In der Folge werden zum Beispiel keine speziellen Botenstoffe für das Immunsystem mehr gebildet. Befinden sich zwar einige, aber nicht zu viele Kügelchen an dem DNA-Haar, können einige Proteine den Bauplan noch ablesen. Die Aktivität des Gens ist reduziert, aber nicht vollständig ausgeschaltet.

Genau das passiert bei Depressionen und Burnout! Die Aktivität einiger Gene ist reduziert, zum Beispiel die des BDNF, des Brain-Derived Neurotrophic Factor. Weil die Baupläne für die Herstellung des Wachstumsfaktors seltener als normal abgelesen werden, kommt es zu niedrigen Konzentrationen dieser Substanz im Gehirn. Das wiederum führt dazu, dass sich Nervenzellen nicht mehr so gut miteinander verbinden und die Verbindungsstellen zwischen zwei Nervenzellen nicht mehr so gut funktionieren. Niedrige BDNF-Werte sind typisch für Patienten mit Depressionen oder Burnout.

Psychischer Stress ist ein epigenetischer Schalter

Psychischer Stress führt zur vermehrten Bildung entzündungsfördernder Botenstoffe. Sie wirken als epigenetische Schalter. Die Botenstoffe lösen die Methylgruppen (Kügelchen) an einem ganz bestimmten Gen ab. Das Gen wird aktiver, mit gravierenden Folgen. Denn dieses Gen enthält die Bauanleitung für die sogenannte Methyltransferase. Das ist das Enzym, welches für das Anbringen von Methylgruppen verantwortlich ist. Es ist schon etwas verwirrend: Die entzündungsfördernden Botenstoffen reduzieren zunächst die Anzahl an Methylgruppen an einer ganz bestimmten Stelle, was dann dazu führt, dass an anderen Stellen vermehrt Methylgruppen an die DNA montiert werden. Das Anhängen neuer Methylgruppen passiert, aber nicht wahllos. Es geschieht an ganz bestimmten Stellen. Besonders viele Kügelchen (Methylgruppen) werden an die Bauanleitung für BDNF und an die eines weiteren Proteins gehängt. Dieses weitere Protein ist an der Aktivität des Glückshormons Serotonin beteiligt. Sowohl die Konzentration des Wachstumsfaktors BDNF als auch die des Proteins, das an der Serotoninaktivität beteiligt ist, nehmen ab.[16]

Das Protein, das an der Aktivität des Glückshormons Serotonin beteiligt ist, heißt SLC6A4. Sinkt seine Konzentration, weil die Bauanleitungen für das Protein zu stark mit Kügelchen, also Methylgruppen, beladen sind, wird zu wenig Serotonin von einer Nervenzelle zur nächsten transportiert. Das wirkt sich direkt auf die Psyche und das Verhalten aus.[17]

Feedback zwischen BDNF und Entzündungsreaktionen

Entzündungsreaktionen führen zu einer Abnahme von BDNF. Niedrige BDNF-Konzentrationen im Gehirn heizen Entzündungsreaktionen weiter an. Ein Teufelskreis. Aber nicht nur Stress, sondern auch viele andere Faktoren führen zu Entzündungsreaktionen: Kohlenhydrate, wie sie in Süßigkeiten, Brot, Nudeln, Pizza und Reis vorkommen, Bewegungs- und Schlafmangel, Nährstoffdefizite, ein geschädigter Darm, negative Gedankenspiralen und vieles mehr.

An diesen Stellen kann man ansetzen und so Entzündungsreaktionen reduzieren. Viele der Tipps in diesem Buch beziehen sich auf diese Aspekte.

Wenn die Entzündungsreaktionen abnehmen, wird das Gen, das BDNF produziert, wieder aktiver. Eine positive Rückkopplung setzt ein. Steigt die Konzentration von BDNF im Gehirn, gehen dort die Entzündungsreaktionen weiter zurück. Gehen die Entzündungsreaktionen weiter zurück, wird noch mehr BDNF gebildet.

Eine der schnellsten Methoden, die Genaktivität von BDNF zu erhöhen, ist Sport! Denn Sport hat eine enorme entzündungshemmende Wirkung. Außerdem führt Sport oft direkt zu positiven Gefühlen, was ihn doppelt attraktiv macht.

Neben Sport wirken auch die Omega-3-Fettsäuren DHA und EPA entzündungshemmend und steigern die Produktion von BDNF.[18]

TIPP **13**

Wie aus unterdrückten Gefühlen Depressionen und Burnout werden

Der Umgang mit Gefühlen will genauso gelernt sein wie Lesen, Schreiben, Kochen oder Sport treiben. Das Problem dabei ist, dass wir den Umgang mit Gefühlen fast immer von unseren Eltern oder anderen Menschen übernehmen, mit denen wir in unserer Kindheit engen Kontakt hatten. Meistens haben diese aber selbst nicht gelernt, mit ihren Gefühlen umzugehen. Oder noch problematischer: Sie sind durch Krieg und Vertreibung traumatisiert. Ich habe das als Kind selbst erlebt. Mit dem hochbeladenen Leiterwagen sind meine Mutter und meine Großmutter mit vier kleinen Kindern, im Winter, ohne etwas zu essen, zu Fuß von Görlitz nach Erlangen gegangen.

Unterdrückung macht manchmal Sinn

Gefühle für kurze Zeit unterdrücken zu können, ist durchaus sinnvoll. So kann man nach einem Konflikt in der Familie am nächsten Tag wieder zur Arbeit gehen. Wer seinen Ärger hinunterschlucken kann, ist weniger gefährdet, körperlich gewalttätig zu werden. Nach dem Verlust eines geliebten Menschen nicht unentwegt in Trauer zu versinken, ist ebenfalls hilfreich. Wer in bestimmten Situationen Gefühle unterdrückt, weil es sinnvoll ist, sollte sich aber auch die Zeit nehmen, sie zu spüren.

Verdrängte Gefühle können zu Depressionen und Burnout führen

Im Gegensatz zu unterdrückten Gefühlen werden verdrängte Gefühle fast nie gefühlt. Das macht es so schwierig, überhaupt festzustellen, ob man an verdrängten Gefühlen leidet.

Die Verdrängung von Gefühlen beginnt meist in der Kindheit, wenn Eltern, Erzieher oder andere Bezugspersonen nicht gut mit den Gefühlen des Kindes umgehen können. Wenn Kinder zu hören bekommen, dass es keinen Grund gibt, Angst zu haben, dass sie nicht so wütend sein sollen oder dass es keinen Platz für ihre Traurigkeit gibt. Natürlich ist es nicht einfach, mit allen Emotionen der Kinder umzugehen, vor allem, wenn sie noch sehr klein sind und sich selbst nicht erklären können, warum sie so frustriert oder enttäuscht sind. Aber alle Emotionen als negativ abzutun, kann im späteren Leben zu Problemen führen.

Verdrängte Gefühle sind Stress

Verdrängte Gefühle sind nicht weg. Sie werden nur nicht mehr wahrgenommen. Verdrängung geschieht nicht von selbst, sondern ist ein unbewusster Prozess, der Energie kostet. Verdrängte Gefühle verstärken Entzündungsreaktionen im ganzen Körper und schwächen das Immunsystem. Sie können zur Entstehung von Bluthochdruck, Herz-Kreislauf-Erkrankungen, Verdauungsstörungen, Krebs und vielem mehr beitragen. Gefühle zu verdrängen, kostet Kraft. Deshalb sind viele Betroffene oft chronisch erschöpft. Verdrängte Gefühle können auf Dauer zu Burnout und Depressionen führen.

Verdrängung aufspüren

Es ist gar nicht so einfach festzustellen, ob man Gefühle verdrängt. Zum einen, weil man sie aus dem bewussten Erleben verbannt, zum anderen, weil die Verdrängung meist sehr früh im Leben stattfindet. Irgendwann fühlt sich der Zustand normal an. Möchte man sich selbst auf die Spur kommen, ob möglicherweise verdrängte Emotionen ein Grund für die Depression oder das Burnout sein könnten, ist es daher sinnvoll, das eigene Gefühlsleben und Verhalten kritisch zu hinterfragen.

Achtsamkeitsübungen sind dabei sehr hilfreich. Dadurch lernt man, sein emotionales Erleben bewusster wahrzunehmen, es aber nicht verändern zu wollen, sondern nur zu beobachten. Mehr dazu unter Tipp Nummer 80.

SELBST-CHECK

Verdränge ich unbewusst Emotionen?

Ich bin sehr empathisch.	j	n
Ich brauche das Gefühl, die Dinge in meinem Leben unter Kontrolle zu haben.	j	n
Ich befolge keine Ratschläge, auch wenn sie für mich nützlich sein könnten.	j	n
Ich bin nicht gerne allein.	j	n
Ich vermeide Konflikte.	j	n
Ich fühle mich unwohl, wenn mich jemand fragt, wie es mir wirklich geht.	j	n
Ich bin oft erschöpft.	j	n
Ich fühle mich unwohl, wenn andere über ihre Gefühle sprechen.	j	n
Ich bin oft gestresst.	j	n
Ich leide häufig an Kopfschmerzen oder Migräne.	j	n
Ich bin immer wieder unzufrieden mit mir.	j	n
Ich schäme mich oft.	j	n
Ich bin häufig nervös.	j	n
Ich bin sarkastisch.	j	n
Ich habe eine Essstörung.	j	n
Ich kann manchmal bei kleinen Ärgernissen emotional explodieren.	j	n

Je häufiger Sie mit Ja geantwortet haben, desto eher unterdrücken Sie einen Teil Ihrer negativen Gefühle.

TIPP 14

Vom Trauma zum fehlenden Botenstoff

Oxytocin, auch Liebeshormon genannt, stärkt das Bindungsgefühl, kann aber noch viel mehr. Genau genommen ist es kein Hormon, sondern ein Botenstoff. Störungen im Oxytocin-System können zur Entstehung von Depressionen und Burnout beitragen. Gestört wird das System unter anderem durch traumatische Erlebnisse.

Oxytocin macht das Leben schön

Körperliche und sanfte Berührungen führen zu einer erhöhten Ausschüttung von Serotonin und Oxytocin. Der Botenstoff sorgt dafür, dass man sich nach intimen Bindungen sehnt und sich in ihnen geborgen fühlt. In der Verliebtheitsphase wird besonders viel Oxytocin ausgeschüttet. Nach etwa zwei Jahren Beziehung sinkt der Spiegel jedoch bei den meisten Paaren. Sex kann dem zumindest kurzfristig entgegenwirken. Ein Orgasmus erhöht die Oxytocinausschüttung um das Vierfache.

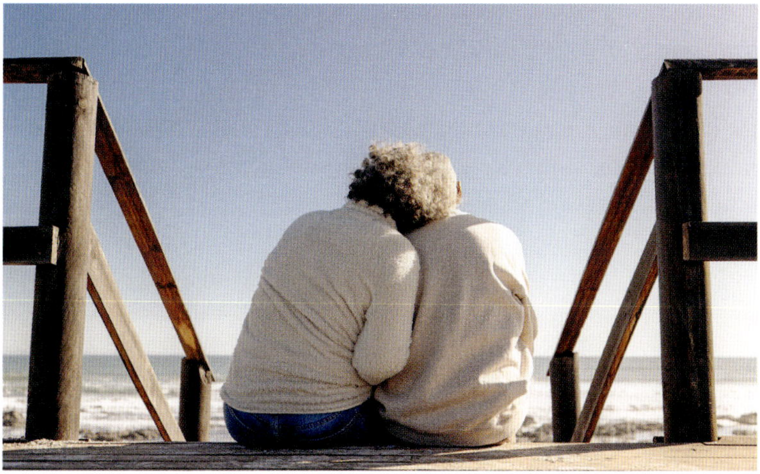

Wie viel Oxytocin im Erwachsenenalter produziert wird, hängt vor allem von den Berührungen in der ersten Lebenszeit ab. Wer als Baby und Kind viel körperliche Nähe erfahren hat, schüttet auch im Erwachsenenalter mehr Oxytocin aus als Menschen, die dies nicht erlebt haben.

Oxytocin hemmt Cortisol und kann Angst reduzieren

Das sogenannte Kuschelhormon hat noch weitere Eigenschaften, die Depressionen und Burnout entgegenwirken. Es senkt den Spiegel des Stresshormons Cortisol. Ein hoher Cortisolspiegel schwächt das Immunsystem. Sinkt nun der Cortisolspiegel, wird das Immunsystem gestärkt und chronische Entzündungsreaktionen gehen zurück. Auch chronische Entzündungen des Gehirns. Der sinkende Cortisolspiegel wirkt zudem entspannend. Außerdem nehmen Ängste ab.

Oxytocinausschüttung braucht nicht immer eine andere Person

Oxytocin wird auch beim Singen, Tanzen, Einkuscheln in eine gemütliche Decke, beim Essen, bei einer Massage oder sogar beim Streicheln von Haustieren ausgeschüttet. Bei allem, was positive Gefühle auslöst. Deshalb ist es wichtig, sich für all diese positiven Erlebnisse Zeit zu nehmen. Sie können Depressionen vorbeugen und zur Heilung beitragen.

Traumatische Erfahrungen reduzieren Oxytocin

Viele verschiedene Ereignisse können zu einem Trauma führen: sexueller, körperlicher oder emotionaler Missbrauch, Vernachlässigung, Trennung oder Scheidung, Krankheit und vieles mehr. Je früher traumatische Erfahrungen im Säuglings- und Kindesalter gemacht werden, desto stärker sind die Auswirkungen.

Eine Metaanalyse von 35 Studien zeigt ein klares Ergebnis: traumatische Erfahrungen senken den Oxytocinspiegel. Verantwortlich dafür sind epigenetische Schalter.[19]

Dankbarkeitsübungen sind eine Möglichkeit, den epigenetischen Schalter wieder umzulegen. Mehr dazu im Tipp Nummer 83.

TIPP **15**

Langzeitwirkungen von Antidepressiva

Antidepressiva können bei akuten und schweren Depressionen oder Burnout hilfreich sein. Die Einnahme über Jahre oder Jahrzehnte ist jedoch mit erheblichen Nebenwirkungen verbunden, die zu weiteren gesundheitlichen Problemen führen können. Nach der S3-Leitlinie, das sind systematisch erarbeitete Handlungsempfehlungen für Ärzte und Patienten, sollten Antidepressiva etwa vier bis neun Monate nach einer depressiven Episode abgesetzt werden. Bei zwei oder mehr depressiven Episoden sollten die Medikamente nach ungefähr zwei Jahren abgesetzt werden. In etwa 30 bis 50 Prozent der Fälle geschieht dies nicht. Die Betroffenen erhalten über Jahre hinweg weiterhin Antidepressiva. Dies kann zu erheblichen weiteren gesundheitlichen Problemen führen.

Nebenwirkungen bei Langzeitbehandlung

Antidepressiva verursachen eine Vielzahl von Nebenwirkungen, die zum Teil die Lebensqualität einschränken und zu weiteren gesundheitlichen Problemen führen können:

- **Sexualität:** Bei vielen Frauen und Männern nimmt das sexuelle Verlangen (Libido) ab. Bei Männern kann es zu einer verzögerten Ejakulation kommen, bei Frauen und Männern zu einem verzögerten oder ausbleibenden Orgasmus.
- **Schlafstörungen:** Insbesondere sogenannte Serotonin-Wiederaufnahmehemmer (SSRI) können den Schlaf stören. Serotonin ist wichtig für das Einschlafen und die Übergänge zwischen den verschiedenen Schlafphasen. Die Medikamente unterdrücken die Serotonin-Signale. Die Folge können Schlaflosigkeit oder verminderte Traumphasen sein.

- **Verminderte Knochendichte:** Unter der Einnahme von Antidepressiva nimmt die Knochendichte häufig ab, zudem neigen die Betroffenen vermehrt zu Stürzen. Nach Absetzen der Medikamente nimmt die Knochendichte jedoch wieder zu.
- **Vermehrte Blutungen:** Serotonin ist auch am Verschluss von Wunden beteiligt. Während der Einnahme von SSRI funktioniert dieser Mechanismus nicht richtig, es besteht ein um 12 bis 36 Prozent erhöhtes Blutungsrisiko. Besonders häufig kommt es zu Blutungen im Magen-Darm-Trakt, wenn zusätzlich zu SSRIs Schmerzmittel eingenommen werden, die zu den nichtsteroidalen Antirheumatika (NSAR) gehören. Dazu zählen unter anderem Aspirin, Ibuprofen oder Diclofenac.
- **Herz-Kreislauf-Erkrankungen:** Patienten, die Antidepressiva einnehmen, leiden häufiger an Herz-Kreislauf-Problemen als Patienten, die keine Antidepressiva erhalten. Dies ist zum einen auf einen indirekten Effekt zurückzuführen, da viele Antidepressiva zu einer Gewichtszunahme führen, die sich wiederum negativ auf die Gesundheit von Herz und Gefäßen auswirkt. Zum anderen wirken Antidepressiva direkt auf den Blutdruck. Es kann sowohl zu Bluthochdruck als auch zu niedrigem Blutdruck kommen.
- **Gewichtszunahme:** Einige Antidepressiva führen zu einer Gewichtszunahme bei unveränderter Ernährung. Viele Patienten nehmen zwischen drei und fünf Kilogramm zu, manche sogar noch mehr. Besonders gravierend ist das Problem bei der Einnahme von Neuroleptika. Medikamente dieser Klasse führen zu einem Anstieg des Hormons Leptin. Es sorgt für Appetit und verändert zudem den Fettstoffwechsel negativ. Bleibt die Gewichtszunahme über Jahre bestehen, steigt das Risiko, an Diabetes und/oder Krebs zu erkranken.
- **Gewichtsverlust:** Einige Antidepressiva können auch den Appetit hemmen. Dies kann zu Gewichtsverlust führen. Betroffene empfinden dies oft nicht als Problem, da Schlanksein als erstrebenswert gilt. Viele leiden jedoch aufgrund der zu geringen Nahrungsaufnahme an Nährstoffmangel, sind schwach und erkranken häufig an Infektionen.

- **Wirkungsverlust:** Bei manchen Patienten lässt die Wirkung des Medikaments bei gleichbleibender Dosis nach. Ärzte erhöhen dann häufig die Dosis oder stellen auf Medikamente anderer Wirkklassen um. Dadurch können sich Nebenwirkungen verstärken oder neue Nebenwirkungen auftreten.
- **Entzugserscheinungen:** Das Absetzen einiger Antidepressiva geht mit Entzugserscheinungen einher. Je nach Wirkungsweise des Medikaments können diese ein bis drei Tage nach der letzten Dosis auftreten. Der Entzug kann mit Ängsten und auch depressiven Verstimmungen einhergehen. Leider wird dies häufig als Wiederauftreten der Grunderkrankung fehlinterpretiert und eine weitere Einnahme der Antidepressiva empfohlen.[20]

TIPP **16**

Selbst aktiv werden, auch wenn es schwerfällt

Es mag absurd klingen, selbst aktiv werden zu sollen, wenn man sich am liebsten nur noch unter die Bettdecke verkriechen und mit der Welt und mit sich selbst nichts mehr zu tun haben möchte. Selbst aktiv zu werden ist zugegebenermaßen schwierig, wenn die Depression so stark ist, dass selbst das morgendliche Duschen oder Zähneputzen zur Überforderung wird. So schwer das Aktivwerden vielen fällt, so wichtig ist es. Vor allem für diejenigen, die bisher mit Psychopharmaka und Psychotherapie nicht das Lebensgefühl gefunden haben, das sie sich wünschen. Psychotherapien helfen zwar, Ängste und Stress abzubauen, wodurch chronische Entzündungen zurückgehen und auch das Nervenwachstum angeregt wird, aber die körperlichen Auslöser von Depression und Burnout werden dadurch meist nicht geheilt. Auch Psychopharmaka heilen nicht, sondern unterdrücken nur einige Symptome.

Mit kleinen Veränderungen beginnen

In diesem Buch finden Sie viele Anregungen, wie Sie die Heilung Ihrer Depression oder Ihres Burnouts selbst in die Hand nehmen können. Kaum jemand wird in der Lage sein, alles auf einmal umzusetzen. Das muss auch nicht sein. Suchen Sie sich ein oder zwei Tipps aus, die am besten zu Ihnen passen, und fangen Sie damit an. Wenn Sie nach einiger Zeit das Bedürfnis haben, mehr zu verändern, nehmen Sie einen weiteren Tipp hinzu. Stellen Sie sich die Tipps wie einen Blumenstrauß vor. Beginnen Sie mit den Blumen, die Ihnen am besten gefallen, und fügen Sie weitere hinzu. In Ihrem Tempo, nach Ihrem Geschmack. Nach einiger Zeit werden Sie stolz auf den wunderschönen Strauß sein, den Sie zusammengestellt haben, und Sie werden spüren, wie es Ihnen von Tag zu Tag besser geht.

Liebevoll mit sich selbst umgehen

Viele Menschen, die von Burnout oder Depressionen betroffen sind, geben sich selbst die Schuld an ihrer Situation. Solche Gedanken sollte man besser sein lassen. Sie führen zu nichts und verschlimmern meist nur die Depression oder den Burnout.

Solche Gedanken können auch hinderlich sein, wenn es darum geht, aktiv etwas zu verändern. Gelingt es an einem Tag nicht, die gewünschten Veränderungen herbeizuführen, können Schuldgefühle entstehen. Das ist ein Motivationskiller. Wenn möglich lassen Sie das bitte sein und gehen stattdessen mit Ihnen selbst sehr liebevoll um.

Wenn es nicht gleich beim ersten Mal mit einer Veränderung klappt, ist das nicht schlimm. Viel wichtiger ist es, es wieder und wieder und wieder zu versuchen. Konzentrieren Sie sich auf den nächsten Augenblick oder den nächsten Tag. Das Leben bietet immer wieder neue Möglichkeiten.

Nach vorne schauen

Schauen Sie nie zurück. Betrachten Sie »heute« als geschehen, als erledigt. Schauen Sie nur nach vorne. Verwenden Sie nicht Ihre ganze Energie auf die lange Liste Ihrer Probleme. Verwenden Sie die gleiche Energie auf mögliche Lösungen.

Dann überlegen Sie, was Sie als Nächstes tun können, um gesund zu werden. Ein Spaziergang? Eine kleine Joggingrunde? Eine kurze Meditation? Ein paar Minuten tief und langsam atmen? Eine leckere Mahlzeit mit einem Teller voller Gemüse und einer wertvollen Eiweißquelle wie Eiern, Hühnerbrust oder Rindergulasch? Ein Gebet? Es gibt viele Möglichkeiten. Schauen Sie immer nach vorne und auf Ihre nächste positive Handlung.

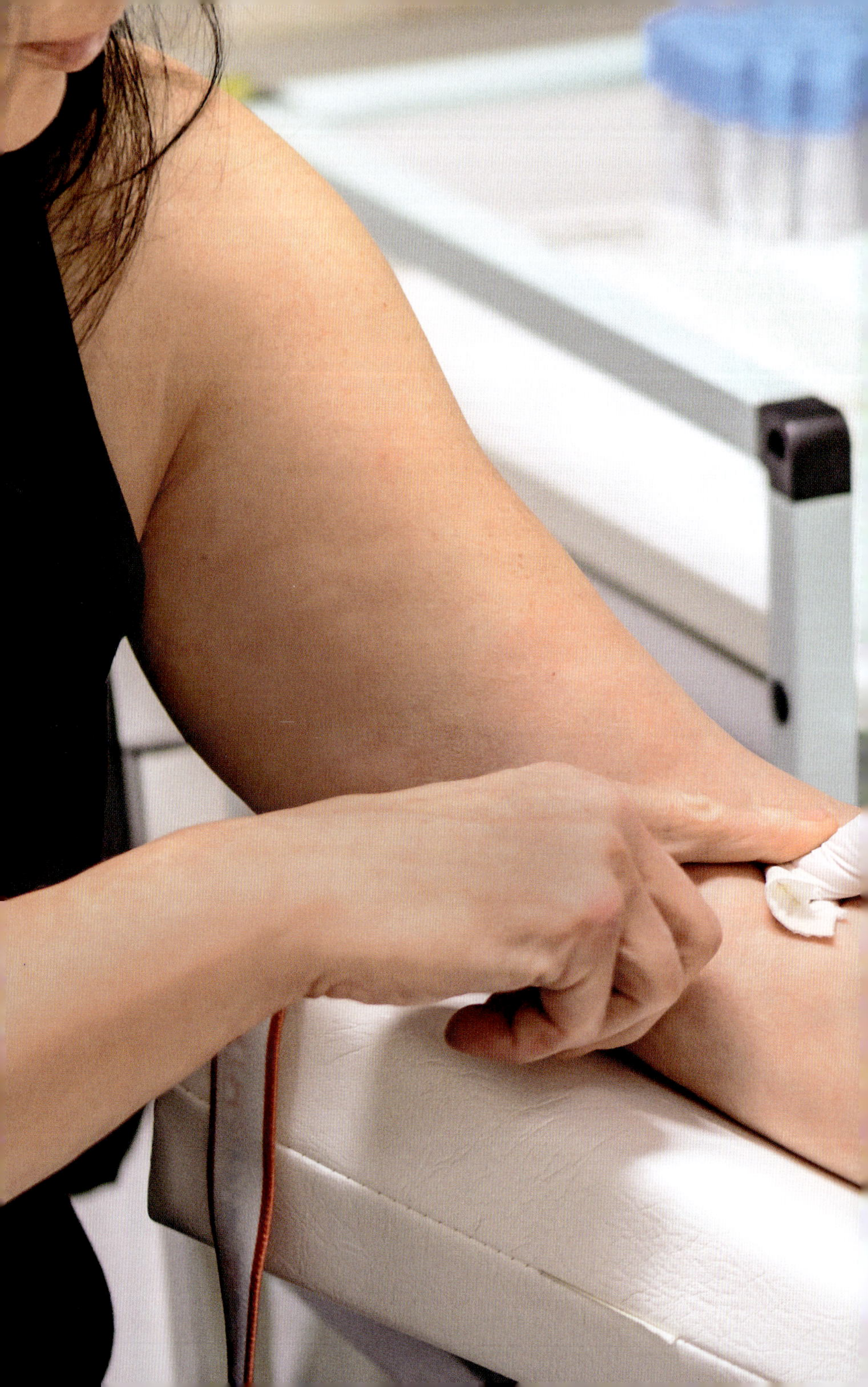

Auslöser, die oft nicht beachtet werden

In der Schulmedizin wird eine Depression oder ein Burnout meist nur anhand eines Gesprächs und einiger Standarduntersuchungen diagnostiziert. Dabei gibt es viele weitere Faktoren, die zu der Entstehung einer Depression beitragen können. Wer diese kennt, kann gezielt handeln und viel zur eigenen Gesundung beitragen.

TIPP 17

Was dem Wachstumsfaktor für Nervenzellen schadet

BDNF (Brain-Derived Neurotrophic Factor) ist ein wichtiger Wachstumsfaktor für das Gehirn. Er ist vor allem für die Bildung von Synapsen verantwortlich. Synapsen sind Verknüpfungen, über die eine Nervenzelle mit einer anderen Zelle kommuniziert. Damit im Gehirn alles richtig funktioniert, müssen vor allem viele Synapsen vorhanden sein und diese gut arbeiten. Daran ist BDNF entscheidend beteiligt. Bei Menschen mit Depressionen findet man jedoch häufig verminderte BDNF-Konzentrationen.

BDNF kommt im Nervensystem in zwei verschiedenen Formen vor. In einer vorläufigen und in einer reifen. In der Wissenschaft spricht man bei der vorläufigen Form von proBDNF und bei der reifen Form von mBDNF. Das m steht für »mature«, das englische Wort für reif.

Bei Depressionen und Burnout ist das Gleichgewicht von proBDNF und mBNDF gestört

Mehrere wissenschaftliche Studien haben inzwischen gezeigt, dass bei Patienten, die an Depressionen oder Burnout leiden, das Verhältnis von proBDNF zu mBDNF nicht stimmt. Es ist zu viel proBDNF und zu wenig mBDNF vorhanden. Das hat schwerwiegende Folgen.

mBDNF, der reife Wachstumsfaktor, fördert das Wachstum neuer Nervenzellen und vor allem der Synapsen, der Verbindungsstellen zwischen den Zellen. Ist die Konzentration von mBDNF zu niedrig, lässt das Wachstum neuer Zellen nach und die Synapsen verlieren einen Teil ihrer Funktion. Das ist nicht gut für die Funktion und die Gesundheit des Gehirns.

Noch problematischer ist der Anstieg von proBDNF. Denn im Gegensatz zu mBDNF fördert es nicht den Aufbau des Gehirns, sondern wirkt zerstörerisch. ProBDNF löst in Gehirnzellen den aktivierten Zelltod aus. Die Wissenschaft spricht von Apoptose. Nervenzellen sterben ab oder werden geschädigt. ProBDNF gilt als neurotoxisch, als giftig für das Gehirn. Außerdem wirkt proBDNF als epigenetischer Schalter. Es schaltet schädliche Gene an. Gene, die entzündungsfördernde Stoffe produzieren, werden aktiv.

ProBDNF schädigt das Gehirn also auf zwei Wegen: Zum einen zerstört es Nervenzellen direkt, zum anderen wirken sich die durch proBDNF ausgelösten Entzündungsreaktionen negativ auf das Gehirn aus. Beides trägt zu Depressionen und Burnout bei und erhöht langfristig das Risiko für Alzheimer und Parkinson.[21]

Die Umwandlung von proBDNF in mBDNF wird durch freie Radikale gestört

Freie Radikale stabilisieren das proBDNF, sodass es nur schwer in mBDNF umgewandelt werden kann.[22] Freie Radikale entstehen natürlicherweise bei der Energiegewinnung in jeder Zelle. Allerdings entstehen viel mehr freie Radikale, wenn die Energie aus Kohlenhydraten und nicht aus Fetten gewonnen wird. Eine Low-Carb-Ernährung reduziert die Bildung freier Radikale, das gefährliche proBDNF kann dann viel leichter in das gesundheitsfördernde mBDNF umgewandelt werden.

Ein weiterer Übeltäter

Wissenschaftler aus den USA haben Nervenzellen isoliert und im Labor künstlich am Leben erhalten. Die Zellen wurden in einer Umgebung gehalten, die der im Gehirn eines Diabetikers ähnelt. Daraufhin nahm die Konzentration des gesunden mBDNF ab und die des gefährlichen proBDNF zu. Die Wissenschaftler vermuten, dass ein bestimmtes Peptidhormon (Endothelin-1) durch den hohen Blutzuckerspiegel überaktiv wird und die Umwandlung von proBDNF in mBDNF blockiert.[23]

Auch hier wirkt eine Low-Carb-Ernährung dem Problem entgegen. Bei niedrigen Blutzuckerkonzentrationen, wie sie durch eine Low-Carb-Ernährung erreicht werden, sinkt die Aktivität des Peptidhormons und die Umwandlung von proBDNF in mBDNF nimmt zu.

TIPP 18

Reaktivierte Viren berücksichtigen

Die meisten Virusinfektionen sind akut. Ein Virus, zum Beispiel ein Durchfallerreger, breitet sich im Körper aus. Das Immunsystem bekämpft es und dann ist es weg. Es gibt aber auch Viren, die bleiben. Einmal infiziert, muss das Immunsystem diese Viren ein Leben lang in Schach halten. Ist das Immunsystem zu schwach, werden die Viren wieder aktiv. Nicht immer merkt man das so bewusst wie bei einer Herpes-simplex-Infektion, bei der die Reaktivierung zu einem Herpesausbruch führt. Viele Reaktivierungen sind schleichend.

Wenn Viren wieder aktiv werden, reagiert das Immunsystem weniger stark als bei einer akuten Infektion. Hält der Zustand über längere Zeit an, tragen reaktivierte Viren zu chronischen Entzündungsreaktionen bei, die wiederum zu Depressionen und Burnout führen können.

Epstein-Barr-Viren sitzen direkt im Immunsystem

Nahezu jeder Erwachsene ist mit dem Epstein-Barr-Virus infiziert. Die Erstinfektion erfolgt meist im Kindes- oder Jugendalter und ist oft nicht von einer starken Erkältungserkrankung zu unterscheiden. Die Viren nisten sich danach in bestimmten Zellen des Immunsystems ein. Ist das Immunsystem stark genug, bleiben sie dort versteckt. Ist das Immunsystem geschwächt, werden sie aktiv und stören die Immunantwort. Das geht oft mit einem körperlichen Schwächegefühl und psychischer Überforderung einher. Kein Wunder, dass Menschen mit reaktiviertem Epstein-Barr-Virus häufiger an Depressionen leiden als Menschen, bei denen das Virus vom Immunsystem unter Kontrolle gehalten wird.[24]

Long Covid und Depression

Der SARS-CoV-2-Erreger, der die Covid-Erkrankung verursacht, verbleibt normalerweise nicht im Körper. Ist das Immunsystem zum Zeitpunkt der Infektion jedoch geschwächt, kann es das Virus nicht unter Kontrolle bringen. In diesem Fall setzt sich der Kampf nach der akuten Infektion fort, immer und immer wieder. Es kommt zu einer chronischen Entzündungsreaktion, die bis ins Gehirn vordringen kann. Dadurch wird die Blut-Hirn-Schranke geschwächt. Das wiederum heizt die vorhandene Entzündungsreaktion weiter an, denn es gelangen vermehrt Stoffe ins Gehirn, die dort nicht hingehören. Kein Wunder, dass Long Covid oft mit Depressionen oder Burnout einhergeht.[25]

Erst Grippe, dann Depression

Auch Grippeviren nisten sich nicht dauerhaft im Körper ein. Doch bei einem geschwächten Immunsystem und zusätzlichem Stress steigt das Risiko, nach einer Grippeinfektion an einer Depression zu erkranken. Menschen, die häufig an Grippe erkranken, neigen eher zu Depressionen und Burnout als Menschen, die fast nie an Grippe erkranken.[26]

Lippenherpes und psychische Beschwerden

Der Erreger der unangenehmen Lippenbläschen ist Herpes simplex. Das Virus kann bis ins Gehirn vordringen und dort zur Bildung von Beta-Amyloid- und Tau-Ablagerungen beitragen, wie sie für Alzheimer-Patienten typisch sind. Häufige Ausbrüche von Herpes erhöhen aber auch das Risiko, an einer Depression zu erkranken. Der Grund dafür ist nicht das Virus an sich, mit dem der Großteil der Bevölkerung infiziert ist, sondern das geschwächte Immunsystem, das das Virus nicht unterdrücken kann. Der Grund für die Schwäche des Immunsystems ist die typische: eine chronische Entzündungsreaktion.[27]

Humanes Herpesvirus 6B als Risikofaktor

Mit dem humanen Herpesvirus 6B, das nichts mit dem Virus zu tun hat, das Lippenherpes verursacht, sind mindestens 80 Prozent der Bevölkerung infiziert. Die Erstinfektion erfolgt meist im Säuglings- oder Kindesalter. Manche zeigen nach dem ersten Kontakt mit dem Virus keine Symptome, andere erkranken am sogenannten Dreitagefieber.

Kommt es im Erwachsenenalter zu einer Reaktivierung des Virus, steigt das Risiko einer Depression. Bei etwa 25 Prozent der Menschen, die sich selbst als psychisch gesund bezeichnen, ist das Virus aktiv. Anders sieht es bei Menschen aus, die an einer Depression leiden. Hier ist das Virus laut einer Studie bei 80 Prozent der Betroffenen aktiv.[28]

Bakterielle Infektionen sind problematisch

Auch chronische bakterielle Infektionen können das Risiko für Depressionen und Burnout erhöhen. Untersucht wurde dies unter anderem bei Menschen, die sich mit dem Erreger der Lyme-Borreliose infiziert hatten.[29]

Ähnlich sieht es bei einem weiteren Bakterium aus. Etwa die Hälfte der Weltbevölkerung ist mit Helicobacter pylori infiziert. Viele merken davon nichts. Das Bakterium kann jedoch chronische Entzündungen der Magenschleimhaut auslösen. Außerdem steigt das Risiko, an einer Depression zu erkranken, wenn eine H.-pylori-Infektion vorliegt.[30]

PRAXISTIPP

Lassen Sie sich auf aktive Viren oder Bakterien untersuchen

Es gibt neue Testverfahren zur Feststellung reaktivierter Viren oder aktiver Bakterien. Sie heißen Lymphozytentransformationstest, kurz LTT. Mit diesen Tests kann man viel besser feststellen, ob eine reaktivierte oder persistierende Infektion vorliegt als mit den bisher oft verwendeten Antikörpernachweisen.

Getestet werden kann auf Epstein-Barr-Viren, Herpes simplex, Cytomegalieviren, Varizella-Zoster-Viren, das humane Herpesvirus 6B und auch auf Borrelien-Bakterien.

TIPP 19

Wirkung der Darmbakterien auf die Psyche ernst nehmen

Viele Menschen haben heute zu wenige verschiedene Bakterienstämme im Darm. Zudem ist die Zahl der gesundheitsschädlichen Bakterien oft erhöht. Man spricht von Dysbiose. Fehlende und schlechte Bakterien wirken sich auf die Gesundheit, das Immunsystem und auch auf die Psyche aus.

Wie gesundheitsschädliche Bakterien das Immunsystem in Alarmbereitschaft versetzen

Darmbakterien sind Spezialisten. Einige Arten vergären nur komplex aufgebaute Kohlenhydrate wie Ballaststoffe, andere ernähren sich vom Schleim, der die Darmwand auskleidet, und wieder andere sind auf die Vergärung einfach aufgebauter Kohlenhydrate spezialisiert, wie sie in Zucker, Getreideprodukten und Fertiggerichten vorkommen. Jeden Tag stirbt ein beträchtlicher Teil der Darmbakterien ab. Dazu gehören auch die Bakterien, die auf einfach aufgebaute Kohlenhydrate spezialisiert sind. Das ist ein Problem, denn wenn sie absterben, werden giftige Stoffe freigesetzt. Sie heißen Lipopolysaccharide. Das Immunsystem bekämpft sie, wird der Situation aber nie Herr. Denn durch den täglichen Verzehr von Süßigkeiten, Brot oder Nudeln können sie sich immer weiter vermehren und sterben nach einiger Zeit ab. Dabei werden jedes Mal neue Giftstoffe freigesetzt, auf die das Immunsystem reagiert. Entzündungsfördernde Botenstoffe und aktivierte Immunzellen bleiben aber nicht im Darm, sondern verteilen sich im ganzen Körper. Besonders schnell gelangen sie ins Gehirn, da Darm und Gehirn über sehr viele Nervenbahnen direkt miteinander verbunden sind, durch die auch entzündungsfördernde Botenstoffe wandern können.

Stress bringt das Mikrobiom durcheinander

Das Mikrobiom ist die Gesamtheit aller Lebewesen im Darm. Es wird nicht nur durch zu wenig Gemüse und zu viel Nudeln, Süßigkeiten und Brot gestört. Auch Stresshormone wirken bis in den Darm und tragen dazu bei, dass die Vielfalt der Bakterien abnimmt und sich ihre Zusammensetzung negativ verändert.

Darmgesundheit erhält mehr Aufmerksamkeit bei der Behandlung von Depressionen und Burnout

Laut einer australischen Studie ist eine gesunde Ernährung eine entscheidende Säule in der Therapie von Depressionen und Burnout.[31] Besonders wichtig ist der Verzicht auf Zucker und der Verzehr von viel und abwechslungsreichem Gemüse sowie eine gute Versorgung mit Proteinen und Fetten.

Bei übergewichtigen Menschen, die an Depressionen oder Burnout leiden, zeigt eine Ernährungsumstellung besonders schnell Verbesserungen. Im Fettgewebe werden nämlich entzündungsfördernde Botenstoffe gebildet. Nehmen die Betroffenen durch den Verzicht auf Zucker, Brot, Nudeln und Pizza ab, verringern sich auch die chronischen Entzündungsreaktionen und damit die Depression oder das Burnout.

Gesundheitsfördernde Bakterien wirken positiv auf Nervenzellen

Bestimmte Bakterienstämme vergären Bestandteile von Gemüse und Obst zu einer wichtigen kurzkettigen Fettsäure. Sie heißt Butyrat. Diese Fettsäure gelangt aus dem Darm in den Blutkreislauf und wird so bis ins Gehirn transportiert. Dort wirkt sie als Genschalter. Die Produktion des wichtigen Wachstumsfaktors BDNF, die bei Menschen mit Depressionen oder Burnout häufig vermindert ist, wird gesteigert.

Je mehr Gemüse und heimisches säurehaltiges Obst verzehrt werden, desto eher breiten sich diese gesundheitsfördernden Darmbakterienarten aus. Dabei sollte der Gemüseanteil deutlich höher sein als der Obstanteil. Obst enthält mehr Fruchtzucker. Fruchtzucker braucht der Körper aber nicht.

TIPP **20**

Undichter Darm – undichtes Gehirn

Leaky Gut, ein undichter Darm, ist heute ein weitverbreitetes Problem. Die Verbindungen zwischen den Zellen der Darmwand sind geschädigt. Es entstehen mikroskopisch kleine Löcher. Das hat erhebliche Auswirkungen auf die Gesundheit.

Gluten öffnet Zellverbindungen in der Darmwand

Gluten ist kein einzelner Stoff, sondern ein Gemisch aus verschiedenen Proteinen. Gluten wird immer wieder mit Weizen verwechselt. Zwar ist der Glutenanteil in Weizen besonders hoch, aber auch fast alle anderen Getreidesorten enthalten Gluten. Gluten, auch Klebereiweiß genannt, löst im Darm eine Reaktion aus, bei der sich die Verbindungen zwischen den Zellen der Darmwand kurzzeitig öffnen. Dadurch gelangt Gluten direkt in den Blutkreislauf und wird dort als Fremdstoff bekämpft. Dies geschieht bei fast jedem Menschen und hat nichts mit Zöliakie, der Glutenunverträglichkeit, zu tun. Sind die Verbindungen zwischen den Zellen nur für kurze Zeit »offen«, macht das nichts. Wenn es aber zu einem Dauerzustand wird, gibt es ein Problem. Der Dauerzustand tritt ein, wenn alle paar Stunden glutenhaltige Produkte wie Brot, Kuchen, Kekse, Nudeln oder Pizza gegessen werden. Auch in vielen Fertigsaucen und Fertiggerichten ist Gluten enthalten, da es ein guter Aromaträger und ein Bindemittel für verschiedene Zutaten ist. Sind die Verbindungen zwischen den Darmzellen dauerhaft »offen«, gelangen Stoffe in den Körper, die dort nicht hingehören. Dazu gehören Darmbakterien, unverdaute Nahrung, sogar Kot oder Stoffwechselprodukte, die eigentlich ausgeschieden werden sollten. Das Immunsystem erkennt all diese Fremdstoffe und bekämpft sie. Es kommt zu chronischen Entzündungsreaktionen.

Dysbiose ist ebenfalls schädlich

Auch die Besiedlung des Darms mit zu vielen gesundheitsschädlichen Bakterien führt zu einem Leaky Gut. Sterben die gesundheitsschädlichen Darmbakterien ab, werden giftige Lipopolysaccharide freigesetzt. Das Immunsystem im Darm reagiert auf die giftige Substanz und bekämpft sie. Die dabei entstehenden entzündungsfördernden Botenstoffe greifen dann auch die Verbindungen zwischen den Zellen der Darmwand, die sogenannten Tight Junctions, an.

Ist der Darm undicht, ist es auch das Gehirn

Das Gehirn ist ein sehr wichtiges, aber auch sehr empfindliches Organ. Deshalb wird es besonders geschützt. Diese Aufgabe übernimmt die Blut-Hirn-Schranke. Sie besteht zum einen aus den Zellen der Blutgefäßwände und zum anderen aus speziellen Immunzellen. Die Blut-Hirn-Schranke sorgt dafür, dass nur Stoffe ins Gehirn gelangen, die dort keinen Schaden anrichten. Wie die Zellen der Darmwand sind auch die Zellen der Blutgefäße durch Tight Junctions miteinander verbunden. Nur mit funktionierenden Tight Junctions kann die wichtige Blut-Hirn-Schranke ihre Aufgaben erfüllen.

Angegriffen werden die Tight Junctions der Blut-Hirn-Schranke durch entzündungsfördernde Botenstoffe, aktivierte Immunzellen und andere gefährliche Substanzen. Sie stammen meist direkt aus dem Darm, wenn dieser undicht ist. Die Zellen der Blutgefäßwände im Gehirn verlieren ihren Zusammenhalt. Wie im Darm entstehen mikroskopisch kleine Löcher und Stoffe gelangen ins Gehirn, die dort nicht hingehören. Da die Blut-Hirn-Schranke zum Teil aus speziellen Immunzellen besteht, reagieren diese als Erste und besonders stark.

Depressionen und Burnout gehen sehr häufig mit einem Leaky Brain, einer undichten Blut-Hirn-Schranke, einher. Ein Leaky Brain geht fast immer mit einem Leaky Gut einher. Menschen, die an einer Depression oder einem Burnout leiden, sollten sich daher unbedingt um die Gesundheit ihres Darmes kümmern. Mehr dazu finden Sie in meinem Buch *77 Tipps für einen gesunden Darm. Heyne, 2023.*

TIPP **21**

Warum Lebensmittelunverträglichkeiten Lebenskraft rauben

Lebensmittelallergien sowie Lebensmittelunverträglichkeiten aktivieren die Immunantwort. Bei Lebensmittelallergien bilden sich bestimmte Antikörper, sie heißen IgE. Bei Lebensmittelunverträglichkeiten reagieren hingegen bestimmte Zellen des Immunsystems auf die Lebensmittel. Es handelt sich um Lymphozyten. Sind sie aktiviert, sorgen sie dafür, dass sich eine Reihe verschiedener entzündungsfördernder Botenstoffe bilden. Werden Lebensmittel, auf die man empfindlich reagiert, regelmäßig verzehrt, steigt das Risiko chronischer Entzündungsreaktionen. Kommen verschiedene Auslöser chronischer Entzündungsreaktionen zusammen, kann sich dies in Form von Burnout oder Depression zeigen.

Lebensmittelunverträglichkeiten sind nicht offensichtlich

Lebensmittelallergien zeigen sich häufig in Form von Asthma, juckender Haut, Schwellungen in Mund und Rachen, Übelkeit, Erbrechen oder einem anaphylaktischen Schock. Die Symptome treten zwischen wenigen Minuten bis mehreren Stunden nach dem Verzehr auf. Anders ist es bei Lebensmittelunverträglichkeiten. Sie führen zu leichten Magen-Darm-Beschwerden, chronisch weichem Stuhl, Kopfschmerzen oder Migräne, Haut- oder Schlafproblemen sowie einem allgemeinen Unwohlsein. Viele Menschen assoziieren diese Probleme mit Stress, mit dem Älterwerden und sind der Meinung, dass sie eben an diesen Problemen leiden, aber man weder die Ursache herausfinden noch etwas dagegen tun kann. Das ist problematisch, denn insbesondere Lebensmittelunverträglichkeiten können auf Dauer Depressionen auslösen. Bei Lebensmittelallergien ist das Depressionsrisiko ebenfalls höher als bei Menschen, die nicht an Allergien leiden.

Das Immunsystem reagiert ununterbrochen

Personen, die beispielsweise Hühnereier, Bäckerhefe, Roggen oder Tomaten nicht vertragen, merken dies oft nicht direkt. Daher wissen die allermeisten Betroffenen gar nichts von ihren Unverträglichkeiten. Eier, Vollkornroggenbrot und Tomaten gelten zudem generell als gesund. Isst nun eine Person diese Lebensmittel täglich, reagiert jedes Mal das Immunsystem. Es kommt zu einer chronischen Entzündungsreaktion, die bis ins Gehirn vordringen kann.

Stress kann Lebensmittelunverträglichkeiten hervorrufen

Psychischer Stress führt zu einem Anstieg des Spiegels des Stresshormons Cortisol. Selbst im Darm nimmt seine Konzentration zu. Das führt dazu, dass ein wichtiger Stoff im Darm abnimmt, nämlich das sekretorische Immunglobuli A (sIgA). Normalerweise schützt dieser Antikörper den Darm vor schädlichen Bakterien und Pilzen sowie schädlichen Nahrungsbestandteilen. Nimmt der Schutz ab, kommt es zu einem Leaky Gut, einem undichten Darm. Dann dringen Lebensmittelbestandteile vom Darm in die Blutbahn ein, die dort nicht vorkommen sollten. Das Immunsystem reagiert, es kann vermehrt zu Lebensmittelunverträglichkeiten kommen.

Wieder ein kleiner Teufelskreis

Stress trägt zur Entstehung eines Leaky Guts bei. Dadurch gelangen Lebensmittelbestandteile in den Blutkreislauf, die vom Immunsystem bekämpft werden. Die Lebensmittelunverträglichkeit ist da. Weiß man nichts von seinen Unverträglichkeiten und verzehrt die Lebensmittel weiter, reagiert das Immunsystem immer wieder. Das trägt zu chronischen Entzündungsreaktionen bei, die wiederum zu Depressionen führen.

TIPP **22**

Fehlende Bausteine für die Herstellung von Botenstoffen aus dem Darm

Nicht das Gehirn allein, sondern das Gehirn in Zusammenarbeit mit dem Darm entscheidet darüber, ob alle Botenstoffe in der richtigen Menge gebildet werden können. Die Botenstoffe wiederum sind verantwortlich für Ausgeglichenheit und Schlaf. Im Darm werden einige Neurotransmitter direkt gebildet, einige Vorstufen wichtiger Botenstoffe sowie Enzyme, die an der Synthese von Neurotransmittern beteiligt sind.

Bausteine für die Produktion von Neurotransmittern

Verschiedene Darmbakterien produzieren die Neurotransmitter GABA, Dopamin oder auch Glutamat. Sie alle können jedoch die Blut-Hirn-Schranke nicht überwinden und gelangen daher nicht ins Gehirn. Trotzdem sind sie wichtig, weil sie im Rückenmark und im Vagusnerv wirken.

Der Darm ist für die Produktion der Neurotransmitter im Gehirn unerlässlich. Hier werden die verschiedenen Baustoffe aus der Nahrung gewonnen, vor allem Tyrosin und Tryptophan aus proteinreicher Kost. Aber auch andere Stoffe, die vor allem zur Herstellung des beruhigend wirkenden Neurotransmitters GABA benötigt werden, entstehen zum Teil im Darm. Diese Vorstufen der Botenstoffe gelangen über das Blut ins Gehirn, wo sie in die Neurotransmitter umgewandelt werden.

Ist der Darm geschädigt, funktioniert die Verdauung nicht mehr richtig und es gelangen weniger Baustoffe für die Herstellung der Botenstoffe ins Gehirn.

Enzyme für die Aktivierung von Neurotransmittern

Um im Gehirn aus den Bausteinen die Botenstoffe zu bilden, werden verschiedene Enzyme benötigt. Diese entstehen interessanterweise auch im Darm. Verschiedene Bakterien produzieren sie. Man kann sich das vorstellen wie ein Möbelstück, das man selbst zusammenbaut. Sowohl die einzelnen Bauelemente als auch das Werkzeug zu deren Zusammenbau werden in derselben Werkstatt (Darm) hergestellt. Beides wird getrennt an den Kunden geliefert (Gehirn) und dort zusammengesetzt.

Bei einer Dysbiose, einem gestörten Mikrobiom, kann es zu einem Mangel an diesen Enzymen kommen. Die Synthese der Botenstoffe im Gehirn ist dann vermindert.

Serotonin ist wichtig für die Darmgesundheit

Etwa 90 bis 95 Prozent des im Körper vorhandenen Serotonins werden im Darm gebildet. Ein großer Teil bleibt dort und ist an der Steuerung der Verdauung beteiligt. Ein Teil gelangt ins Rückenmark. Dort wirkt es vor allem schmerzstillend. Für viele Menschen, die unter Depressionen leiden, ist das ein wichtiger Punkt, denn oft treten bei Depressionen oder einem Burnout auch körperliche Schmerzen auf. Serotonin, das im Darm gebildet wird, kann jedoch nicht ins Gehirn gelangen. Dafür ist die Blut-Hirn-Schranke verantwortlich. Sie lässt den Botenstoff nicht hinein. Im Gehirn kann also nur das Serotonin wirken, das auch im Gehirn gebildet wurde.

Indirekt beeinflusst Serotonin aus dem Darm jedoch die Stimmung. Denn Serotonin steuert die Darmbewegungen, die für eine gesunde Verdauung wichtig sind. Serotonin ist auch an der Regulierung der Ausschüttung von Verdauungsenzymen beteiligt. Auch das ist wichtig für eine gute Verdauung. Es dürfen weder zu viele noch zu wenige Enzyme in den Darm gelangen. Eine gute Verdauung ist wiederum Voraussetzung dafür, dass alle wichtigen Nährstoffe in den Körper gelangen. Ist dies nicht der Fall, kommt es zu Nährstoffmängeln, die zu Depressionen und anderen Krankheiten führen können.[32]

Im Grunde ist es ein Teufelskreis. Ist der Darm krank, leiden auch die Zellen, in denen Serotonin gebildet wird. Sie produzieren dann weniger von dem Glückshormon, das auch für die Darmgesundheit so wichtig ist. Weniger Serotonin im Darm schädigt den Darm weiter. Außerdem gerät der Kynurenin-Stoffwechsel aus dem Gleichgewicht. Es werden vermehrt entzündungsfördernde Stoffe gebildet, die

Serotoninproduktion nimmt weiter ab und auch die Produktion eines weiteren für den Energiestoffwechsel wichtigen Moleküls (NAD) wird drastisch reduziert.

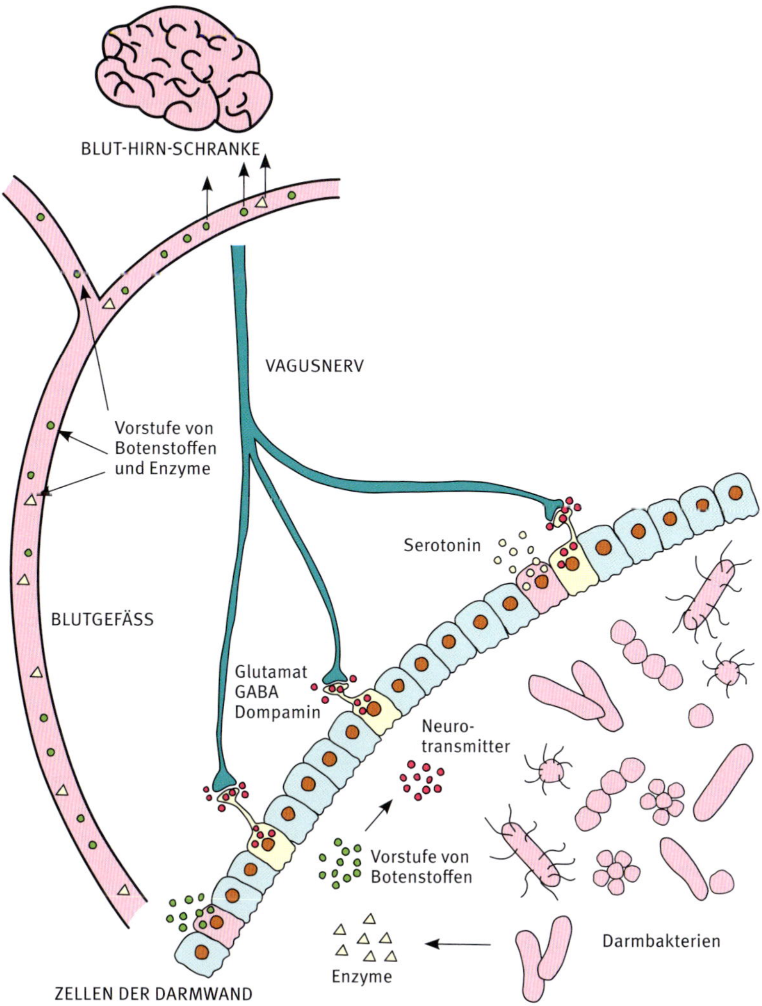

SSRIs bringen den Darm durcheinander

Eines der gängigsten Mittel gegen Depressionen sind Serotonin-Wiederaufnahmehemmer, kurz SSRI. Sie blockieren den Serotonintransporter, wodurch sich vermehrt Serotonin in den Zellzwischenräumen ansammelt. Da Serotonin nicht nur im Gehirn, sondern vor allem auch im Darm vorkommt, gibt es auch dort Serotonintransporter. SSRI verändern daher auch den Serotoninhaushalt im Darm.

SSRI reichern Serotonin vermehrt in den Zellzwischenräumen an. Nicht nur im Gehirn, sondern auch im Darm. Serotonin sendet jedoch bestimmte Signale aus. Je mehr Serotonin vorhanden ist, desto mehr dieser Signale werden ausgesendet. Die Folge: Der Darm bewegt sich zu viel. Das macht sich durch Durchfall bemerkbar. Das eigentliche Problem ist aber nicht der Durchfall, sondern die Tatsache, dass der Nahrungsbrei zu schnell durch den Darm gepresst wird. Der Darm hat nicht genügend Zeit, alle Nährstoffe aufzunehmen, die er aus dem Nahrungsbrei aufnehmen könnte. Außerdem werden zu viele Verdauungsenzyme freigesetzt, was den Prozess ebenfalls stört und die Nährstoffaufnahme verringert. Steigt die Serotoninkonzentration im Darm, wird der Darm zudem schmerzempfindlicher, es kann zu anhaltenden Missempfindungen im Darmbereich kommen.

TIPP **23**

Darmgesundheit beurteilen

Ein gesunder Darm und eine gute Verdauung sind besonders wichtig für die Heilung von Depressionen und Burnout, aber auch zur Vorbeugung dieser Erkrankungen.

Viele Menschen ahnen nichts von ihren Darm- oder Verdauungsproblemen, weil sie ihre Verdauung für normal halten. Vielleicht, weil sie seit der Kindheit so ist, oft aber auch, weil viele einfach nicht wissen, auf welche Faktoren sie achten müssen. Wer unterhält sich schon im Freundeskreis über die Häufigkeit des Stuhlgangs, seine Konsistenz und seinen Geruch? Kaum jemand! Woher soll man dann wissen, dass etwas nicht stimmen könnte? Wenn man keinen Anfangsverdacht hat, geht man dem Thema meist auch nicht weiter nach. Es sei denn, man stolpert – wie hier – darüber.

Laboruntersuchungen nicht immer nötig

Viele Labore bieten die Untersuchung des Mikrobioms oder eines Leaky Gut an. Diese Untersuchungen sind nicht unbedingt notwendig, denn oft zeigen schon einige Aspekte des Stuhlgangs und das Gefühl im Darmbereich, ob im Darm etwas nicht stimmt. Wer es aber ganz genau wissen möchte, kann diese Untersuchungen durchführen lassen. Die Untersuchung auf Nahrungsmittelunverträglichkeiten bietet sich dagegen an. Nahrungsmittelunverträglichkeiten selbst herauszufinden ist oft mühsam, zeitaufwendig und ungenau.

Generell kann man davon ausgehen, dass fast jeder, der regelmäßig Gluten und Zucker zu sich nimmt und dazu noch etwas gestresst ist, an Leaky Gut und Dysbiose leidet.

Lebensmittelintoleranzen sind ein deutliches Zeichen

Eine Lebensmittelintoleranz wie Laktose- oder Histaminintoleranz ist bei den meisten Europäern ein deutliches Zeichen für einen gestörten Darm. Diese Probleme gehen mit einem Mangel an bestimmten Enzymen einher. Diese werden in einem gesunden Darm in ausreichender Menge produziert, nicht aber in einem kranken. Bei Afrikanern und Asiaten, aber auch bei einigen Europäern, ist die Situation etwas anders. Sie vertragen aufgrund einer anderen genetischen Veranlagung keinen Milchzucker. In seltenen Fällen ist auch eine Histaminintoleranz genetisch bedingt.

Treten diese Unverträglichkeiten jedoch erst im Jugend- oder Erwachsenenalter auf, ist die Wahrscheinlichkeit sehr hoch, dass sie auf eine Darmschädigung zurückzuführen sind.

Ein kranker Darm verursacht viele Beschwerden

Ein kranker Darm zieht fast immer gesundheitliche Probleme nach sich. Besonders häufig sind Hautprobleme, Autoimmunerkrankungen und Schmerzen. Umgekehrt kann das Vorliegen solcher Erkrankungen auch ein Hinweis auf einen kranken Darm sein.

SELBST-CHECK

Ist mein Darm angeschlagen?

Ich bin häufig müde und/oder erschöpft.	j	n
Ich bin mehrmals im Jahr stark erkältet.	j	n
Ich habe häufig Kopfschmerzen.	j	n
Ich leide an einer Hautkrankheit wie Akne, Neurodermitis, Psoriasis oder Rosazea.	j	n

Ich habe eine Autoimmunerkrankung.	j	n
Ich leide an Depressionen, einem Burnout, an Angststörungen, ADHS oder Autismus.	j	n
Ich habe Sodbrennen.	j	n
Ich verspüre häufig Missempfindungen im Magen-Darm-Trakt.	j	n
Mein Stuhl ist oft weich oder breiig.	j	n
Ich leide unter Blähungen.	j	n
Ich habe weniger als einmal am Tag Stuhlgang.	j	n
Ich habe häufig Verstopfung und/oder muss kräftig pressen, damit der Stuhl herauskommt.	j	n
Mein Stuhl besteht hauptsächlich aus kleinen, festen Kügelchen.	j	n
Mein Stuhl hat nicht die ideale Form (große, schwere Wurst).	j	n
Mein Stuhl riecht unangenehm.	j	n
Ich fühle mich nach dem Stuhlgang oft nicht vollständig entleert.	j	n
Mein Stuhl schwimmt in der Toilette.	j	n
Ich habe eine Laktoseintoleranz und/oder eine Histaminintoleranz.	j	n
Ich esse hauptsächlich Brot oder Brötchen, Nudeln, Kartoffeln, Kuchen und Süßigkeiten.	j	n
Ich trinke regelmäßig Fruchtsäfte und/oder zuckerhaltige Limonaden.	j	n
Gemüse und/oder Salat esse ich nur in kleinen Mengen oder nur wenige Male in der Woche.	j	n
Ich esse wenig Fett.	j	n

Wenn Sie mehrmals mit Ja geantwortet haben, ist Ihr Darm sehr wahrscheinlich nicht gesund.

TIPP 24

Wie Entzündungen ins Gehirn gelangen

Es gibt verschiedene Gründe, warum chronische Entzündungen ins Gehirn gelangen oder dort entstehen. Zum Beispiel ist der Darm über viele Nerven direkt mit dem Gehirn verbunden. Stimmt etwas im Darm nicht, wandern entzündlich wirkende Botenstoffe über die Nervenbahnen direkt ins Gehirn. Auch Autoimmunerkrankungen wie Hashimoto, rheumatoide Arthritis oder Schuppenflechte (Psoriasis) gehen mit chronischen Entzündungsreaktionen einher, die sich bis ins Gehirn ausbreiten können. Selbst Stress löst Entzündungsreaktionen aus.

Psychische Belastungen alarmieren das Immunsystem

Depressionen und Burnout werden oft als rein psychische Reaktion auf Stress oder traumatische Erlebnisse verstanden. Psychischer Stress verändert jedoch direkt das Immunsystem. Der Körper reagiert also auf einen Virus ähnlich wie auf psychischen Stress. Allerdings sind die meisten Menschen einem Virus nur kurz ausgesetzt. Psychischer Stress ist oft ein Dauerzustand, das heißt, das Immunsystem reagiert ständig. Es kommt zu chronischen Entzündungsreaktionen, vor allem im Gehirn.

Wenn psychischer Stress auf andere Entzündungsauslöser trifft

Psychischer Stress allein kann zu chronischen Entzündungsreaktionen führen. Kommen weitere Entzündungsauslöser hinzu, wird es für das Gehirn immer kritischer. Übergewicht ist ein solcher Auslöser, denn in den Fettpolstern werden ständig entzündungsfördernde Botenstoffe produziert. Kein Wunder, dass Übergewichtige laut einer Studie aus dem Jahr 2010 ein um 55 Prozent höheres Risiko haben, an einer Depression zu erkranken als Normalgewichtige.[33] Aber auch Bewegungsmangel, Insulinresistenz oder Eiweißmangel führen unter anderem zu chronischen Entzündungsreaktionen. Je mehr Probleme zusammenkommen, desto höher ist das Risiko, an einer Depression zu erkranken.

Suizidopfer zeigten Entzündungen im Gehirn

Wissenschaftler aus Magdeburg und dem kanadischen Montreal haben die Gehirne von Selbstmordopfern untersucht. Sie fanden im Vergleich zu Menschen, die auf natürliche Weise gestorben waren, vermehrt Entzündungen im Gehirn. Vor allem Gene, die entzündungsfördernde Zytokine und andere Botenstoffe produzieren, waren aktiv. Außerdem fanden die Wissenschaftler vermehrt Makrophagen, das sind bestimmte Immunzellen im Gehirn. Zudem waren weitere Zellen des hirnspezifischen Immunsystems, nämlich Mikrogliazellen und Astrozyten, aktiviert, was ebenfalls auf eine Entzündung hinweist.

Warum Schmerzmittel keine Hilfe sind

Schmerzmittel wirken immer entzündungshemmend, aber auf unterschiedlichen Wegen. Wenn Depressionen mit chronischen Entzündungen einhergehen, dann müssten Schmerzmittel auch gegen Depressionen helfen. Das haben Wissenschaftler in Südkorea untersucht. Sie verabreichten 75 Patienten mit Depressionen ein Schmerzmittel aus der Klasse der nichtsteroidalen Antirheumatika, kurz NSAR. Weitere 75 Patienten erhielten ein Scheinmedikament (Placebo). In der Gruppe, die das Schmerzmittel erhielt, verbesserte sich die Stimmung der Probanden signifikant. Als besonders wirksam erwies sich Celecoxib, ein Medikament, das normalerweise bei Arthrose, rheumatoider Arthritis und Morbus Bechterew eingesetzt wird.[34]

Schmerzmittel sind auf Dauer keine Lösung, denn sie beseitigen nicht die Ursachen der chronischen Entzündung. Die Entzündungsreaktion wird lediglich etwas gelindert. Da Schmerzmittel auch Nebenwirkungen haben, ist von einer dauerhaften Einnahme abzuraten.

Die Studie zeigt jedoch eindrucksvoll: Gehen Entzündungen zurück, können auch Depressionen und Burnout verschwinden. Chronische Entzündungen sind somit als ein wichtiger Faktor in der Behandlung von Depression und Burnout anzusehen.

Leide ich an einer chronischen Entzündung?

Die Symptome chronischer Entzündungen sind sehr vielfältig, da sie sich bei jeder Person anders manifestieren können. Chronische Entzündungen können sich auch durch Symptome zeigen, die hier nicht aufgelistet sind.

Ich fühle mich körperlich schwach.	j	n
Ich habe Schwierigkeiten beim Greifen und Heben.	j	n
Ich bin oft müde.	j	n
Ich habe Gelenkschmerzen.	j	n
Ich habe Verdauungsprobleme wie Blähungen, Durchfall, Krämpfe oder Verstopfung.	j	n
Ich denke langsam.	j	n
Ich vergesse viel.	j	n
Meine Augen tränen oft oder meine Nase läuft.	j	n
Ich leide unter Allergien.	j	n
Ich habe eine Hautkrankheit (Neurodermitis, Schuppenflechte, Akne oder eine andere).	j	n
Ich huste häufig und/oder habe häufig Schleim im Hals.	j	n

Je häufiger Sie mit Ja geantwortet haben, desto wahrscheinlicher ist es, dass Sie an einer chronischen Entzündungsreaktion leiden. Aber auch wenn Sie nur ein- oder zweimal mit Ja geantwortet haben, kann dies bereits ein Hinweis auf eine chronische Entzündungsreaktion sein.

TIPP **25**

Wie Schlafmangel dem Gehirn schadet

Erst vor wenigen Jahren wurde ein System im Gehirn entdeckt, welches für die Entsorgung von Stoffwechselabfällen sowie entzündungsfördernden Botenstoffen zuständig ist. Die Rede ist vom glymphatischen System. Es ist vor allem während des Schlafens aktiv.

Schlafstörungen kommen bei Depressionen oder Burnout häufig vor. Dabei können sie einerseits Auslöser für die psychischen Probleme sein, oder die Folge oder auch beides. Wenn man nicht schlafen kann, weil man sich über Wochen oder Monate Sorgen um zu hohe Lebenshaltungskosten oder die kranke Ehefrau macht, geraten viele Abläufe im Körper durcheinander. Leidet man hingegen an einer Depression oder einem Burnout, können unter anderem die chronischen Entzündungen im Gehirn zu Schlafproblemen führen. In beiden Fällen wirkt sich das negativ auf das glymphatische System aus.

Vermehrte entzündliche Reaktionen

Das glymphatische System ist während des Schlafs aktiv. Im Wachzustand nehmen die Bewegungen der Flüssigkeit, die für den Abtransport der schädlichen Stoffe zuständig ist, um 95 Prozent ab. Bei Schlafproblemen kommt es nicht zu den typischen Bewegungen der Flüssigkeit und schädliche Stoffe sammeln sich im Gehirn an. Dazu zählen auch entzündungsfördernde Botenstoffe. Es reicht, wenn die Tiefschlafphasen verkürzt sind, dass das System nicht mehr richtig funktioniert. Entzündungsreaktionen im Gehirn nehmen zu.

Entzündetes Gehirn – defektes glymphatisches System

Werden die Flüssigkeitsbewegungen aufgrund von Schlafmangel reduziert, nehmen Entzündungsreaktionen im Gehirn zu. Diese Entzündungsreaktionen beschädigen jedoch wiederum das glymphatische

System. Ein Teufelskreis. Gesteuert wird das System durch ganz bestimmte Kanäle, die sich in den Membranen bestimmter Immunzellen befinden. Sie heißen Astrozyten. Patienten mit Depressionen leiden häufig an chronischen Entzündungsreaktionen im Gehirn. Davon sind auch die Astrozyten betroffen. Sie funktionieren daraufhin nicht mehr so wie die Astrozyten in einem gesunden Gehirn. Unter anderem ist die Anzahl der Kanäle, die für die nächtlichen Flüssigkeitsbewegungen essenziell sind, reduziert. Weniger Kanäle bedeuten weniger Flüssigkeit, die während des Schlafs in Bewegung versetzt wird. Noch ein Teufelskreis.[35]

SELBST-CHECK

Leide ich an chronischem Schlafmangel?

Ich fühle mich morgens häufig unausgeschlafen.	j	n
Ich schlafe regelmäßig weniger als sieben oder acht Stunden pro Nacht.	j	n
Ich bin oft tagsüber müde.	j	n
Wenn ich nachts aufwache, habe ich häufig Probleme wieder einzuschlafen.	j	n
Ich leide an Bluthochdruck.	j	n
Ich habe oft Heißhunger.	j	n
Ich habe Konzentrationsstörungen.	j	n
Ich bin schnell gereizt.	j	n
Ich leide häufig an Schmerzen.	j	n

Je häufiger Sie mit Ja geantwortet haben, desto wahrscheinlicher schlafen Sie unzureichend.

TIPP **26**

Zu viel Schlaf ist auch nicht gut

Die Gefühle, nicht mehr zu können, sich am liebsten unter einer dicken Decke verstecken zu wollen und hoffentlich nie wieder aufstehen zu müssen, sind typisch für Depressionen und Burnout. Daher schlafen einige Betroffene sehr viel, aber: Zu viel Schlaf kann Depressionen und Burnout auch verschlimmern.

Tag-Nacht-Rhythmus und Stimmung

Der Tag-Nacht-Rhythmus ist für das Wohlbefinden des Menschen von entscheidender Bedeutung. Die innere Uhr steuert viele verschiedene Körperfunktionen wie Appetit, körperliche Aktivität, Cortisolspiegel und Schlaf. Tageslicht, insbesondere Sonnenlicht, hat einen großen Einfluss auf den Tag-Nacht-Rhythmus. Viele Studien haben inzwischen gezeigt, dass psychischer Stress den Tag-Nacht-Rhythmus stört. Eine gestörte innere Uhr ist wiederum typisch für viele Menschen, die an Burnout oder Depressionen leiden.

Tag-Nacht-Rhythmus bewusst verändern

Einem gestörten Tag-Nacht-Rhythmus ist man jedoch nicht hoffnungslos ausgeliefert. Wer regelmäßige Schlafenszeiten einübt, die ausreichend Schlaf bis zum morgendlichen Aufstehen garantieren, kann Depressions- und Burnout-Symptome verringern. Für manche Betroffene, die erst abends richtig aktiv werden, ist eine solche Veränderung nicht so einfach. Es braucht Zeit und eventuell eine langsame Anpassung der Schlafenszeit. Man kann sie zum Beispiel von Woche zu Woche um etwa zehn Minuten vorverlegen.

Wenn Sie eher zu den Frühaufstehern gehören und mehr als acht Stunden bis zum nächsten Morgen im Bett verbringen, verlegen Sie Ihre Zubettgehzeit nach hinten. Auch das kann schrittweise erfolgen.

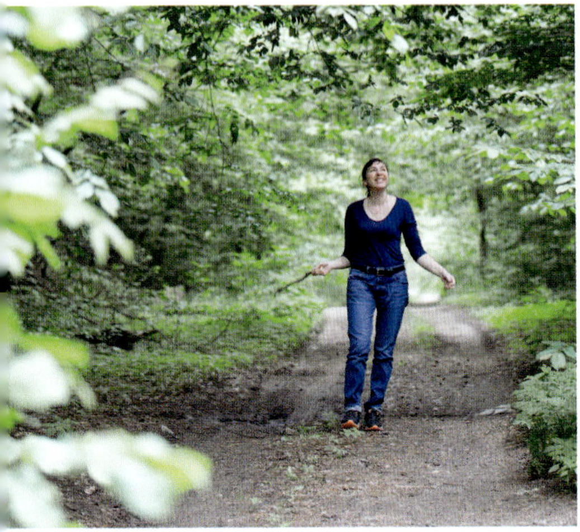

Den Morgen nutzen

Für einen gesunden Tag-Nacht-Rhythmus ist das Tageslicht am Morgen besonders hilfreich. Wenn Sie es sich einrichten können, machen Sie morgens, nach einer Tasse Tee oder Kaffee, sofort einen Spaziergang oder sogar einen kurzen Lauf. Wenn Sie morgens keine Zeit dafür haben, überlegen Sie, wie Sie auf dem Weg zur Arbeit etwas Tageslicht tanken können. Vielleicht können Sie einen Teil des Weges zu Fuß zurücklegen oder vom Auto auf das Fahrrad oder E-Bike umsteigen. Vielleicht können Sie auch die Mittagspause für einen Spaziergang nutzen.

Auch am Mittag und Nachmittag aktiv bleiben

Vermeiden Sie ein Mittags- oder Nachmittagsschläfchen. Wer am Mittag oder Nachmittag ein Nickerchen macht, ist abends meist nicht müde genug und schläft schlechter ein. Ein Mittags- oder Nachmittagsschlaf stört oft den Tag-Nacht-Rhythmus.

Nehmen Sie nach 16 Uhr keine koffeinhaltigen oder andere anregende Getränke zu sich. Auch das kann den Tag-Nacht-Rhythmus stören und so Depressionen und Burnout begünstigen.

Den Abend sinnvoll gestalten

Überlegen Sie sich am Abend eine Struktur für den nächsten Tag. Wann genau werden Sie aufstehen, wann werden Sie Ihre Pflichten wie Arbeit, Aktivitäten für die Familie oder andere wichtige Aufgaben erledigen. Wann werden Sie sich Ruhe gönnen, wann werden Sie kochen, wann werden Sie sich Ihrem Hobby widmen, wann werden Sie Sport treiben?

Da Sport den Puls und den Cortisolspiegel erhöht, sollten Sie nicht zu spät am Abend körperlich aktiv sein. Der Körper braucht mindestens zwei Stunden, um nach körperlicher Anstrengung wieder in den Ruhezustand zurückzukehren. An Schlaf ist in dieser Zeit also nicht zu denken.

Trinken Sie abends keinen Alkohol und rauchen Sie nicht. Sowohl Alkohol als auch Nikotin stören einen erholsamen Schlaf.

Entspannen Sie sich etwa zehn bis dreißig Minuten vor dem Schlafengehen aktiv. Das kann eine Meditation, eine progressive Muskelentspannung oder einfach das Hören von beruhigender Musik sein.

Wenn Sie Schwierigkeiten beim Einschlafen haben, stehen Sie noch einmal auf. Trinken Sie eventuell ein Glas Wasser und setzen Sie sich noch einmal kurz hin. Nach einer Weile gehen Sie wieder zu Bett, mit der gleichen oder einer ähnlichen Routine, mit der Sie normalerweise zu Bett gehen.[36]

PRAXISTIPP

Schlafgewohnheiten und Depressions-Symptome vergleichen

Notieren Sie über mehrere Monate hinweg täglich Folgendes:

- Anzahl der im Bett verbrachten Stunden.
- Qualität des Schlafs. Bewerten Sie Ihren Schlaf auf einer Skala von 1 bis 10, wobei 10 für sehr guten und erholsamen Schlaf steht.
- Bewerten Sie täglich Ihre Depressions- bzw. Burnout-Symptome auf einer Skala von 1 bis 10. 10 bedeutet keine psychischen Probleme und gute Laune, 1 bedeutet starke Depressions- oder Burnout-Symptome.

Vergleichen Sie nach einigen Monaten Ihren Schlaf mit Ihren Symptomen. Sehen Sie einen Zusammenhang? Nehmen Ihre Symptome ab, wenn Sie acht Stunden oder weniger im Bett verbringen? Nehmen Ihre Symptome ab, wenn sich Ihre Schlafqualität verbessert?

TIPP 27

Gefahrstoff Homocystein beachten

Homocystein wird im Körper ständig gebildet. Aus Homocystein entsteht eines der wichtigsten natürlichen Antioxidantien, das Glutathion. Es wirkt Entzündungsreaktionen entgegen. Aus Homocystein entsteht in mehreren Schritten auch S-Adenosylmethionin, kurz SAM. Dies ist wiederum eine wichtige Substanz, die für die Regulierung der Genaktivität benötigt wird. Mithilfe von SAM können zum Beispiel Gene, die die Bauanleitung für die Bildung von entzündungsfördernden Botenstoffen enthalten, abgeschaltet oder zumindest in ihrer Aktivität gedrosselt werden. Das ist die positive Seite des Homocysteins. Aus ihm entstehen gesundheitsfördernde Stoffe. Es gibt aber auch eine negative Seite.

Zu viel Homocystein führt zu Entzündungen im Gehirn und zu Depressionen

Der Zusammenhang zwischen erhöhten Homocysteinwerten und Depressionen ist seit vielen Jahren bekannt. Nur der Mechanismus war lange unklar. Wissenschaftler aus den USA haben nun herausgefunden, dass ein erhöhter Homocysteinspiegel im Gehirn die Blut-Hirn-Schranke angreift. Dadurch gelangen Stoffe ins Gehirn, die dort nicht hingehören. Das hirneigene Immunsystem bekämpft sie. Es kommt zu Entzündungsreaktionen. Erhöhte Homocysteinkonzentrationen führen nicht nur aufgrund der gestörten Blut-Hirn-Schranke zu Entzündungsreaktionen im Gehirn, Homocystein löst auch direkt eine Immunreaktion aus. Eine zu hohe Homocysteinkonzentration aktiviert bestimmte Immunzellen im Gehirn, sogenannte Mikrogliazellen. Sie produzieren daraufhin vermehrt entzündungsfördernde Botenstoffe.[37] Chronische Entzündungsreaktionen im Gehirn nehmen zu.

Drei verschiedene B-Vitamine sind entscheidend

Um die Bildung von Homocystein im Körper zu verhindern, ist eine gute Versorgung mit den Vitaminen B_{12}, B_6 und Folsäure notwendig. Leider fehlt es heute ausgerechnet an diesen Vitaminen sehr vielen Menschen. Vor allem weil die so beliebte vegetarische und vegane Ernährung kaum Vitamin B_{12} enthält.

Homocystein ist einfach zu messen

Fast jedes Labor kann den Homocysteinwert bestimmen. Leider gehört Homocystein aber nicht zu den Parametern, die eine Hausarztpraxis routinemäßig messen lässt. Dabei ist die Untersuchung nicht einmal teuer. Homocysteinwerte sollten unter 10 µmol/L liegen. Optimal sind Werte zwischen 5 und 8 µmol/L. Viele Labore und Ärzte deklarieren Werte unter 15 µmol/L als normal. Diese Werte mögen normal sein, weil es so viele Menschen gibt, die mit viel zu hohen Werten von Homocystein leben. Gesund sind sie allerdings nicht. Da gelten andere Werte, nämlich die von mir genannten. Da hohe Homocysteinwerte so gefährlich sind, sollte der Homocysteinspiegel ein Leben lang im Auge behalten werden. Es empfiehlt sich auch, die Vitamine B_{12} und B_6 sowie den Folsäurespiegel bestimmen zu lassen, da Homocystein nur bei einem Mangel an diesen Nährstoffen ansteigt. Mehr dazu unter Tipp Nummer 59.

PRAXISTIPP !

Lassen Sie Ihren Homocysteinspiegel untersuchen

Bitten Sie regelmäßig in Ihrer Hausarztpraxis oder direkt in einem Labor um die Untersuchung Ihres Homocysteinspiegels.
Idealerweise liegt Ihr Wert zwischen 5 und 8 µmol/L

TIPP 28

Schilddrüsenprobleme in Betracht ziehen

Die Schilddrüse produziert verschiedene Hormone. Sie ist die größte Hormondrüse des Körpers. Die Schilddrüsenhormone Trijodthyronin (T3) und Thyroxin (T4) regen den Energiestoffwechsel in fast allen Körperzellen an. Fehlt Energie, kann die Stimmung schnell in den Keller sinken. Kein Wunder, dass eine Schilddrüsenunterfunktion häufig mit depressiven Symptomen einhergeht. Aber auch eine Schilddrüsenüberfunktion kann zu Angstzuständen, Panikattacken und ebenfalls zu Depressionen führen.

Ursachen einer Schilddrüsenunterfunktion

Eine der häufigsten Formen der Schilddrüsenunterfunktion ist die Autoimmunerkrankung Hashimoto. Dabei greift das Immunsystem körpereigene Zellen wie Bakterien oder Viren an. Warum das passiert, weiß man noch nicht, heißt es oft. Die Wissenschaft ist jedoch schon weiter und konnte einen Zusammenhang zwischen der Darmgesundheit und Hashimoto herstellen. Oft führt eine sogenannte Dysbiose zu der Autoimmunerkrankung. Bei einer Dysbiose leben im Darm zu viele gesundheitsschädliche Bakterien im Vergleich zu gesundheitsfördernden Bakterien.

Eine Dysbiose geht meist mit einem Leaky Gut, einem undichten Darm, einher. Dadurch gelangen Bakterien und andere Stoffe in den Körper, die dann vom Immunsystem bekämpft werden. Bei anderen Autoimmunerkrankungen hat man inzwischen festgestellt, dass sich im angegriffenen Gewebe bestimmte Bakterien befinden, die eigentlich nur im Darm vorkommen sollten. Das Immunsystem bekämpft sie und greift gleichzeitig das Gewebe an. Ob das auch bei Hashimoto der Fall ist, ist noch nicht geklärt. Aber es ist logisch. Bakterien, die eigentlich nur im Darm vorkommen sollten, gelangen durch die undichte Darmwand in die Blutbahn und damit auch in die Schilddrüse. Das Immunsystem erkennt sie und attackiert sie. Dabei werden auch die Zellen der Schilddrüse zerstört.

Neben Darmproblemen kann auch ein Mangel an Protein und Jod zu einer Schilddrüsenunterfunktion führen, da die Schilddrüsenhormone aus der Aminosäure Tyrosin und Jod aufgebaut sind. Tyrosin kommt in Proteinen vor. Selen ist ebenfalls wichtig, da es an der Aktivierung der Schilddrüsenhormone beteiligt ist. Leider mangelt es vielen Menschen an Jod und Selen.

Fast 25 Prozent der Erwachsenen in Deutschland leiden an kalten Knoten in der Schilddrüse. Das sind Wucherungen. In kalten Knoten werden weniger oder keine Schilddrüsenhormone gebildet. Obwohl die Produktion der Schilddrüsenhormone durch den Knoten vermindert ist, sind die Laborwerte für die Schilddrüsenfunktion bei einem kalten Knoten meist normal. Die Ursache eines kalten Knotens ist fast immer ein Jodmangel.

Ursachen einer Schilddrüsenüberfunktion

Die häufigste Form der Schilddrüsenüberfunktion ist die Autoimmunerkrankung Morbus Basedow. Ähnlich wie bei der Hashimoto-Thyreoiditis wird heute eine Dysbiose und ein Leaky Gut als Ursache angesehen.

Auch sogenannte heiße Knoten können zu einer Überfunktion führen. Diese Knoten sind hyperaktiv. Sie produzieren zu viele Schilddrüsenhormone. Ironischerweise kann ein chronischer Jodmangel zu dieser Veränderung führen. Die Schilddrüsenzellen versuchen, trotz des Jodmangels mehr Schilddrüsenhormone zu produzieren. Sie schalten die Mechanismen aus, die normalerweise die Hormonproduktion steuern. Es wird produziert, was produziert werden kann.

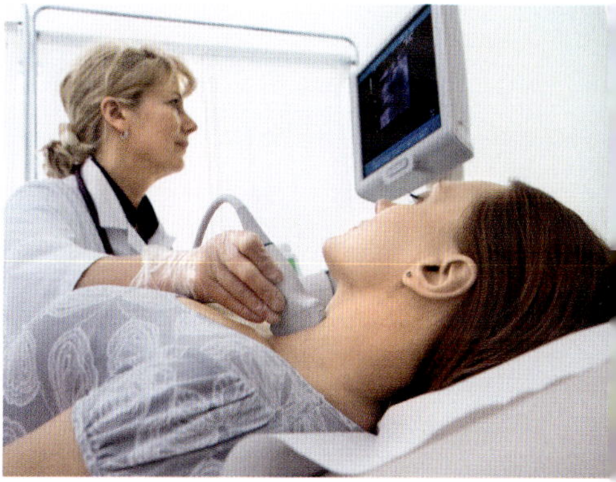

Obwohl ein heißer Knoten durch Jodmangel entstehen kann, hilft Jod bei der Behandlung nicht. Im

Gegenteil: Eine hohe Jodzufuhr kann die Produktion der Schilddrüsenhormone sogar noch steigern. Ein heißer Knoten sollte daher entfernt werden. Danach ist eine gute Jodversorgung jedoch wichtig für die Gesundheit der Schilddrüse.

SELBST-CHECK

Leide ich an einer Schilddrüsenüberfunktion?

Meine Schilddrüse ist vergrößert.	j	n
Ich vertrage keine Hitze.	j	n
Meine Regelblutung ist unregelmäßig und schwach.	j	n
Ich bin häufig gereizt und/oder nervös.	j	n
Ich leide an Herzrasen.	j	n
Meine Muskulatur ist schwach.	j	n
Meine Muskeln zittern häufig.	j	n
Ich habe Schlafstörungen.	j	n
Ich verliere leicht an Gewicht.	j	n
Ich habe sehr häufig Stuhlgang.	j	n

Je häufiger Sie mit Ja geantwortet haben, desto wahrscheinlicher leiden Sie an einer Schilddrüsenüberfunktion.

SELBST-CHECK

Leide ich an einer Schilddrüsenunterfunktion?

Meine Haut und meine Haare sind trocken bzw. rau.	j	n
Ich leide an Müdigkeit bzw. Fatigue.	j	n
Ich bin vergesslich.	j	n
Meine Regelblutungen sind unregelmäßig.	j	n
Meine Stimme klingt heiser.	j	n
Ich vertrage keine Kälte.	j	n
Ich nehme schnell an Körpergewicht zu.	j	n
Meine Schilddrüse ist vergrößert.	j	n

Je häufiger Sie mit Ja geantwortet haben, desto wahrscheinlicher leiden Sie an einer Schilddrüsenunterfunktion.

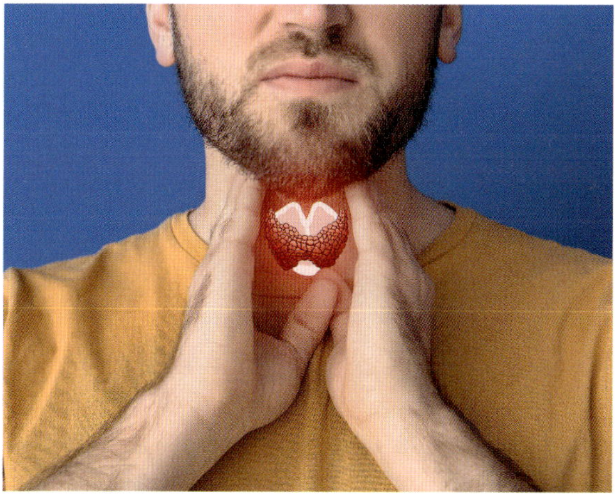

TIPP 29

Was die Serotoninherstellung stört

Im Gehirn ist ein Enzym aktiv, welches die Botenstoffe Serotonin, Dopamin und Noradrenalin abbaut. Das ist ein ganz normaler Vorgang. Ständig werden Stoffe neu gebildet und wieder zersetzt. Neubildung und Abbau müssen aber in einem gesunden Gleichgewicht stehen. Bei Patienten mit Depressionen oder Burnout ist das oft nicht der Fall. Bei ihnen ist das Enzym MAO-A oft zu aktiv. Das Glückshormon Serotonin wird viel zu schnell abgebaut. Die gute Stimmung ist dahin. Auch Dopamin und Noradrenalin verschwinden zu schnell, dann fällt es schwer, morgens aufzustehen. Kein Wunder, dass es Medikamente gibt, die die Aktivität dieses Enzyms herabsetzen oder es ganz zerstören. Dadurch steigt die Konzentration von Serotonin, Dopamin und Noradrenalin im Gehirn. Allerdings haben diese Medikamente starke Nebenwirkungen. Gut, dass man die Aktivität des Enzyms auch auf natürliche Weise herabsetzen kann. Wie das geht, lesen Sie in den nächsten Abschnitten.

Insulinempfindlichkeit macht den Unterschied

Insulin, das vor allem nach dem Verzehr kohlenhydratreicher Nahrung ausgeschüttet wird, wirkt auf vielfältige Weise auf die Zellen. Werden viele Kohlenhydrate verzehrt und immer wieder viel Insulin ausgeschüttet, reagieren die Zellen irgendwann nicht mehr so gut auf das Hormon. Man spricht dann von Insulinresistenz. Einige Wissenschaftler gehen davon aus, dass in den westlichen Industrienationen fast 30 Prozent der Bevölkerung von einer Insulinresistenz betroffen sind. Vor allem Übergewichtige, aber auch viele Normalgewichtige leiden unter dieser Vorstufe des Diabetes Typ 2. Oft ahnen die Betroffenen nichts von ihrem Problem. Dabei lässt sich leicht feststellen, ob man an einer Insulinresistenz leidet. Mehr dazu in Tipp Nummer 33.

Bei einer Insulinresistenz steigt die Aktivität des Enzyms MAO-A.

Je weniger die Zellen auf das wichtige Hormon Insulin reagieren, desto aktiver wird das Enzym, das wichtige Botenstoffe abbaut. Eine kohlenhydratarme Ernährung wirkt dem entgegen. Die Aktivität des Enzyms MAO-A nimmt wieder ab, die Konzentration von Serotonin, Dopamin und Noradrenalin steigt. Low Carb kann als natürlicher MAO-A-Hemmer betrachtet werden.[38]

Gemüse und Obst reduzieren die Aktivität des gefährlichen Enzyms

Viele Obst- und Gemüsesorten enthalten sowohl Chinasäure als auch Kaffeesäure. Beide hemmen die Aktivität des Enzyms MAO-A. Chinasäure findet sich in besonders hoher Konzentration in Kiwis, Heidelbeeren, schwarzen Johannisbeeren, Pflaumen, Fenchel, Zwiebeln und Sellerie, aber auch in vielen anderen Obst- und Gemüsesorten. Kaffeesäure kommt bei Weitem nicht nur in Kaffee vor, sondern ist einer der häufigsten sekundären Pflanzenstoffe. Sie ist in Äpfeln, Birnen, Kirschen, Weintrauben und vielen anderen Obstsorten enthalten. Auch in vielen Gemüsesorten wie Karotten, Gurken, verschiedenen Salaten, Tomaten, Auberginen kommt sie vor. Außerdem ist sie in schwarzem und grünem Tee sowie in Kakao enthalten.

Kaffee enthält von allen Lebensmitteln die höchste Konzentration an Kaffeesäure. Diese reduziert die Aktivität des Enzyms MAO-A und erhöht dadurch die Konzentration von Serotonin, Noradrenalin und Dopamin im Gehirn. Somit überrascht es nicht, dass die Wirkung von Kaffee gegen Depressionen in vielen Studien nachgewiesen wurde.[39] Aber nicht nur die Kaffeesäure wirkt antidepressiv, Koffein stimuliert zudem das zentrale Nervensystem. Außerdem wirkt Kaffee chronischen Entzündungsreaktionen entgegen. Allerdings kann Kaffee keine Wunder bewirken, wenn die chronischen Entzündungsreaktionen zu stark sind.

»Viel hilft viel«, gilt allerdings nicht für Kaffee. Der optimale Kaffeekonsum liegt zwischen zwei und vier Tassen pro Tag, wobei jeder Mensch etwas anders auf das Getränk reagiert. Er sollte ohne Zucker und ohne Süßstoffe getrunken werden. Kaffee in großen Mengen kann bei manchen Menschen hingegen Panikattacken auslösen.

TIPP 30

Wissen, wie Medikamente Depressionen auslösen können

Alle Medikamente verändern bestimmte Stoffwechselprozesse. Diese Stoffwechselvorgänge finden aber oft nicht nur dort statt, wo sie zu Erkrankungen führen, sondern im ganzen Körper, also auch im Gehirn. Dadurch steigt das Risiko, an einer Depression zu erkranken. So ist es nicht verwunderlich, dass viele Medikamente als Nebenwirkung Depressionen auslösen können. Selbst Antidepressiva gehören dazu.

Hormone gelangen ins Gehirn

Obwohl das Gehirn durch die Blut-Hirn-Schranke besonders geschützt ist, dringen viele Wirkstoffe in das Gehirn ein. Dazu gehören auch die Hormone der Antibabypille. Ältere Präparate enthielten oft eine hohe Konzentration des Hormons Progesteron. Es wird von der Blut-Hirn-Schranke nicht aufgehalten. Steigt der Progesteronspiegel im Gehirn, sinkt die Serotoninkonzentration. Damit sinkt auch die Stimmung. Viele neuere Präparate enthalten mehr Östrogen. Dieses Hormon verändert ebenfalls einige Gehirnfunktionen. Es löst aber weniger Depressionen aus als Progesteron.

Medikamente entfalten verschiedene Wirkungen in unterschiedlichen Organen

Antiallergika wirken häufig nicht nur in der Nase, den Augen oder der Lunge, sondern auch im Gehirn. Sogenannte Antihistaminika blockieren Histaminrezeptoren in allen Zellen, die direkt mit den allergieauslösenden Stoffen in Kontakt kommen. Dadurch wird die allergische Reaktion abgeschwächt. Histamin übernimmt im Gehirn aber eine ganz andere Aufgabe. Es beeinflusst, wie Gehirnzellen auf Botenstoffe wie Serotonin, Dopamin, Glutamin und Noradrenalin reagieren. Werden die Histaminrezeptoren durch Medikamente blockiert, ist auch das Zusammenspiel der wichtigen Botenstoffe gestört. Dies kann zu Depressionen führen.

Protonenpumpenhemmer stören die Nährstoffaufnahme

Menschen, die unter Reflux oder Sodbrennen leiden, bekommen häufig Protonenpumpenhemmer verschrieben. Es gibt auch rezeptfreie Medikamente. Der Wirkstoff senkt die Konzentration der Magensäure. Das hat einen erheblichen Einfluss auf die weiteren Verdauungsprozesse im Darm. Wissenschaftler aus Taiwan vermuten, dass Protonenpumpenhemmer die Nährstoffaufnahme verringern. Nährstoffmangel wiederum kann zu Depressionen führen. Außerdem verändern die Medikamente die Zusammensetzung der Darmbakterien. Der Darm ist jedoch über einen dicken Nervenstrang direkt mit dem Gehirn verbunden. Durch ihn wandern auch Bakterien. Verändert sich die Zusammensetzung der Darmbakterien, wirkt sich das direkt auf das Gehirn aus. Wissenschaftler sprechen von einer Störung der Darm-Hirn-Achse, die zu Depressionen führen kann.[40]

Antidepressiva können zu Selbstmordgedanken führen

Auch Antidepressiva können Depressionen verstärken oder sogar zu Selbstmordgedanken führen. Dies betrifft vor allem die Einnahme in den ersten Wochen. Das liegt wahrscheinlich daran, dass die Medikamente sowohl auf die Serotonin- als auch auf die Glutamatkonzentration im Gehirn wirken. Das bringt das Gehirn erst einmal durcheinander. Kommt es während der Einnahme von Antidepressiva zu einer Verschlechterung des Zustandes, sollte unbedingt der verschreibende Arzt aufgesucht und darüber informiert werden. Oft wird dann die Dosis reduziert.[41]

Je mehr Medikamente mit Depression als möglicher Nebenwirkung, desto größer das Problem

Es gibt noch weitere Medikamente, die Depressionen als Nebenwirkung haben können. Dazu gehören verschiedene Wirkstoffe, die bei Herz-Kreislauf-Erkrankungen eingesetzt werden, einige Schmerzmittel oder Interferone und viele andere.

Chronisch Kranke nehmen oft nicht nur ein Medikament ein, sondern eine ganze Reihe. Haben eines oder mehrere dieser Medikamente Depressionen als mögliche Nebenwirkung, steigt das Depressionsrisiko deutlich an.

Wissenschaftler aus Chicago und New York haben herausgefunden, dass Menschen, die ein Medikament mit der möglichen Nebenwirkung Depression einnehmen, ein um 7 Prozent erhöhtes Risiko haben, tatsächlich an einer Depression zu erkranken. Nahmen sie zwei Medikamente mit dieser Nebenwirkung ein, stieg das Risiko auf 9,5 Prozent und bei drei Medikamenten auf 15 Prozent.[42]

PRAXISTIPP !

Sprechen Sie mit Ihrem Arzt

Wenn Sie an einer Depression leiden und gleichzeitig Medikamente einnehmen, die Depressionen als mögliche Nebenwirkung haben, sprechen Sie mit Ihrem Arzt oder Ihrer Ärztin. Möglicherweise können Sie die Medikamente absetzen oder auf ein anderes Medikament umgestellt werden, das Sie hoffentlich besser vertragen.

TIPP 31

Störungen im Tryptophanabbau erkennen

Tryptophan ist eine wunderbare Aminosäure. Interessanterweise kommt sie aber viel seltener vor als andere Aminosäuren. Dabei ist sie so wichtig! Im Körper wird sie in das Glückshormon Serotonin umgewandelt. Aus Serotonin entsteht in wenigen weiteren Umwandlungsschritten das Schlafhormon Melatonin. Es lässt uns gut einschlafen, tief schlafen und erholsam durchschlafen. Das alles funktioniert aber nur, wenn der sogenannte Kynurenin-Stoffwechsel richtig arbeitet. In diesem Stoffwechsel wird Tryptophan weiterverarbeitet bzw. abgebaut.

Nur etwa 5 Prozent des mit der Nahrung oder über Nahrungsergänzungsmittel aufgenommenen Tryptophans wird zu Serotonin und Melatonin verstoffwechselt. Der größte Teil gelangt in den sogenannten Kynurenin-Stoffwechsel. Läuft hier alles richtig, entsteht eine Säure, die Nervenzellen schutzt (Kynureninsäure), ein Stoff, der im Energiestoffwechsel benötigt wird (NAD^+) und ein weiterer Stoff, der zur Energiegewinnung genutzt werden kann (Acetyl-CoA). Ist der Stoffwechsel jedoch gestört, kann eine Depression die Folge sein.

Beide Stoffwechselwege reagieren sensibel auf Veränderungen

Wie viel Tryptophan in den Serotonin-Stoffwechsel und wie viel in den Kynurenin-Stoffwechsel gelangt, hängt vor allem von der Aktivität eines Enzyms ab, das mit IDO abgekürzt wird. Chronischer Stress, Darmprobleme (Leaky Gut), chronische Entzündungen, spezifische Nährstoffmängel und Bewegungsmangel verändern das Zusammenspiel der beiden Stoffwechselwege. Mehr Tryptophan gelangt in den Kynurenin-Stoffwechsel. Für den Serotonin-Stoffwechsel bleibt kaum noch etwas übrig. Es wird immer weniger Serotonin und Melatonin gebildet. Wie Sie dem entgegenwirken können, erfahren Sie in Tipp Nummer 67.

Außerdem können im Kynurenin-Stoffwechsel vermehrt Stoffwechselprodukte entstehen, die die Nervenzellen angreifen. Als besonders gefährlich gelten Chinolinsäure und 3-Hydroxykynurenin. Bei erhöhter IDO-Aktivität sollte daher kein Tryptophan zur Linderung von psychischen Problemen oder Schlafstörungen eingenommen werden.

Nimmt die Konzentration dieser schädlichen Stoffwechselprodukte im Gehirn zu, wird auch immer weniger BDNF gebildet, der wichtige Wachstumsfaktor für neue Nervenzellen und deren neue Verknüpfungen. Depressive Symptome können sich verstärken.

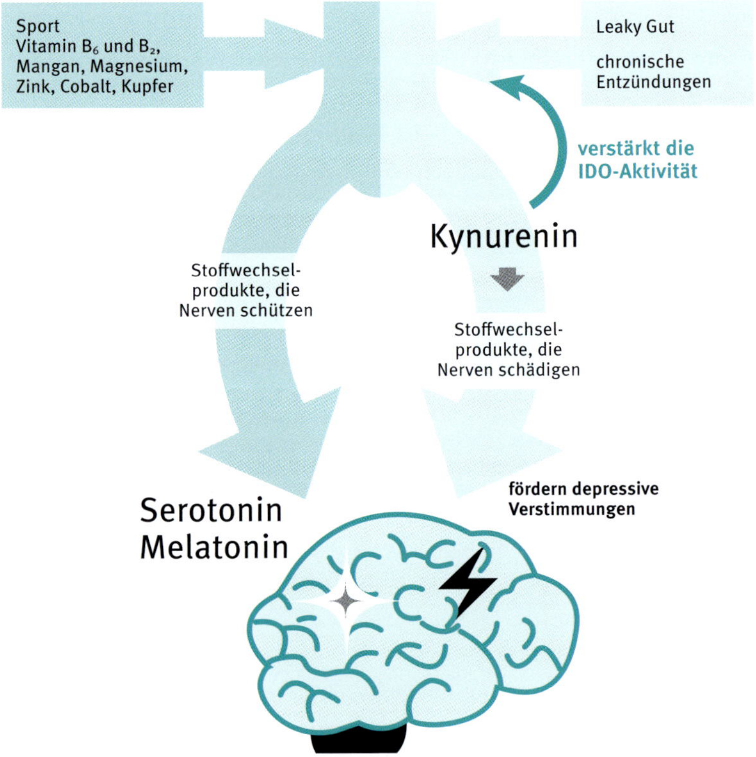

Die zwei Wege des Tryptophan-Stoffwechsels

PRAXISTIPP

IDO-Aktivität und chronische Entzündungsreaktionen messen lassen

Wenn Sie an einer Depression leiden und den Verdacht haben, dass Ihr Kynurenin-Stoffwechsel gestört sein könnte, lassen Sie die Aktivität von IDO, die Konzentration von Tryptophan im Blut sowie die Entzündungsmarker IP-10 und TNF-α bestimmen.

Ist die IDO-Aktivität normal, können Sie bedenkenlos Tryptophan zur Stimmungsaufhellung einnehmen. Allerdings nur, wenn Sie keine Antidepressiva vom SSRI-Typ einnehmen. Die gleichzeitige Einnahme dieses Medikamentes und des Tryptophans kann zu einer zu hohen Konzentration von Serotonin im Gehirn führen. Das Serotonin-Syndrom kann auftreten, eine potenziell lebensbedrohliche Situation. Das Serotonin-Syndrom tritt immer nur in Verbindung mit der Einnahme von SSRIs auf.

Bei erhöhter IDO-Aktivität und erhöhten Entzündungsmarkern sollte auf die Einnahme von Tryptophan zunächst verzichtet werden. Konzentrieren Sie sich auf Maßnahmen, die die chronische Entzündungsreaktion reduzieren.

TIPP **32**

Zucker als Gefahrenstoff bewerten

Zucker versteckt sich heutzutage in vielen Lebensmitteln, in denen man ihn gar nicht vermuten würde. Fast alle Fertigprodukte enthalten ihn, sei es die tiefgekühlte Fertiglasagne oder die Fertigsoße für die Bolognese. Zucker steckt in Süßigkeiten, Softdrinks, Eis und Kuchen. Aber auch einfach aufgebaute Kohlenhydrate, wie sie in Weißmehl vorkommen, werden im Körper sehr schnell in den Einfachzucker Glukose umgewandelt. Der Konsum von Zucker wird seit Langem mit einem erhöhten Depressionsrisiko in Verbindung gebracht.

Wer deprimiert ist, greift häufiger zu Süßigkeiten

Wahrscheinlich kennen Sie das. Sie sind gestresst oder fühlen sich niedergeschlagen und wonach steht Ihnen der Sinn? Nach Keksen, Schokolade, Eis oder einer Tüte Gummibärchen. Wenn man sich anschaut, was dabei im Gehirn passiert, ergibt das Sinn. Zucker wirkt im Belohnungszentrum. Steigt der Blutzuckerspiegel im Gehirn an, wird vermehrt Dopamin ausgeschüttet. Das fühlt sich gut an. Aber je öfter das passiert, desto schlechter funktioniert das System. Man braucht immer mehr Zucker, um das gewünschte positive Gefühl zu erleben. Irgendwann funktioniert es kaum noch. Dann bleibt nur noch das Verlangen nach Zucker, aber das gute Gefühl danach bleibt aus.

Der Zusammenhang zwischen Zucker und Depressionen ist wie ein Teufelskreis. Schlechte Laune und Stress erhöhen den Zuckerkonsum. Ein hoher Zuckerkonsum verstärkt langfristig die schlechte Stimmung. Dafür sind mehrere Mechanismen verantwortlich:

Sinkende Konzentration des Wachstumsfaktors im Gehirn

Bei hohem Zuckerkonsum wird im Gehirn immer weniger BDNF gebildet. Das ist der wichtige Wachstumsfaktor für die Neubildung und Neuverknüpfung von Nervenzellen. Bei Menschen, die an Depressionen oder Burnout leiden, ist die BDNF-Konzentration meist erniedrigt. Der Konsum von Zucker trägt zu dieser problematischen Veränderung bei.

Entzündungen nehmen zu

Bei hohem Zuckerkonsum nutzen die Zellen fast ausschließlich den Einfachzucker Glukose zur Energiegewinnung. Bei dieser Form der Energiegewinnung entstehen sehr viele freie Radikale. Diese wiederum schädigen Zellen, Enzyme und vieles mehr. Daraufhin wird das Immunsystem alarmiert, schließlich müssen die geschädigten Zellen und andere angegriffene Stoffe entsorgt und abtransportiert werden. Dies geschieht in Form von Entzündungsreaktionen. Regelmäßiger Zuckerkonsum führt also zu chronischen Entzündungen.

Hormonveränderungen im Gehirn

Insulinresistenz ist die langfristige Folge von hohem Zuckerkonsum. Mehr dazu im nächsten Tipp. Eine Insulinresistenz wirkt sich auf die Hormone im Gehirn aus. Diese Veränderung kann zu Depressionen beitragen.

Bei Übergewicht kann ein negatives Selbstbild hinzukommen

Nicht alle, die zu viel Zucker essen, sind übergewichtig. Manche schon. Übergewichtige haben ein erhöhtes Depressionsrisiko, denn Übergewicht geht oft mit einem negativen Selbstbild einher. Die Betroffenen mögen ihren Körper nicht. Sie mögen also einen Teil ihrer selbst nicht. Das ist sehr problematisch für die Psyche.[43]

TIPP **33**

Insulinresistenz: Risikofaktor für Burnout und Depressionen

Der Verzehr von einfach strukturierten Kohlenhydraten, wie sie in Weißbrot, Nudeln, Pizza, Süßigkeiten, Zucker, Keksen, Backwaren und vielen Softdrinks enthalten sind, führt zunächst zu einem raschen Anstieg des Blutzuckerspiegels. Zucker ist gefährlich, deshalb muss er aus dem Blut entfernt werden. Dafür sorgt das Hormon Insulin. Kein Wunder, dass nach dem Anstieg des Blutzuckers auch der Insulinspiegel steigt. Folgt eine kohlenhydratreiche Mahlzeit oder Zwischenmahlzeit auf die nächste, ist der Blutzuckerspiegel ständig erhöht. Die Folge ist ein ständig erhöhter Insulinspiegel. Für die Zellen ist das zu viel. Sie reagieren einfach nicht mehr richtig auf das Signal, das ihnen das Insulin gibt. Sie tun das, indem sie die Anzahl der Insulinrezeptoren auf ihrer Zelloberfläche verringern. Rezeptoren sind so etwas wie Andockpunkte. Weniger Andockpunkte, weniger Wirkung.

Insulin reguliert aber nicht nur den Blutzuckerspiegel, sondern ist auch an vielen anderen Prozessen beteiligt. Selbst im Gehirn steuert Insulin viele wichtige Prozesse, daher besitzen auch Nervenzellen Insulinrezeptoren. Nimmt die Zahl der Andockpunkte für Insulin in den Gehirnzellen ab, hat das weitreichende Folgen:

- **Nervenzellen wachsen langsamer:** Insulin steuert zusammen mit anderen Hormonen die Neubildung von Nervenzellen und deren Vernetzung untereinander. Sprechen die Zellen nicht mehr richtig auf Insulin an, sind diese Prozesse gestört. Ein vermindertes Wachstum neuer Nervenzellen ist typisch für Depressionen.
- **Gestörte Dopaminfunktion:** Dopamin ist ein wichtiger Neurotransmitter, also eine Substanz, die Signale von einer Nervenzelle zur nächsten weiterleitet. Dopamin wirkt antriebssteigernd und stim-

mungsaufhellend. Einige Studien haben gezeigt, dass das Dopaminsystem in einem insulinresistenten Gehirn gestört ist.[44]

Oxidativer Stress und mitochondriale Dysfunktion

Eine Insulinresistenz geht immer mit einem hohen Verzehr einfach aufgebauter Kohlenhydrate einher. Diese werden in kurzer Zeit zu Glukose abgebaut, die dann zur Energiegewinnung genutzt wird. In den meisten Körperzellen wird mit zunehmender Insulinresistenz weniger Glukose in die Zellen transportiert, da Insulin dafür das Signal gibt. Anders im Gehirn: Hier reguliert Insulin nicht den Glukoseeinstrom, sondern die Glukose gelangt selbstständig in die Zellen. Da der Blutzuckerspiegel bei Insulinresistenz meist sehr hoch ist, schwimmen die Gehirnzellen quasi im Zuckerwasser. In ihren Energiefabriken, den Mitochondrien, wird die Glukose pausenlos zur Energiegewinnung genutzt. Dabei entstehen sehr viele freie Radikale. Das lässt die Entzündungsreaktionen im Gehirn weiter ansteigen. Außerdem schädigen die freien Radikale die Mitochondrien. Auf Dauer werden immer mehr Mitochondrien geschädigt. Sie stellen dann nur noch vermindert Energie her. Man spricht von einer mitochondrialen Dysfunktion. Fehlt dem Gehirn Energie, funktionieren viele Prozesse nicht mehr richtig.[45]

Ähnliche Verhaltensänderungen bei Depression und Typ-2-Diabetes

Insulinresistenz ist der Vorbote von Diabetes Typ 2, aber viele Symptome zeigen sich schon, bevor der Diabetes da ist. Diabetiker leiden häufig unter Antriebslosigkeit und Desinteresse. Sie verlieren die Lust auf Sex und sind oft sehr müde. Menschen, die an Depressionen oder Burnout leiden, zeigen oft die gleichen Symptome. Einige Wissenschaftler gehen deshalb davon aus, dass die Ursache für die Symptome bei psychischen Erkrankungen durchaus körperliche Gründe hat, und zwar die gleichen wie bei Diabetes Typ 2, nämlich die mangelnde Reaktion der Zellen auf das wichtige Hormon Insulin.

Insulinresistenz ist heilbar

Die gute Nachricht: Insulinresistenz und auch Diabetes Typ 2 sind heilbar. Zwar nicht mit Diabetesmedikamenten, aber mit Ernährung und Sport.

Die Ernährung sollte möglichst wenig oder am besten gar keine einfach aufgebauten Kohlenhydrate enthalten. Man spricht auch von Low Carb. Zudem sollte nicht ständig gegessen werden. Längere Essenspausen von mehreren Stunden senken den Blutzucker- und Insulinspiegel. Die Zellen reagieren dann wieder besser auf das Hormon. Besonders gut sind tägliche Fastenzeiten von 14 bis 18 Stunden. Dabei zählt die Nacht natürlich mit.

Sport steigert die Insulinempfindlichkeit der Zellen besonders schnell. Wer jahrelang kaum Sport getrieben hat, sollte mit kurzen Sporteinheiten beginnen und sich langsam steigern.

Mit Ernährungsumstellung und Sport nimmt die Insulinresistenz schon nach wenigen Wochen ab.

PRAXISTIPP

Bestimmung der Insulinempfindlichkeit der Zellen

Es besteht ein enger Zusammenhang zwischen der Insulinempfindlichkeit der Zellen und dem Quotienten aus Triglyceriden und HDL-Cholesterin. Diese beiden Werte werden bei fast jeder Routine-Blutuntersuchung bestimmt. Nehmen Sie sie zur Hand und berechnen Sie Ihren persönlichen Quotienten. Er sollte unter 1,5 liegen. Liegt er darüber, ist von einer beginnenden Insulinresistenz auszugehen. Optimale Werte liegen bei 0,5.

$$\frac{\text{Triglyceride (mg/dl)}}{\text{HDL-Cholesterin (mg/dl)}} = ?$$

TIPP **34**

Wissen, wie Energiekrisen auf Zellebene zu Depression und Burnout führen

Jeder Vorgang im menschlichen Körper benötigt Energie. Besonders viel Energie braucht das Gehirn. Es verbraucht sogar mehr Energie als das Herz, nämlich etwa eineinhalbmal so viel. Ungefähr die Hälfte der Energie benötigen die Nervenzellen für ihren normalen Stoffwechsel. Die andere Hälfte verwenden sie, um Nervenimpulse auszulösen, Botenstoffe zu produzieren, neue Nervenzellen oder neue Verbindungen zu bilden und vieles mehr.

Das Gehirn kann kaum Energie speichern

Die Zellen des Gehirns müssen ständig mit Stoffen versorgt werden, aus denen sie Energie gewinnen können. In der Muskulatur ist das anders. Muskelzellen speichern Glykogen. Das ist eine Speicherform von Kohlenhydraten und kann mit der Stärke verglichen werden, die im Pflanzenreich eine ähnliche Funktion erfüllt. Solche Energiereserven gibt es im Gehirn nicht. Die Gehirnzellen sind auf Nachschub in Form von Ketonen, Fettsäuren oder Glukose angewiesen.

Energiekraftwerke im Gehirn

Energie wird in sogenannten Mitochondrien produziert. Das sind winzige Untereinheiten, die sich in jeder Zelle des Gehirns befinden. Die Energie, die das Gehirn braucht, wird direkt vor Ort produziert. Die Ernährungsform, die heute als normal gilt, stellt jedoch ein großes Problem dar. Sie enthält sehr viele Kohlenhydrate. Besonders reich an einfach aufgebauten Kohlenhydraten sind Zucker, Nudeln, Brot, Brötchen, Gebäck, Süßigkeiten, Pizza und weißer Reis. Sie werden im Darm schnell in Glukose umgewandelt und über den Blutkreislauf ins Gehirn geschwemmt. Bei der Energiegewinnung aus Glukose entstehen natürlicherweise sehr viele freie Radikale. Mit bitteren Folgen, denn auf Dauer gehen die Mitochondrien zugrunde. Aber nicht nur freie Radikale schädigen die Mitochondrien, sondern auch chronische Entzündungsreaktionen im Gehirn. Sind viele Mitochondrien geschädigt, spricht man von einer mitochondrialen Dysfunktion. Beschädigte Mitochondrien führen immer zu Energiemangel. Fehlt den Zellen Energie, funktionieren sie nicht mehr richtig.

Energiemangel im Gehirn führt zu Stimmungs- und Verhaltensänderungen

Um täglich auf immer neue Situationen angemessen reagieren zu können, muss sich das Gehirn ständig verändern. Es bilden sich neue Nervenzellen und neue Verknüpfungen. Das kostet viel Energie. Bei gesunden Menschen funktioniert das reibungslos. Bei Personen, die an Burnout oder Depressionen leiden, sind jedoch genau diese Anpassungsmechanismen gestört. Ihren Zellen fehlt die Energie für die nötigen Veränderungen im Gehirn. Fast immer ist eine mitochondriale Dysfunktion der Grund dafür.

Die Fähigkeit des Gehirns, Energie zu produzieren, ist eng mit der Energieproduktion im restlichen Körper verbunden. Mehrere Studien haben inzwischen gezeigt, dass eine verbesserte gesamtkörperliche Energieproduktion das Risiko, an einer Depression oder einem Burnout zu erkranken, senkt.[46] Sport steigert die Fähigkeit des Körpers zur Energiegewinnung besonders effektiv. Daher ist es nicht verwunderlich, dass Sport gut gegen Depressionen und Burnout wirkt.

Das Gehirn braucht viel und ständig Energie

Das Gehirn braucht zwar viel Energie, aber keine Glukose zur Energieherstellung. Mitochondrien können nämlich Energie auch aus Fettsäuren oder Ketonen gewinnen. Dabei entstehen deutlich weniger freie Radikale. Die Energiekraftwerke in den Gehirnzellen bleiben gesund. Sind sie bereits geschädigt, heilen sie, wenn sie Energie nicht mehr aus Glukose, sondern aus Fettsäuren und Ketonen gewinnen.

TIPP **35**

Warum eine Fettleber Energie und gute Laune raubt

Eine gesunde Leber ist wichtig für den Energiestoffwechsel. Sie speichert Fette in Form von Lipoproteinen, Glukose in Form von Glykogen und Blut. Sinkt der Blutzuckerspiegel, kann die Leber Glukose ins Blut abgeben. Bei niedrigem Insulinspiegel gibt sie auch Fette ab, die dann zur Energiegewinnung genutzt werden. Außerdem werden in der Leber Ketone gebildet, die ebenfalls der Energiegewinnung dienen.

Die Leber ist auch der Ort, an dem Eisen gespeichert wird. Eisen ist wichtig für den Sauerstofftransport. Sauerstoff wird wiederum zur Energiegewinnung benötigt. Die Leber speichert aber nicht nur diesen wichtigen Mineralstoff, sondern stellt auch ein Protein für seinen Transport her: das Transferrin.

Außerdem ist die Leber eines der wichtigsten Entgiftungsorgane. Hier wird das gefährliche Ammoniak, das natürlicherweise im Körper entsteht, zu Harnstoff umgewandelt. Außerdem werden in der Leber Blutzellen, Eiweiße und Hormone abgebaut. Die Leber entsorgt zudem Giftstoffe wie Alkohol oder Pestizide.

Immer mehr Menschen leiden an einer nicht-alkoholischen Fettleber

Etwa jeder vierte Bundesbürger über 40 Jahren leidet an einer nicht-alkoholischen Fettleber, kurz NAFL. Besonders häufig betroffen sind Übergewichtige und Patienten mit Insulinresistenz oder dem metabolischen Syndrom. Aber auch viele Menschen, die nicht übergewichtig sind, haben eine Fettleber. Die meisten ahnen nichts davon, denn eine kranke Leber tut nicht weh. Leider ist sogar jedes dritte übergewichtige Kind von einer Fettleber betroffen.

Symptom ist meistens Fatigue

Das häufigste Symptom einer Fettleber ist Müdigkeit, Abgeschlagenheit oder Fatigue. Kein Wunder, denn die verfetteten Leberzellen funktionieren nicht mehr. Die Leber kann nicht mehr so gut Glukose, Fette oder Ketone zur Energiegewinnung freisetzen. Auch der Eisenspeicher leidet und die Produktion des Transporters für das wichtige Eisen. Auch das macht müde und raubt Lebensenergie. Selbst die verminderte Entgiftungsleistung der Leber kann sich in Form von Energieverlust bemerkbar machen.

Der Weg von Fatigue zu Burnout und Depression ist nicht weit

Unter Antriebslosigkeit leiden auch Patienten mit Burnout und Depressionen. Wissenschaftler aus Singapur und den USA wollten deshalb wissen, ob es einen Zusammenhang zwischen einer nicht-alkoholischen Fettleber und depressiven Erkrankungen gibt. Dazu werteten sie zehn Studien mit mehr als zwei Millionen Patienten mit nicht-alkoholischer Fettleber aus. Die Wissenschaftler stellten fest, dass 18 Prozent der Patienten mit einer nicht-alkoholischen Fettlebererkrankung auch an einer Depression litten. Bei fortgeschrittener Lebererkrankung leiden fast 41 Prozent gleichzeitig an einer Depression.[47]

PRAXISTIPP

Lassen Sie Ihre Leber untersuchen

Falls Sie an einer Depression oder einem Burnout leiden und aufgrund Ihres Lebensstils (hoher Konsum von Fruktose und anderen einfach aufgebauten Kohlenhydraten sowie Bewegungsmangel) eine nicht-alkoholische Fettleber möglich sein könnte, lassen Sie Ihre Leber untersuchen.

TIPP 36

Fette, die die Psyche belasten

Der menschliche Körper benötigt viele verschiedene Fette. Sie werden zum Beispiel für die Umhüllung von Nervenzellen, für die Produktion von Sexualhormonen oder als Botenstoffe für das Immunsystem benötigt. Allerdings müssen sie in der richtigen Konzentration vorliegen. Sind zu viele Fette bestimmter Arten im Körper vorhanden, kann das Auswirkungen auf die Psyche haben.

Zu viel Arachidonsäure erhöht das Risiko für Depressionen

Eines vorweg: Arachidonsäure ist nicht generell schlecht. Der Körper braucht diese Omega-6-Fettsäure sogar, vor allem das Gehirn. Die Membranen der Nervenzellen benötigen eine bestimmte Menge an Arachidonsäure, um richtig funktionieren zu können. Zu viel Arachidonsäure ist jedoch ein Problem für die Psyche.

Überschreitet die Arachidonsäure eine bestimmte Konzentration, dockt sie sich an die Serotonintransporter im Gehirn an. Sind die Transporter mit Arachidonsäure besetzt, kann kein Serotonin mehr aus den Zellzwischenräumen in die Nervenzellen transportiert werden. Das bringt das Serotoninsystem im Gehirn durcheinander und belastet die Psyche.[48]

Hohe Konzentrationen von Arachidonsäure führen immer zu chronischen Entzündungen. Ist im menschlichen Körper viel Arachidonsäure vorhanden, wird ein Teil davon in die Substanz PGE2 umgewandelt. Dieser Stoff wiederum sendet ein Signal an Immunzellen, die daraufhin den entzündungsfördernden Botenstoff Interleukin-6 produzieren. Depressionen und Burnout gehen sehr häufig mit chronischen Entzündungen und erhöhten Konzentrationen von Interleukin-6 im Gehirn einher.[49]

Arachidonsäure senken

Besonders effektiv lässt sich die Konzentration von Arachidonsäure mit den Omega-3-Fettsäuren DHA und EPA senken. Sie helfen, Arachidonsäure in unschädliche Fettsäuren abzubauen. DHA und EPA lassen sich am einfachsten in Kapselform einnehmen.

Dazu muss die Synthese von Arachidonsäure im Körper reduziert werden. Dies kann unter anderem durch den Verzicht auf Sonnenblumen-, Distel- und Rapsöl beim Braten oder Frittieren erreicht werden. Denn unter großer Hitze verändern sich diese Öle. Im menschlichen Körper wird dadurch ein Enzym aktiviert, das vermehrt Arachidonsäure bildet. Verwenden Sie zum Braten besser Butterschmalz oder Ghee.[50]

Auch Triglyceride drücken aufs Gemüt

Triglyceride gehören zu den Nahrungsfetten. Sie werden direkt aus der Nahrung aufgenommen oder in der Leber aus Kohlenhydraten gebildet. Sie gelangen in die Fettzellen und werden dort gespeichert, bis der Körper sie zur Energiegewinnung benötigt. Erhöhte Triglyceridwerte im Blut treten vor allem bei einer Ernährung auf, die sehr viele einfach aufgebaute Kohlenhydrate enthält, sowie bei täglichem Alkoholkonsum.

In China haben Wissenschaftler herausgefunden, dass erhöhte Triglyceridwerte mit einem erhöhten Depressionsrisiko einhergehen.[51]

PRAXISTIPP !

Arachidonsäure und Triglyceride bestimmen lassen

Die meisten Labors bieten im Rahmen der Bestimmung des Omega-3-Index die Bestimmung der Arachidonsäure an. Orientieren Sie sich bei der Auswertung an der Angabe des Labors.
Ihr Triglyceridwert sollte unter 100 mg/dl liegen.

TIPP **37**

Vegetarische und vegane Ernährung kritisch hinterfragen

Ob eine vegetarische oder vegane Ernährung das Risiko erhöht, an Burnout oder Depressionen zu erkranken, ist bislang unklar. Es gibt Studien, die einen Zusammenhang zwischen diesen Ernährungsformen und den Erkrankungen sehen und es gibt Studien, die genau das Gegenteil zeigen. Wenn Sie jedoch an Depressionen oder Burnout leiden und sich vegetarisch oder vegan ernähren, sollten Sie folgende mögliche Nährstoffmängel, die zu Erschöpfung und Stimmungsschwankungen beitragen, in Betracht ziehen:

- **Eisenmangel:** Tierische Lebensmittel enthalten sogenanntes Hämeisen. Es wird auch zweiwertiges Eisen genannt. Pflanzliche Lebensmittel enthalten ebenfalls Eisen, das sogenannte ionische Eisen. Der menschliche Organismus kann Eisen tierischer Herkunft dreimal besser aufnehmen als Eisen aus pflanzlichen Lebensmitteln. Deshalb leiden viele Vegetarier und Veganer an Eisenmangel. Eisenmangel wiederum führt zu Energiemangel, da der Mineralstoff sowohl für den Transport des Sauerstoffs zur Energiegewinnung als auch bei der Energiegewinnung selbst benötigt wird. Chronischer Energiemangel kann zur Entstehung von Depressionen oder Burnout beitragen.
- **Mangel an Vitamin B_{12}:** Vitamin B_{12} kommt nur in tierischen Lebensmitteln vor. Zwar produzieren auch einige Darmbakterien das Vitamin, doch gelangt nur sehr wenig davon in den Blutkreislauf. Die Darmbakterien verbrauchen das Vitamin B_{12} aus ihrer eigenen Produktion meist selbst.

  Im Körper wird Vitamin B_{12} unter anderem für den Abbau von Homocystein benötigt. Fehlt das Vitamin, steigt der Homocysteinspiegel an. Dies wiederum führt zu einer Schädigung der Blut-

Hirn-Schranke, wodurch Stoffe ins Gehirn gelangen, die dort nicht hingehören. Das wiederum führt zu Entzündungsreaktionen, die Depressionen auslösen können.

- **Zu wenig Omega-3-Fettsäuren:** Es gibt verschiedene Arten von Omega-3-Fettsäuren. Der menschliche Körper kann sie besonders gut in Form von DHA und EPA verwerten. Von Natur aus kommen sie vor allem in fettem Fisch und in natürlich lebenden Säugetieren wie Wild vor. Auch Rindfleisch aus biologischer Landwirtschaft und Bio-Butter haben einen hohen Gehalt an Omega-3-Fettsäuren. Algen enthalten ebenfalls Omega-3-Fettsäuren in Form von DHA und EPA, aber wer isst schon große Mengen davon? Mit Omega-3-Fettsäuren, wie sie in Leinsamen vorkommen, kann der menschliche Körper fast nichts anfangen, er muss sie erst in DHA und EPA umwandeln. Das ist sehr ineffizient.
  Omega-3-Fettsäuren sind wichtig für ein gesundes Gehirn. Sie beeinflussen die Größe der Nervenzellen positiv und erhöhen die Konzentration des wichtigen Wachstumsfaktors BDNF. Außerdem sind Omega-3-Fettsäuren an der Steuerung der Serotonin- und Dopamin-Signale beteiligt. Mit viel Omega 3 im Gehirn funktioniert das alles besser. Omega 3 erhöht darüber hinaus die Serotoninkonzentration zwischen zwei Nervenzellen. Das machen übrigens auch Antidepressiva in Form von SSRIs. Zudem wirkt die Fettsäure entzündungshemmend. Depressionen und Burnout gehen häufig mit chronischen Entzündungsreaktionen im Gehirn einher, die Omega 3 reduzieren kann.
- **Proteinmangel:** Muskeln bestehen zu einem großen Teil aus Proteinen. Werden tierische Produkte verzehrt, handelt es sich meist um Muskelfleisch von Huhn, Fisch, Rind oder Schwein. Muskelfleisch liefert die höchste Konzentration an Protein. Pflanzliche Lebensmittel wie Hülsenfrüchte, Nüsse und Samen enthalten zwar auch Eiweiß, gelten aber als unvollständig. Das heißt, ihnen fehlen einige Aminosäuren, die der menschliche Körper dringend benötigt. Außerdem ist der Proteingehalt von Hülsenfrüchten wesentlich geringer als der von Fleisch.

Viele Vegetarier und Veganer nehmen deutlich weniger Eiweiß zu sich als Fleischesser. Eiweiß besteht aus Aminosäuren. Aminosäuren wiederum werden zur Herstellung von Neurotransmittern, also Botenstoffen im Gehirn, benötigt. Die wichtigen Botenstoffe Glutamat, Glycin und GABA sind entweder leicht abgewandelte Aminosäuren oder im Falle von Glycin eine reine Aminosäure. Serotonin, Dopamin und andere Botenstoffe werden in einer etwas komplexeren Form aus Aminosäuren gebildet. Bei einem Eiweißmangel fehlen auch Aminosäuren. Die Synthese wichtiger Neurotransmitter kann dann vermindert sein, was wiederum zu Depressionen oder Burnout beitragen kann.

Ein Eiweißmangel führt auch zu chronischen Entzündungsreaktionen. Diese sind ebenfalls typisch für Depressionen oder Burnout. Eine gute Eiweißversorgung wirkt dagegen entzündungshemmend und kann zur Heilung des Gehirns beitragen.

Obst und Gemüse sind gut für die Psyche

Viele Vegetarier und Veganer essen mehr Obst und Gemüse als der durchschnittliche Fleischesser. Das ist gut für die Psyche. Möglicherweise ist das der Grund für die unterschiedlichen Forschungsergebnisse.

Gemüse und Obst sind gut für den Darm. Da Darm und Gehirn direkt miteinander verbunden sind, wirkt sich das positiv auf die Gehirngesundheit aus. Gemüse und Obst enthalten außerdem viele Antioxidantien, die chronischen Entzündungsreaktionen entgegenwirken.[52]

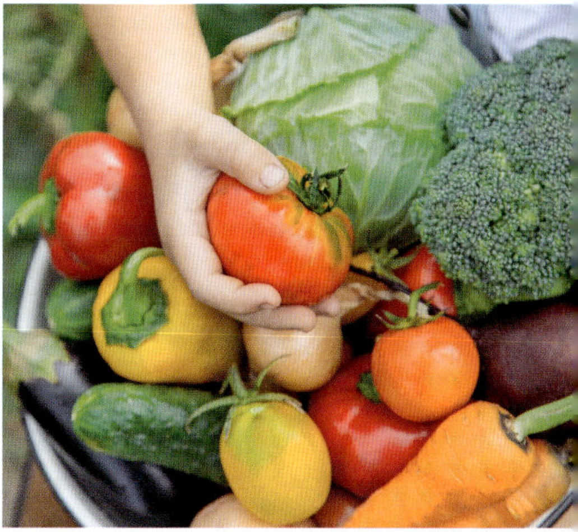

TIPP 38

Auf die Summe der Ursachen kommt es an

Psychischer Stress, veränderte Genaktivität, ein geschädigter Darm, vielleicht ist die Arachidonsäurekonzentration zu hoch, vielleicht sind Viren aktiv, vielleicht ist der Tryptophanabbau gestört oder zu viel Homocystein im Gehirn, vielleicht reagieren die Zellen nicht mehr richtig auf Insulin, die Blutfette sind zu hoch, die Leber ist geschädigt. Oder es hat sich im Laufe der Jahre ein gravierender Mangel an Eiweiß oder anderen Nährstoffen eingestellt. Bei den meisten Menschen, die an Burnout oder Depression erkranken, kommen mehrere dieser Faktoren zusammen. Jede Erkrankung hat etwas andere Auslöser, aber oft sind es mehrere.

Individuellen Auslösern auf die Spur kommen

Nutzen Sie die Tabelle im folgenden Selbst-Check, um abzuschätzen, welche Faktoren bei Ihnen eine Rolle spielen könnten. Die Tabelle beschreibt verschiedene ungesunde Lebensgewohnheiten und deren Auswirkungen auf den Körper.

Manchmal ist es gar nicht so einfach, sich eine ungesunde Lebensweise einzugestehen. Man findet schnell Entschuldigungen oder redet sich die ungesunde Lebensweise schön. Dann kann es helfen, die beschriebenen ungesunden Lebensgewohnheiten nach einiger Zeit noch einmal zu lesen und sich selbst immer wieder kritisch zu hinterfragen.

Wenn eine oder mehrere ungesunde Lebensgewohnheiten auf Sie zutreffen, können Sie die entsprechenden Tipps noch einmal zur Hand nehmen und überlegen, welche Blutuntersuchungen für Sie am sinnvollsten sind.

Welche Faktoren tragen zu meiner Depression oder meinem Burnout bei?

Achtung, dies ist nur eine sehr grobe Einschätzung. Sie soll helfen, sich auf bestimmte Aspekte zu konzentrieren. Sie ersetzt keine medizinische Untersuchung.

Lebensgewohnheit	Eventuelle Folge
Ich verzehre täglich Müsli, Brot oder Brötchen, Marmelade oder Schokoaufstriche, Nudeln, weißen Reis, Pizza, Süßigkeiten, Softdrinks und/oder ich süße meine Getränke mit Zucker.	Erhöhter oxidativer Stress, der zu chronischen Entzündungsreaktionen führt, und/oder Insulinresistenz und/oder nicht-alkoholische Fettleber
Ich ernähre mich vegetarisch oder vegan.	Hohes Homocystein, Proteinmangel, Mangel an Omega-3-Fettsäuren, Vitamin-B_{12}-Mangel, hohe Arachidonsäurekonzentration, Schilddrüsenprobleme
Gemüse, Salat und heimisches saures Obst stellen nur einen kleinen Teil meiner Ernährung dar.	Dysbiose im Darm, Leaky Gut, oxidativer Stress
Ich trinke täglich oder mehrmals wöchentlich Alkohol.	Oxidativer Stress, chronische Entzündungsreaktionen, Fettleber, Dysbiose im Darm, Leaky Gut
Ich sitze viel und komme nur selten aufgrund körperlicher Anstrengung ins Schwitzen oder außer Atem.	Chronische Entzündungen, Insulinresistenz, nicht-alkoholische Fettleber, niedriger BDNF, gestörter Tryptophanabbau
Ich leide häufig an Abgeschlagenheit, Fieber, Glieder- und Gelenkschmerzen, dem chronischen Erschöpfungssyndrom (CFS), Konzentrationsstörungen und/oder innere Unruhe.	Chronische Erkrankung mit dem Epstein-Barr-Virus, Dysbiose im Darm, Leaky Gut

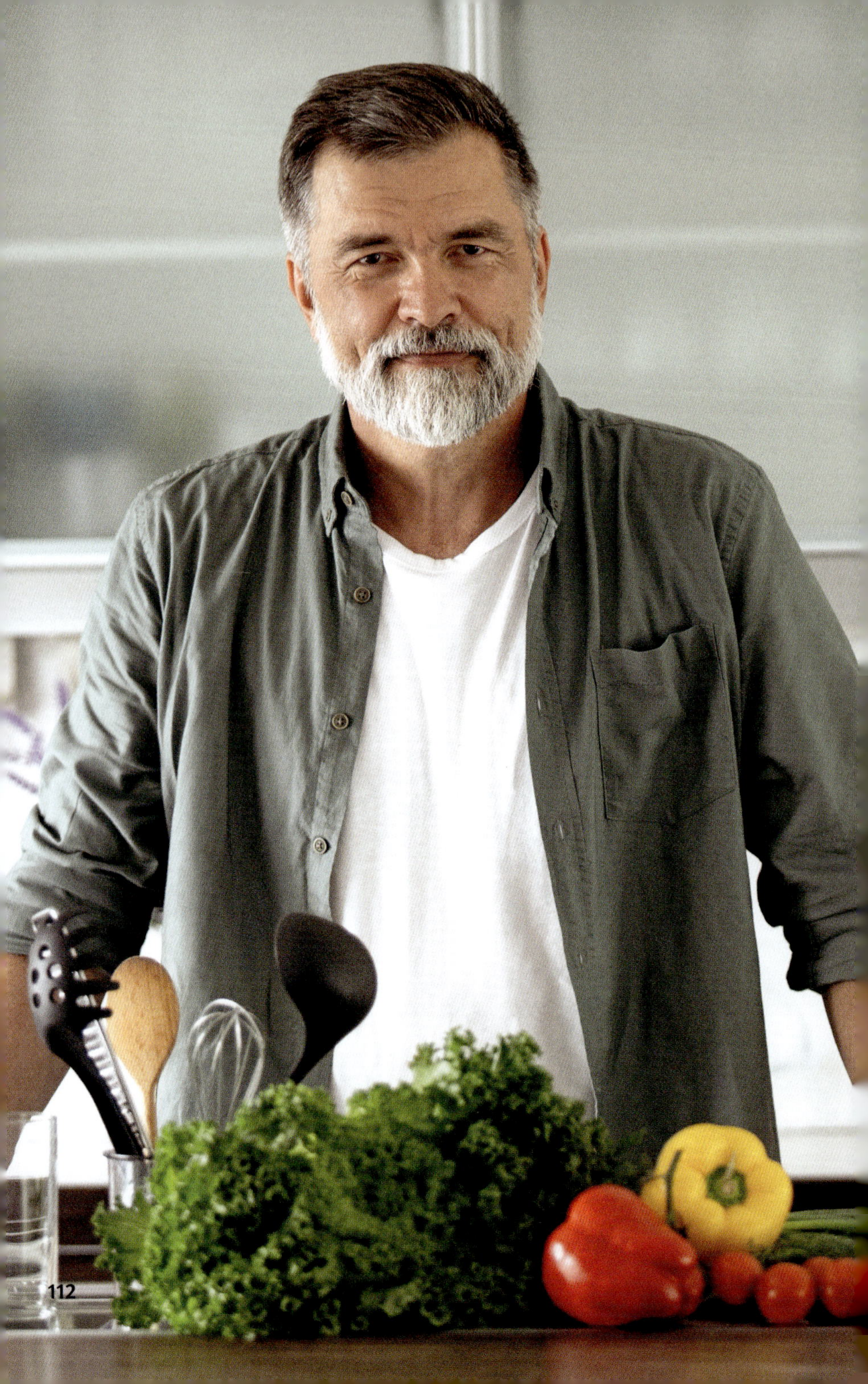

Mit Ernährung Burnout und Depressionen heilen

Ohne die richtige Ernährung ist eine Heilung von Depressionen oder Burnout kaum möglich. Die Grundsätze sind einfach: keine Kohlenhydrate, viel Gemüse, viel gesundes Protein und Fett in Kombination mit kürzeren und längeren Fastenperioden.

TIPP 39

Schritt für Schritt zur Heilung

Depression und Burnout haben viele Ursachen. Auch die Heilung hat viele Aspekte. Alle helfen. Wenn Sie sich gerade in einer schweren depressiven Phase befinden, wird es Ihnen wahrscheinlich unmöglich erscheinen, auch nur einen Aspekt umzusetzen.

Konzentrieren Sie sich auf einen kleinen Aspekt. Vielleicht schaffen Sie es, morgens aufzustehen und Ihre Zähne etwas länger zu putzen als am Tag zuvor. Schon das ist ein wichtiger Impuls. Es geht wieder aufwärts! Ein wenig Hoffnung, das Gefühl, wenigstens so viel wert zu sein, dass sich das Zähneputzen lohnt. Vielleicht schaffen Sie es, in einem solchen Moment einen Tipp zu lesen. Vielleicht gibt der Tipp Hoffnung. Und dann setzen Sie ihn um!

Die Tipps sind für Sie da!

Während einer schweren Depression haben viele Betroffene das Gefühl, alles im Leben falsch zu machen. Selbst gut gemeinte Impulse zur Veränderung werden oft negativ interpretiert. Da kann schon einmal ein Gedanke wie folgender entstehen: »Weil ich alles falsch mache, bin ich selbst schuld an der Misere.« Vielleicht tritt dieses Gefühl oder ein ähnliches Gefühl auch bei Ihnen auf, wenn Sie die vielen Tipps lesen.

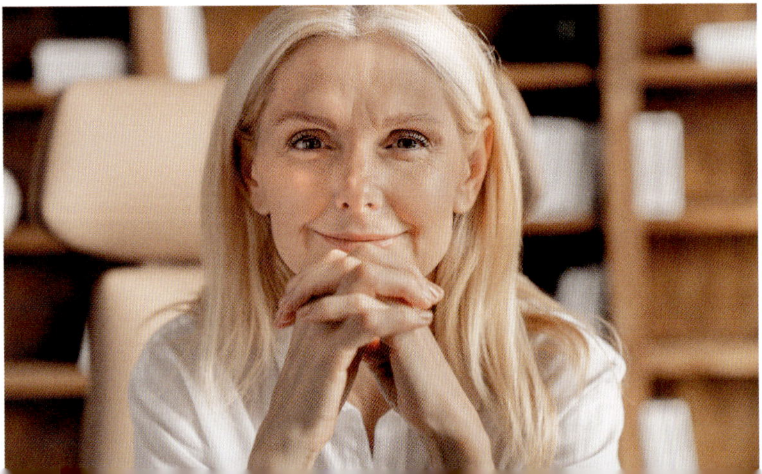

Lassen Sie solche negativen Gedanken nicht zu!

Sie helfen Ihnen nicht weiter. Versuchen Sie, positiv oder neutral zu denken. Zum Beispiel so:

»Ich habe es immer so gut gemacht, wie ich konnte.«

»Wenn ich jetzt Tipps lese, dass ich grundlegende Dinge in meinem Leben ändern soll, heißt das nicht, dass ich vorher etwas absichtlich falsch gemacht habe.«

Von vielen der hier genannten Aspekte haben Sie wahrscheinlich noch nie etwas gehört. Andere kennen Sie vielleicht, konnten sie aber noch nicht umsetzen. Das macht nichts!

Bessere Zeiten effektiv nutzen

Depressionen können in heftigen Phasen auftreten. Oder über längere Zeiträume, aber nicht so schlimm. Manche Menschen nehmen jahrelang Antidepressiva, weil sie einmal eine heftige Episode hatten. Sobald sie versuchen, die Medikamente zu reduzieren, treten die Angst- oder depressiven Symptome wieder auf. Oft handelt es sich dabei um Absetzsymptome und nicht um die eigentliche Depression. Viele Ärzte empfehlen dann trotzdem, die Medikamente weiterhin zu nehmen.

Wie auch immer es Ihnen geht, Sie können etwas für sich tun. Wenn Sie eine etwas bessere Phase haben, nutzen Sie sie! Tun Sie, was Sie können, Schritt für Schritt.

Beginnen Sie mit dem, was Ihnen am besten gefällt

Kohlenhydrate weglassen, mehr Gemüse oder Fleisch essen, Bluttests, Sport, fehlende Nährstoffe ergänzen, meditieren. Das ist viel. Für die meisten zu viel auf einmal. Beginnen Sie mit den Dingen, von denen Sie sich die schnellste Wirkung versprechen. Fangen Sie irgendwo an, aber bleiben Sie dran! Sie werden sich besser fühlen. Wenn Sie dazu in der Lage sind, können Sie einen weiteren Bereich hinzufügen. Schritt für Schritt.

TIPP 40

Polyphenole und Ballaststoffe für eine erhöhte BDNF-Bildung

Nahrungsinhaltsstoffe beeinflussen die Aktivität bestimmter Gene. Das gilt auch für zwei verschiedene Bestandteile von Obst und Gemüse. Sie erhöhen die Aktivität des Gens, das die Bauanleitung für die Produktion des wichtigen Wachstumsfaktors BDNF enthält. Es handelt sich dabei um Polyphenole und Ballaststoffe.[53]

Polyphenole sind vielfältig

Zu den Polyphenolen gehören etwa 8 000 verschiedene Pflanzenstoffe. In den Pflanzen erfüllen sie wichtige Aufgaben. Sie sind für die Farbe von Blättern und Früchten verantwortlich. Polyphenole schützen Pflanzen vor Fressfeinden wie Insekten oder Pilzen, sie filtern schädliche UV-B-Strahlen aus dem Licht und schützen so den Fotosynthese-Apparat, der zur Energiegewinnung dient. Darüber hinaus wirken Pflanzeninhaltsstoffe antioxidativ. Denn auch Pflanzen sind auf Antioxidantien angewiesen. Der Geschmack einer Gemüse- oder Obstsorte hängt zum Teil von den enthaltenen Polyphenolen ab. Die höchste Konzentration an Pflanzenstoffen findet sich in den Randschichten von Gemüse und Obst.

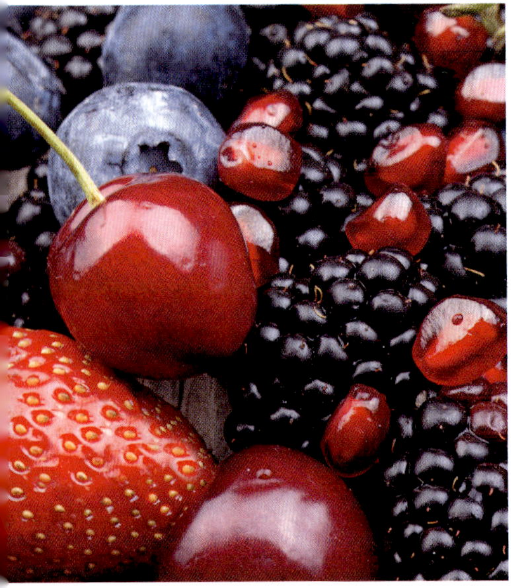

Ballaststoffe sind komplex aufgebaute Kohlenhydrate

Gemüse und Obst enthalten auch einen hohen Anteil an Ballaststoffen. Ballaststoffe sind komplex aufgebaute Kohlenhydrate. Im Gegensatz zu den einfach aufgebauten Kohlenhydraten dienen sie nicht der Energiegewinnung. Die meisten komplex aufgebauten Kohlenhydrate sind unverdaulich, das heißt, sie werden vom Körper nicht als solche aufgenommen. Dennoch sind sie so wichtig! Gesundheitsfördernde Darmbakterien ernähren sich von ihnen und produzieren daraus verschiedene wertvolle Stoffe, die dann vom Körper aufgenommen und verwertet werden.

Vom Gemüse zur DNA-Methylierung

Wie aktiv ein Gen ist, hängt unter anderem davon ab, wie stark ein bestimmter Genabschnitt mit Methylgruppen besetzt ist. Bei Patienten, die an Depressionen oder Burnout leiden, sind die Genabschnitte, die die Bauanleitung für die Produktion von BDNF enthalten, oft stark methyliert. An der DNA-Schnur hängen dann viele kleine Kügelchen, die Methylgruppen. Dadurch können die Baupläne nur schwer abgelesen werden. Es wird zu wenig BDNF gebildet.[54] Einige Gemüsebestandteile reduzieren die Methylierung des Gens für die BDNF-Produktion. Es kann besser abgelesen werden. Somit steigt die Synthese des wichtigen Wachstumsfaktors.

Ballaststoffe wirken indirekt

Darmbakterien produzieren bei der Vergärung von Ballaststoffen unter anderem kurzkettige Fettsäuren. Diese gelangen aus dem Darm in den Blutkreislauf. Mit steigender Konzentration an kurzkettigen Fettsäuren nehmen Entzündungsreaktionen ab. Dies wirkt sich wiederum positiv auf die DNA-Methylierung aus. Bei chronischen Entzündungsreaktionen ist die DNA an vielen Stellen zu stark methyliert, so auch an dem Gen, das die Bauanleitung für den Wachstumsfaktor BDNF enthält. Geht die Entzündung zurück, wird auch dieses wichtige Gen wieder abgelesen. Im Gehirn wird vermehrt BDNF produziert.

TIPP 41

Mit Obst und Gemüse Darm und Gehirn heilen

Die Gesundheit des Darms hängt eng mit der Gesundheit des Gehirns zusammen. Patienten mit einem Leaky Gut, einem undichten Darm, leiden sehr häufig auch an einem Leaky Brain. Die Blut-Hirn-Schranke ist gestört. Schädliche Stoffe dringen ins Gehirn ein. Das Immunsystem des Gehirns reagiert darauf mit Entzündungsreaktionen. Viele Patienten mit Depressionen oder Burnout haben eine leichte chronische Gehirnentzündung. Heilt der Darm, heilt automatisch auch das Gehirn. Gemüse ist einer der wichtigsten Faktoren für eine schnelle und effektive Heilung des Darms und damit auch des Gehirns.

Mit Gemüse zu mehr gesunden Darmbakterien

Im Darm leben unzählige verschiedene Arten von Darmbakterien. Einige davon sind gesundheitsschädlich. Wenn sie absterben – und das tun Bakterien schon nach kurzer Zeit –, setzen sie giftige Stoffe frei. Diese Stoffe heißen Lipopolysaccharide. Es kommt zu Entzündungen im Darm, die Darmwand wird angegriffen. Die Entzündung trägt zur Entstehung eines undichten Darms bei. Diese Darmbakterien leben vor allem von einfach aufgebauten Kohlenhydraten, wie sie in Süßigkeiten, Limonaden, Zucker oder Weißmehl vorkommen.

Bakterien, die sich hauptsächlich von komplex aufgebauten Kohlenhydraten ernähren, setzen beim Absterben keine Giftstoffe frei. Sie gelten als gesundheitsfördernd. Bei einer Ernährung mit viel Gemüse und einheimischen säurehaltigen Früchten nimmt die Zahl der gesundheitsfördernden Bakterien zu. Entzündungsreaktionen im Darm nehmen ab, was auch zur Heilung des Darms und somit auch des Gehirns beiträgt.

Gemüse wird zur Energiequelle für die Zellen der Darmwand

Die gesundheitsfördernden Darmbakterien, die sich hauptsächlich von Gemüse ernähren, können noch mehr. Sie stellen kurzkettige Fettsäuren her. Eine der wichtigsten ist Butyrat. Diesen Stoff wiederum nutzen die Zellen der Darmwand zur Energiegewinnung. Je besser die Zellen der Darmwand mit Energie versorgt sind, desto besser geht es ihnen. Die Darmwand regeneriert sich und wird dicht. Ist der Darm dicht, ist es auch die Blut-Hirn-Schranke. Schädliche Stoffe können nicht mehr ins Gehirn eindringen, chronische Entzündungen gehen zurück.

Glutenhaltiges Getreide durch Gemüse ersetzen

Jede Pflanze entwickelt im Laufe der Evolution Strategien, um sich optimal zu vermehren. Süßgräser, die zu unseren heutigen Getreidesorten gezüchtet wurden, verteidigen sich mithilfe von Gluten. Dieses Eiweiß soll potenzielle Fressfeinde schädigen. Gluten ist also ein Gift. Der menschliche Organismus weiß das und reagiert entsprechend. Nach einer glutenhaltigen Mahlzeit lösen sich die Verbindungen zwischen den Darmzellen. Für kurze Zeit entsteht ein undichter Darm. So kann Gluten direkt in die Blutbahn gelangen und dort vom Immunsystem wirksam bekämpft werden. Gleichzeitig gelangen aber auch viele andere Stoffe in den Körper, die ebenfalls Entzündungsreaktionen hervorrufen.

PRAXISTIPP !

Teller zu zwei Dritteln mit Gemüse oder Rohkost füllen

Beim Mittag- und Abendessen sollte der Teller zu zwei Dritteln mit Gemüse, Salat oder Rohkost gefüllt sein.
Heimisches saures Obst sollte nur manchmal zusätzlich verzehrt werden.

TIPP 42

Gemüse für verbesserte Signale im Gehirn

Nervenzellen übermitteln Signale mit Hilfe von Neurotransmittern. Diese werden in den Nervenzellen gebildet und an den vielen Enden der Nervenzellen ausgeschüttet. Sehr nah an einem solchen Endknöpfchen befinden sich weitere Nervenzellen. Sie empfangen das Signal. Endknöpfchen, Spalt und die Membran der signalempfangenen Zelle werden als Synapse bezeichnet. Eine Nervenzelle kann mithilfe von Synapsen entweder nur mit einer, mit mehreren oder bis zu einhunderttausend weiteren Nervenzellen kommunizieren. Die Vernetzungen der Nervenzellen sind aber nicht statisch, sie verändern sich ständig.

Bei Patienten, die an Depression oder Burnout leiden, ist die Anzahl an Synapsen oft reduziert. Auch verändern sich die Verbindungen zwischen den Nervenzellen nicht so schnell und flexibel wie bei Gesunden.

Epigenetische Schalter sind für Synapsen verantwortlich

Wie viele neue Synapsen gebildet werden oder wie häufig und wie schnell sie sich verändern, hängt von der Aktivität mehrerer Gene ab. Verschiedene Lebensstilfaktoren wie Schlaf, Sport, negative Gedankenspiralen und auch die Ernährung beeinflussen wiederum, wie aktiv diese Gene sind. Wissenschaftler haben festgestellt, dass einige spezielle Inhaltsstoffe von Pflanzen das Wachstum von Synapsen besonders positiv beeinflussen.

Curcumin ist besonders gut erforscht

Curcumin ist der Hauptbestandteil des Gewürzes Kurkuma. Zusammen mit anderen Gewürzen wird Kurkuma beispielsweise im Curry-Gewürz verwendet.

Curcumin gibt es mittlerweile als Nahrungsergänzungsmittel zu kaufen. In den letzten Jahren wurde seine antidepressive Wirkung in mehreren klinischen Studien untersucht, mit positiven Ergebnissen. Die Dosierung in den Studien lag zwischen 500 und 1 500 mg pro Tag. Oft in Dosen von 500 mg aufgeteilt, die ein-, zwei- oder dreimal täglich eingenommen werden.

Psilocybin rückt immer mehr in den Fokus

Psilocybin kommt in Pilzen vor und ist der Wirkstoff sogenannter »Magic Mushrooms«. Ihr Konsum ist in Deutschland verboten. Weltweit wird jedoch intensiv am kontrollierten Einsatz von Psilocybin zur Behandlung von Depressionen geforscht. In Tierversuchen wurde festgestellt, dass es die Vernetzung von Nervenzellen verbessert. Auch klinische Studien zeigen positive Effekte. In Australien dürfen seit dem 1. Juli 2023 speziell ausgebildete Psychiater Psilocybin bei schwer behandelbaren Depressionen verschreiben.[55]

Weitere gesundheitsfördernde Pflanzenstoffe

Viele weitere Pflanzenstoffe haben einen positiven Einfluss auf die Bildung neuer Synapsen und deren Vernetzung. Dazu gehören:

- **Sulforaphan**, ein Stoff, der in Kohlgemüse vorkommt;
- **Ginseng** ist in der Wurzel des Ginsengs enthalten
- **Resveratrol**, es kommt vor allem in der Schale und den Kernen von Weintrauben vor, in geringerer Konzentration aber auch in vielen anderen Lebensmitteln wie Erdnüssen und Brombeeren;
- **Quercetin**, ein Stoff, der in sehr vielen Kräutern und Früchten vorkommt; einige Apfelsorten enthalten besonders viel davon;
- **Oleanolsäure**, ein Bestandteil des Olivenöls;
- **Gallussäure**, die in hoher Konzentration in grünem Tee vorkommt.

Viele dieser Stoffe sind auch als Nahrungsergänzungsmittel erhältlich.[56]

TIPP 43

Proteine für Wohlbefinden und Resilienz

Gefühle wie Stress, Hoffnungslosigkeit oder auch Zufriedenheit, Motivation und Gelassenheit entstehen durch das Zusammenspiel verschiedener Neurotransmitter im Gehirn. Neurotransmitter sind Botenstoffe. Sie transportieren Informationen von einer Nervenzelle zur nächsten. In welchen Mengen welche Botenstoffe gebildet werden, hängt von vielen Faktoren ab, zum Beispiel von chronischen Entzündungsreaktionen, Denkmustern und Bewegung. Ein sehr wichtiger Faktor ist die tägliche Aufnahme von Proteinen.

Proteine sind wichtige Baustoffe des Körpers

Proteine bestehen aus langen Ketten aneinandergereihter und gefalteter Aminosäuren. Neun Aminosäuren sind essenziell, das heißt, der Körper kann sie nicht selbst herstellen. Dazu gehören Histidin, Isoleucin, Leucin, Lysin, Methionin, Phenylalanin, Threonin, Tryptophan und Valin. Die Einteilung in essenzielle und nicht-essenzielle Aminosäuren ist fließend, da einige Aminosäuren, die der Organismus unbedingt benötigt, aus anderen Aminosäuren gebildet werden können.

Der menschliche Körper benötigt Aminosäuren für viele verschiedene, sehr wichtige Prozesse. Dazu gehört auch die Bildung von Neurotransmittern.

Wie aus Proteinen Neurotransmitter werden

Proteine werden im Darm in verschiedene Aminosäuren oder in Verbindungen aus nur wenigen Aminosäuren zerlegt. Diese wandern durch die Darmwand in die Blutbahn und gelangen ins Gehirn. Dort dringen sie in die Nervenzellen ein, die daraus die verschiedenen Neurotransmitter bilden.

Eine Aminosäure wirkt direkt als Neurotransmitter. Es ist das Glycin. Es reduziert die Aktivität der Nervenzellen und wirkt somit beruhigend. Eine andere Aminosäure wird nur geringfügig verändert. Es ist die Glutaminsäure, die in Glutamat umgewandelt wird. Glutamat ist an der Verarbeitung von Sinnesreizen, an höheren Hirnfunktionen wie Lernen und Gedächtnis sowie an der Steuerung willkürlicher Bewegungen beteiligt.

Einige Neurotransmitter bestehen aus sogenannten Monoaminen. Das sind leicht umgewandelte Aminosäuren. Serotonin entsteht beispielsweise aus der essenziellen Aminosäure Tryptophan, Dopamin aus Phenylalanin. Zu den Monoaminen gehören auch Adrenalin, Melatonin, Histamin und einige weitere.

Andere Neurotransmitter bestehen aus nur zwei miteinander verknüpften Aminosäuren, wie die Endorphine und der beruhigende Neurotransmitter GABA (Gamma-Aminobuttersäure).

Fehlt es an Aminosäuren, weil zu wenig Proteine gegessen werden, produziert das Gehirn weniger Serotonin, weniger Dopamin, weniger GABA und weitere Botenstoffe. Dann ist die Stimmung im Keller, der Antrieb ist weg, man findet keine Ruhe. Typische Symptome für Depressionen und Burnout.

Proteine aus tierischen und pflanzlichen Quellen

Muskeln bestehen zu einem sehr großen Teil aus Proteinen. Nicht nur die menschlichen Muskeln bestehen aus Proteinen, sondern auch die Muskeln von Rindern, Rehen und Fischen. Genau diese essen wir als Braten oder Steak, als Filet oder Gulasch. Auch Eier und Milchprodukte enthalten viel Protein. Tierisches Protein enthält alle essenziellen Aminosäuren.

Eiweiß kommt auch in pflanzlichen Lebensmitteln vor. Besonders eiweißreich sind Hülsenfrüchte wie Bohnen, Erbsen, Soja, Linsen, Kichererbsen und Lupinen. Auch Nüsse und Kerne wie Haselnüsse, Walnüsse, Erdnüsse sowie Cashewkerne und Saaten wie Hanf enthalten viel Protein. Allerdings fehlen im pflanzlichen Eiweiß oft bestimmte Aminosäuren in ausreichender Menge. So enthalten Hülsenfrüchte nur wenig Tryptophan, Methionin und Cystin. Wer sich vegetarisch ernährt, sollte daher sehr genau auf die Konzentration der verschiedenen Aminosäuren in den proteinhaltigen Lebensmitteln achten und sie optimal kombinieren.

Wie viel Eiweiß sollte es sein?

Die Weltgesundheitsorganisation und die Deutsche Gesellschaft für Ernährung empfehlen 0,8 Gramm Eiweiß pro Kilogramm Körpergewicht und Tag. Einige Wissenschaftler halten diese Menge für viel zu niedrig. In einer Untersuchung aus den USA und Südkorea nahmen Depressionen deutlich zu, wenn Studienteilnehmer weniger als ein Gramm Protein pro Kilogramm Körpergewicht und Tag zu sich nahmen.[57]

Meiner Meinung nach sollte die tägliche Eiweißzufuhr zwischen eineinhalb und zwei Gramm pro Kilogramm Körpergewicht und Tag liegen. Sportler und Menschen, die beruflich oder familiär viel leisten, sollten sich an den höheren Mengen orientieren. Der Eiweißbedarf eines 65 Kilogramm schweren Menschen liegt demnach zwischen 98 und 130 Gramm Protein pro Tag. Zur Orientierung: Ein Hühnerei enthält etwa 8 Gramm Eiweiß. 250 Gramm Rindersteak ca. 55 Gramm, 100 Gramm Quark ca. 14 Gramm und 100 Gramm gekochte Linsen ca. elf Gramm.

PRAXISTIPP !

Proteinmengen überblicken

Im Internet oder als App für das Smartphone gibt es verschiedene Nährstoffrechner. Nutzen Sie einen solchen, um sich einen Überblick zu verschaffen, wie viel Eiweiß Sie zu sich nehmen.

TIPP 44

Entzündungen reduzieren mit gutem Fleisch, Geflügel und Fisch

Inzwischen gibt es zahlreiche Studien, die zeigen, dass der Verzehr von mehr Eiweiß Entzündungsreaktionen reduziert. Eine der größten Studien zu diesem Thema untersuchte über einen Zeitraum von sieben Jahren die Eiweißaufnahme von 2 061 Studienteilnehmern und deren Entzündungswerte im Blut. Das Ergebnis ist eindeutig. Diejenigen, die am meisten Eiweiß zu sich nahmen, hatten die niedrigsten Entzündungsmarker im Blut.[58] Depressionen gehen fast immer mit chronischen Entzündungsreaktionen einher. Deshalb ist es für Betroffene besonders wichtig, die Eiweißzufuhr im Auge zu behalten.

Mehr Protein, mehr Muskeln, weniger Entzündungen

Muskeln übernehmen weit mehr Aufgaben, als nur das Skelett zu bewegen. Unter anderem wird in der Muskulatur eine Vielzahl verschiedener entzündungshemmender Stoffe gebildet. Je besser die Muskulatur ausgebildet ist, desto mehr dieser Wunderstoffe, die auch gegen Depressionen wirken, werden produziert. Muskeln bestehen zum größten Teil aus Protein. Die Muskelmasse hängt jedoch nicht nur davon ab, wie stark sie durch Sport oder andere Bewegungen beansprucht wird, sondern vor allem auch davon, wie viel Protein mit der Nahrung aufgenommen wird. Muskelmasse kann nur aufgebaut werden, wenn dem Körper dafür ausreichend Protein zur Verfügung steht und die Muskeln durch Sport beansprucht werden.

Der schlechte Ruf von rotem Fleisch ist unberechtigt

Seit Jahrzehnten wird behauptet, rotes Fleisch sei ungesund. Verschiedene Studien werden zitiert. Fast immer handelt es sich um Korrelationsstudien. Das heißt, es wird einerseits das Ernährungsverhalten und andererseits das Auftreten von Krankheiten erforscht. Um Krankheiten festzustellen, werden die Versuchsteilnehmer regelmäßig untersucht, um das Ernährungsverhalten festzustellen, müssen sie meist Fragebögen ausfüllen. Was fehlt, sind kausale Erklärungen. Was im roten Fleisch löst die beobachteten Krankheiten aus? Studien dazu gibt es kaum. Kein Wunder, denn die meisten Inhaltsstoffe von rotem Fleisch sind sehr gesund. Allen voran der hohe Eiweißgehalt. Rotes Fleisch ist auch eine ausgezeichnete Quelle für Vitamin B_{12}. Dieses Vitamin kommt in pflanzlichen Nahrungsmitteln nicht vor und ist für den Körper essenziell. Rotes Fleisch ist auch reich an wichtigen Fetten. Lange Zeit galten die gesättigten Fettsäuren, die in rotem Fleisch in höherer Konzentration vorkommen, als problematisch. Aber auch das hat sich inzwischen als falsch erwiesen. Der Körper braucht sowohl gesättigte als auch ungesättigte Fettsäuren.

Fleischkonsum führt nicht zu Entzündungen

Übergewichtige essen oft mehr Fleisch als Normalgewichtige. Übergewichtige leiden auch häufiger an chronischen Entzündungsreaktionen als Normalgewichtige. Die Ursache für Übergewicht ist jedoch häufig nicht der Fleischkonsum, sondern der Verzehr von einfach aufgebauten Kohlenhydraten, Softdrinks und Alkohol.

Wissenschaftler aus den USA und Großbritannien haben genau dieses Problem in einer Studie genauer unter die Lupe genommen und herausgefunden, dass nicht der Fleischkonsum zu Entzündungsreaktionen führt, wie in anderen Studien oft behauptet wird, sondern ein erhöhter BMI. Das ist der Body-Mass-Index, der mit jedem Kilo Übergewicht steigt.[59]

Vor einer Fleischsorte muss jedoch gewarnt werden: Fleisch aus Massentierhaltung. Die Tiere sind gestresst und krank. Ihre Entzündungswerte sind erhöht. Genau wie bei einer menschlichen Krankheit. Wenn man solches Fleisch isst, dann führen die entzündungsfördernden Botenstoffe aus dem Fleisch zu Entzündungen im menschlichen Körper. Deshalb rate ich zu Bio-Fleisch, am besten von Bauern, die ihre Rinder stressfrei auf der Weide schlachten.

TIPP 45

Low Carb gegen Insulinresistenz

Eine Insulinresistenz führt zu problematischen Veränderungen im Gehirn. Die Nervenzellen wachsen langsamer und die Verbindungen zwischen den Gehirnzellen sind vermindert. Außerdem ist bei einer Insulinresistenz die Dopaminfunktion gestört. Der oxidative Stress im Gehirn nimmt zu, die Mitochondrien, die Untereinheiten, in denen in fast jeder Zelle Energie produziert wird, sind gestört und insgesamt fehlt dem Gehirn Energie. All diese Veränderungen sind nicht nur typisch für die Insulinresistenz, sondern auch für Depression und Burnout. Die Krankheiten haben zum Teil überlappende Ursachen. Sie treten auch sehr häufig gemeinsam auf.

Insulinresistenz und Typ-2-Diabetes nicht einfach hinnehmen

Bei einer Insulinresistenz werden manchmal Medikamente empfohlen. Sie sollen den negativen Auswirkungen der Insulinresistenz entgegenwirken. Medikamente beheben jedoch fast nie das eigentliche Problem der Erkrankung, sondern verändern nur die Symptome. Auch bei Diabetes Typ 2 gilt: Medikamente lösen das Problem nicht. Eine Änderung des Ernährungs- und Bewegungsverhaltens kann die Insulinresistenz und den Typ-2-Diabetes hingegen langfristig heilen. Das lohnt sich, um den Diabetes wieder loszuwerden. Das ist nicht nur gut für die Psyche, sondern senkt auch das Risiko für viele andere Krankheiten wie Krebs, Herz-Kreislauf-Beschwerden oder Autoimmunerkrankungen.

Was ist Low Carb?

Von einer Low-Carb-Ernährung spricht man bereits, wenn weniger als 130 Gramm einfach aufgebaute Kohlenhydrate pro Tag verzehrt werden. Ich spreche hier bewusst von Ernährung und nicht von Diät, da

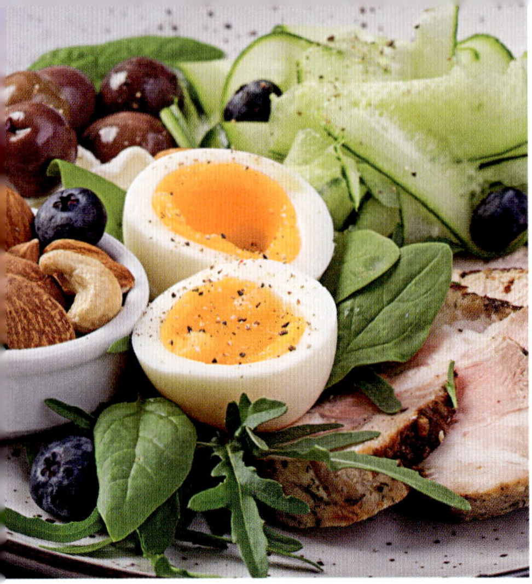

viele mit einer Diät nur eine kurzfristige Ernährungsumstellung verbinden. Low Carb sollte jedoch ein Leben lang eingehalten werden. Oft spreche ich auch von No Carb und meine damit eine Ernährungsweise, die weniger als 50 Gramm einfach aufgebaute Kohlenhydrate pro Tag enthält. Ich liebe sie, sie gibt mir Energie und hält mich jung. Aber ich sehe auch, dass der Verzehr von nur 50 Gramm täglich für den einen oder anderen ein ziemlich ehrgeiziges Ziel ist. Da sind 130, 100 oder 80 Gramm einfach aufgebaute Kohlenhydrate pro Tag immer noch besser als die als normal geltende Ernährungsweise mit viel Brot, Nudeln und Süßigkeiten, bei der man leicht auf 200 bis 300 Gramm einfach aufgebaute Kohlenhydrate pro Tag kommt.

Low Carb wirkt schnell und effektiv gegen Insulinresistenz

Eine Low-Carb-Ernährung, richtig durchgeführt, kann eine Insulinresistenz zum Verschwinden bringen und sogar einen nicht zu weit fortgeschrittenen Typ-2-Diabetes heilen. Je früher mit der kohlenhydratarmen Ernährung begonnen wird, desto besser.

In England nahmen 128 Patienten mit Typ-2-Diabetes und 71 Personen mit einer Vorstufe von Typ-2-Diabetes an einer Intervention teil. Mit ihnen wurde ausführlich über die Ursachen ihres Gesundheitsproblems gesprochen und eine Low-Carb-Ernährung vorgeschlagen. Dazu nahmen sie an mehreren Gruppensitzungen teil, in denen sie lernten, welche Lebensmittel sie essen und welche sie meiden sollten. Bereits nach einem Monat zeigten sich erste Verbesserungen. Nach 23 Monaten kohlenhydratarmer Ernährung hatten 93 Prozent der Menschen mit Prädiabetes normale HbA1c-Werte im Blut. Dies ist ein Marker, der standardmäßig zur Erkennung von Prädiabetes und Diabetes eingesetzt wird. 46 Prozent der Diabetiker waren nach den 23 Monaten ebenfalls gesund, ohne Medikamente einzunehmen.[60]

Die American Diabetes Association empfiehlt inzwischen ausdrücklich eine Low-Carb-Ernährung zur Heilung von Typ-2-Diabetes, und natürlich ist eine Low-Carb-Ernährung auch ein sehr wirksames Mittel zur Vorbeugung. Die Deutsche Gesellschaft für Ernährung hält jedoch daran fest, dass 50 Prozent der täglichen Nahrung aus Kohlenhydraten wie Brot, Nudeln oder Müsli bestehen sollten. Leider wird auch in den Medien immer wieder vor einer Low-Carb-Ernährung gewarnt.

Der Anfang ist für viele schwer

So überzeugend die Argumente für eine Low-Carb-Ernährung auch sind, die Umstellung fällt vielen nicht leicht. Aber es lohnt sich! Das Lebensgefühl, die Freude, die Energie sind es wert.

Wenn Sie von heute auf morgen alle einfach aufgebauten Kohlenhydrate wie Zucker und Weißmehl, alle zuckerhaltigen Fertiggerichte, weißen Reis und Nudeln weglassen, wird vor allem Ihr Gehirn für einige Tage nicht ausreichend mit Energie versorgt. Es wird keinen Schaden nehmen, aber Sie werden es durch Kopfschmerzen, Gereiztheit und allgemeine Abgeschlagenheit spüren. Nach einigen Tagen bedient sich das Gehirn dann an Ketonen als Energiequelle. Damit geht es ihm blendend. Glukose wird nicht mehr benötigt.

Der Darm wird sich bei einer schlagartigen Umstellung auf Low Carb ebenfalls bemerkbar machen. Das Mikrobiom braucht einige Tage bis Wochen, um sich in seiner Zusammensetzung an die neue Ernährung anzupassen. In dieser Zeit kann es zu Durchfall oder Verstopfung kommen. Auch Heißhungerattacken sind üblich. Häufig sind Nährstoffmängel die Ursache. Eine gute Proteinversorgung lässt den Hunger langfristig verschwinden.

TIPP 46

Low Carb für epigenetische Veränderungen im Gehirn

Bei einer Low-Carb-Ernährung werden einfach aufgebaute Kohlenhydrate, wie sie in Weißbrot, Süßigkeiten und Fruchtsäften enthalten sind, vermieden. Auch auf Nudeln, weißen Reis und Fertiggerichte wird verzichtet, da diese ebenfalls ungünstige Kohlenhydrate enthalten. Das hat einen enormen Effekt auf den Blutzuckerspiegel, der relativ konstant im unteren Bereich bleibt. Das ist sehr gesund! Blutzucker ist nichts anderes als der Einfachzucker Glukose, den die Zellen zur Energiegewinnung nutzen können.

Sinkt der Blutzuckerspiegel, so beginnt die Leber aus gespeichertem Fett Ketonkörper zu bilden, vor allem Butyrat, genauer gesagt β-Hydroxybutyrat. Es verbessert die Gesundheit des Gehirns auf verschiedene Weise. Aber nicht nur die Leber, sondern auch Darmbakterien können Butyrat produzieren. Allerdings nur, wenn die Ernährung einen hohen Anteil an Gemüse und säurehaltigen Früchten enthält.

Butyrat verändert die Aktivität von Genen im Gehirn

Bei Patienten mit Depressionen oder Burnout sind einige wichtige Gene zu stark methyliert. Das bedeutet, dass massenhaft Methylgruppen an der DNA hängen. Man kann sie sich wie winzige Kügelchen vorstellen. Diese Kügelchen erschweren das Ablesen der Gene. Das führt dazu, dass bestimmte Stoffe in zu geringer Menge produziert werden. Dazu gehört der wichtige Wachstumsfaktor BDNF, der für die Bildung neuer Nervenzellen und deren Verbindungen zuständig ist, ebenso wie ein Protein, das für den Serotonintransport benötigt wird. Verantwortlich für die Überladung der Gene mit den Methylgruppen-Kügelchen ist ein ganz bestimmtes Enzym. Es heißt DNA-Methyltransferase, abgekürzt DNMT.

Butyrat verringert die Aktivität dieses Enzyms. In der Folge heftet es weniger Methylgruppen-Kügelchen an die DNA. Mit der Zeit nimmt die Methylierung ab. Die Gene können wieder besser abgelesen werden. Der Wachstumsfaktor BDNF wird vermehrt gebildet, wodurch mehr neue Nervenzellen und neue Verbindungen zwischen den Nervenzellen entstehen. Auch die Produktion von Serotonintransportern nimmt zu. Das wirkt einer Depression oder einem Burnout entgegen. Man fühlt sich wieder stabiler, kann besser auf herausfordernde Situationen reagieren und ist insgesamt besser gelaunt.[61]

Ketone entstehen auch ohne strenge ketogene Diät

Butyrat gehört zu den Ketonkörpern. Ziel einer ketogenen Ernährung ist es, den Körper in einen Zustand zu versetzen, in dem er besonders viele Ketonkörper bildet. Nicht nur Butyrat, sondern auch andere. Ketonkörper entstehen aber auch bei einer kohlenhydratreduzierten Ernährung. Eine Low-Carb-Ernährung hat einige Vorteile gegenüber einer ketogenen Ernährung.

Bei einer strikten ketogenen Ernährung wird viel Fett, aber nicht so viel Eiweiß verzehrt. Auch Gemüse wird nur in geringen Mengen aufgenommen. Dadurch wird zwar die Synthese von Ketonkörpern in der Leber stark erhöht, aber der Darm leidet unter dem Mangel an Gemüse. Ein gesunder Darm ist aber für die Gehirngesundheit genauso wichtig wie Ketone.

Eine Low-Carb-Ernährung ist leichter einzuhalten. Typischerweise werden Brot, Nudeln, weißer Reis, Kuchen und Süßigkeiten durch Gemüse, Proteine und Fette ersetzt. Die gesundheitlichen Vorteile ergeben sich unter anderem durch den Verzicht auf einfach aufgebaute Kohlenhydrate und die positive Wirkung der Proteine. Gemüse wirkt sich zudem positiv auf die Darmgesundheit aus. Werden bei einer Low-Carb-Ernährung weniger als 50 Gramm einfach aufgebaute Kohlenhydrate pro Tag aufgenommen, entstehen auch bei dieser Ernährungsweise viele Ketone.

TIPP 47

Ketonkörper für mehr Energie und Leichtigkeit

Energie kann im Körper aus vielen verschiedenen Makronährstoffen gewonnen werden, aus Kohlenhydraten, Fettsäuren sowie Proteinen. Energie kann aber auch aus Stoffwechselprodukten wie Laktat oder Ketonkörpern entstehen. Nur so konnten Säugetiere wie wir Menschen über Jahrtausende überleben. Denn anders als heute, wo es von Supermärkten und Bäckereien nur so wimmelt, war es für den Menschen früher ganz normal, längere Zeit nichts zu essen zu haben.

Ständiger Nachschub an Kohlenhydraten ist unnormal

Heute gilt es als normal, mehrmals täglich Getreide in Form von Brot oder Brötchen, Nudeln, Pizza, aber auch Reis, Kartoffeln, Keksen, gesüßtem Joghurt, Softdrinks oder gesüßten Tee oder Kaffee zu sich zu nehmen. Die Energie wird dann fast ausschließlich aus dem Einfachzucker Glukose gewonnen. Das gibt zwar nach jeder Mahlzeit einen Energiekick, der sich sehr gut anfühlen kann, führt aber langfristig zu chronischen Entzündungsreaktionen, da bei der Energiegewinnung aus Glukose viel mehr freie Radikale entstehen als bei der Energiegewinnung aus anderen Nährstoffen oder Stoffwechselprodukten. Immer mehr Wissenschaftler und Ärzte sehen in der hohen Aufnahme von Kohlenhydraten die Ursache für die Zunahme von Zivilisationskrankheiten.

Butyrat ist der bessere Energielieferant fürs Gehirn

Wer mehrmals täglich Kohlenhydrate zu sich nimmt, hat oft schon nach wenigen Stunden wieder Hunger. Werden dann nicht bald wieder Kohlenhydrate vertilgt, steigt die Reizbarkeit, die Stimmung sinkt und die

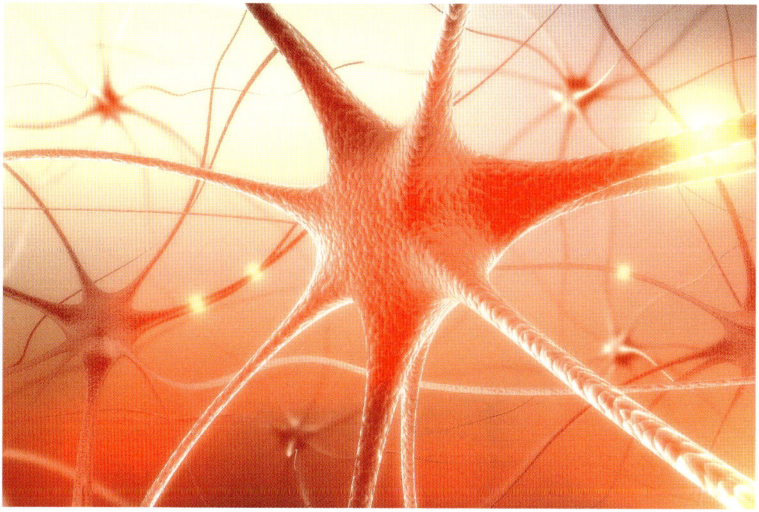

Gedanken kreisen ums Essen. Das Gehirn braucht dringend Energie, hat aber keine mehr.

Das muss nicht sein. Bei einer Low-Carb- oder No-Carb-Ernährung bleibt der Blutzuckerspiegel dauerhaft niedrig und sinkt nachts oder beim Sport noch weiter ab. Die Leber produziert dann sogenannte Ketone. Dazu gehören Acetoacetat, Aceton und β-Hydroxybutyrat. Der letztgenannte Ketonkörper spielt für das Gehirn eine besonders wichtige Rolle. β-Hydroxybutyrat ist der beste Stoff zur Energiegewinnung. Dabei entstehen viel weniger freie Radikale als bei der Energiegewinnung aus Glukose. Außerdem gerät das Gehirn nicht in eine Energiekrise. Die Leber liefert β-Hydroxybutyrat ständig nach, selbst wenn man tagelang nichts isst. Das Gehirn bleibt weiterhin mit Energie versorgt. Das fühlt sich einfach gut an.

Butyrat entsteht auch im Darm

Bakterien, die auf die Verarbeitung von Gemüse und Obst spezialisiert sind, produzieren die kurzkettige Fettsäure Butyrat. Gemüse und Obst liefern also indirekt Energie. Vom Darm gelangt Butyrat in die Blutbahn und damit auch ins Gehirn.

Umstellung braucht Zeit

Damit das Gehirn aus Ketonen Energie gewinnen kann, müssen die Nervenzellen ein bestimmtes Enzym herstellen. Dieses Enzym wandelt die Ketone in Acetyl-CoA um. Dieser Stoff kann dann zur Energiegewinnung genutzt werden. Wenn die Zellen ständig mit Glukose versorgt werden, stellen sie dieses Enzym nicht her. Kein Wunder, sie brauchen es ja auch nicht. Reduziert man die Kohlenhydratzufuhr von einem Tag auf den anderen, produziert die Leber zwar Ketone, aber die Gehirnzellen können sie nicht in Energie umwandeln, weil ihnen das Enzym fehlt. Es dauert einige Tage, bis die Synthese des Enzyms beginnt. In dieser Zeit fehlt dem Gehirn Energie. Das kann sich in Depressionen, Aggressionen oder anderen negativen Gefühlen äußern.

Energie tut gut

Wissen Sie, warum viele Kinder oft so fröhlich sind? Ihr Körper produziert ungefähr so viel Energie wie der eines Spitzensportlers. Energie macht einfach fröhlich, widerstandsfähig und optimistisch. Vielleicht erinnern Sie sich an eine Zeit in Ihrem Leben, in der Sie sich voller Energie gefühlt haben. In Ihrer Jugend oder als junger Erwachsener. Diese Energie können Sie wieder erleben, wenn Sie Ketone als Energiequelle nutzen.

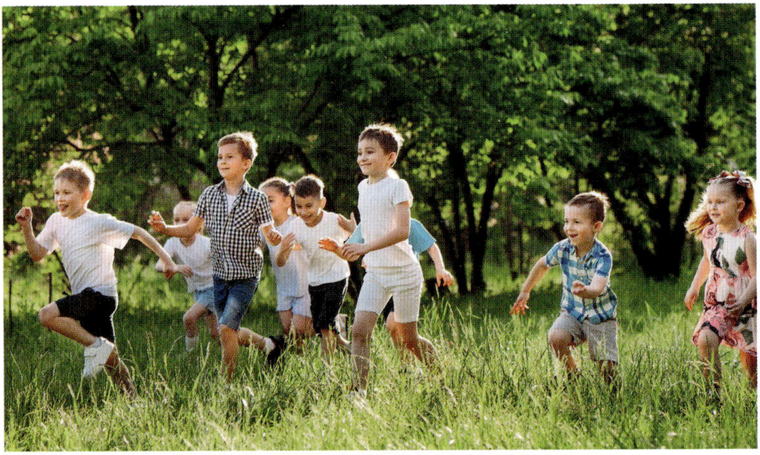

TIPP 48

Ketone gegen psychischen und oxidativen Stress

Die Energiegewinnung im Gehirn ist bei den meisten Menschen auf einen ständigen Nachschub an Kohlenhydraten angewiesen. Bei psychischem Stress steigt der Energieverbrauch im Gehirn dazu auch noch stark an. Es kommt schnell zu einer Energiekrise. Die Nervenzellen benötigen viel mehr Glukose, als ihnen über den Blutkreislauf zur Verfügung gestellt wird. Der Energiemangel im Gehirn lässt uns bestimmte Situationen überhaupt erst als psychischen Stress erleben. Unter Energiemangel nehmen Aufmerksamkeit und Konzentrationsfähigkeit deutlich ab, und es fällt schwerer, Entscheidungen zu treffen.

Wenn die Leber aufgrund eines niedrigen Blutzuckerspiegels hingegen Butyrat produziert und die Nervenzellen das Enzym bilden, das sie benötigen, um den Ketonkörper zur Energiegewinnung nutzen zu können, bleiben diese extremen Energiekrisen im Gehirn aus. Die Gehirnzellen können ständig auf Butyrat als Ersatzstoff zur Energiegewinnung zurückgreifen. In Stresssituationen steigt der Energieverbrauch im Gehirn dann zwar immer noch an, aber die Energiekrisen bleiben aus. Die Situation wird dann als weniger belastend empfunden. Die Konzentrationsfähigkeit bleibt ebenso erhalten wie die Fähigkeit, Entscheidungen zu treffen.[62]

Ketone als Radikalfänger

Unabhängig davon, ob in den Mitochondrien Energie aus Glukose oder aus Ketonen gewonnen wird, entstehen freie Radikale. Das sind Verbindungen, denen Elektronenpaare fehlen. Diese wollen die Verbindungen wieder auffüllen und reagieren dazu mit allen möglichen Stoffen, mit denen sie in Berührung kommen, mit den Membranen der Mitochondrien, mit Enzymen oder Proteinen und vielem mehr. Durch die

Reaktionen mit den freien Radikalen werden die Stoffe geschädigt. Bei der Energiegewinnung aus Glukose entstehen jedoch viel mehr freie Radikale als bei der Energiegewinnung aus Butyrat.

Die kurzkettige Fettsäure hat einen weiteren Vorteil: Sie wird nicht nur zur Energieherstellung genutzt, sondern ist gleichzeitig ein Antioxidans. Sie reagiert mit freien Radikalen und entschärft sie, ohne dabei selbst beschädigt zu werden.

Weniger freie Radikale bedeuten weniger Entzündungen. Butyrat beugt also auf zweifache Weise Entzündungsreaktionen im Gehirn vor. Zum einen entstehen weniger freie Radikale, wenn die kurzkettige Fettsäure zur Energiegewinnung genutzt wird, zum anderen werden die entstehenden freien Radikale besser entschärft.

Ketone als epigenetische Schalter

Butyrat reduziert die Aktivität von Genen im Gehirn, die für die Produktion von Inflammasomen verantwortlich sind. Inflammasomen sind Bestandteile des angeborenen Immunsystems und bestehen aus Multiproteinkomplexen. Liegen sie in hoher Konzentration vor, aktivieren sie Entzündungsreaktionen. Butyrat wirkt dem entgegen und lässt so leichte chronische Entzündungen im Gehirn abklingen.[63]

Ketone stärken das Immunsystem

Bestimmte Zellen des Immunsystems, die sogenannten T-Zellen, nutzen wie das Gehirn lieber Ketone als Glukose zur Energiegewinnung. T-Zellen sind wichtig, um Eindringlinge wie Bakterien oder Viren zu bekämpfen. Aber auch bei chronischen Entzündungsreaktionen, wie sie bei Burnout oder Depressionen auftreten, spielen sie eine zentrale Rolle. Ihre Zahl nimmt stark ab. Dadurch werden die Betroffenen anfälliger für Infektionen, aber auch die chronischen Entzündungen bleiben bestehen.

Steht den T-Zellen Butyrat zur Energiegewinnung zur Verfügung, werden sie wieder schlagkräftiger gegen Eindringlinge. Die wichtigen Immunzellen arbeiten besser und tragen zur Heilung chronischer Entzündungsreaktionen bei. Die Zahl der T-Zellen nimmt wieder zu.[64]

TIPP 49

Empfehlenswerte Lebensmittel

Kein Brot, kein Müsli, keine Nudeln, keine Kekse, keine Süßigkeiten, kein weißer Reis, keine Fruchtsäfte, nicht einmal süße Früchte! So wird eine Low-Carb-Ernährung immer wieder beschrieben. Aber was bleibt dann noch übrig? Wie sieht ein Frühstück ohne Müsli oder Brötchen aus? Eine warme Mahlzeit ohne Nudeln, Reis oder Kartoffelgerichte – fehlt da nicht etwas?

Vielen Menschen fällt es schwer, sich vorzustellen, dass der Speiseplan auch ohne Backwaren oder Müsli, ohne Süßigkeiten oder Kuchen, ohne Reis und Kartoffeln sehr abwechslungsreich sein kann, wahrscheinlich sogar vielfältiger sein wird als mit Kohlenhydraten!

Vielen fällt es auch schwer, sich von gewohnten Lebensmitteln zu trennen. Zu tief sitzt oft die Vorstellung, dass Brot und Müsli gesund sind, Nudeln ein Hauptbestandteil der Ernährung sind und süßes Obst wie Orangen, Bananen oder Mangos wertvolle Vitamine liefern. Auch dass eine warme Hauptmahlzeit problemlos nur aus Fleisch und Gemüse bestehen kann, erscheint vielen absurd. Ist es aber nicht, sondern nur ungewohnt, weil es nicht dem gängigen Bild einer vollwertigen Mahlzeit entspricht. Im Hinblick auf die enthaltenen Nährstoffe ist ein solches Gericht sogar wertvoller als eine warme Mahlzeit mit Nudeln, Kartoffeln, Reis, Schupfnudeln oder Gnocchi.

Eine riesige Auswahl an Low-Carb-Lebensmitteln

Eine Low-Carb-Ernährung sollte aus guten Protein- und Fettquellen, einer Vielzahl von Gemüsesorten, einigen Nüssen und ein paar Früchten und/oder Beeren bestehen. Bei einer Low-Carb-Ernährung sollte auch auf die Auswahl der richtigen Getränke geachtet werden. Viele Fertigsoßen gehören nicht in eine Low-Carb-Ernährung, es gibt aber auch Ausnahmen, die durchaus in der Low-Carb-Küche verwendet werden können.

Gute Low-Carb-Proteinquellen, einige sind auch gleichzeitig gute Fettquellen (Fleisch, Milchprodukte und Eier):		
Speck	Rindfleisch	Dörrfleisch vom Rind
Käse	Quark	Hüttenkäse
Huhn	Ente	Bio-Eier
Ziege	Gans	Bio-Würstchen
Lamm	Bio-Salami	Schweinefleisch
Wachtel	Kaninchen	Bio-Wurst
Pute	Kalbfleisch	Wild
Knochenmark	Herz	Leber

Gute Low-Carb-Proteinquellen, einige sind auch gleichzeitig gute Fettquellen (Fisch und Meeresfrüchte):		
Sardellen	Barsch	Kabeljau
Aal	Flunder	Schellfisch
Heilbutt	Hering	Makrele
Lachs	Sardinen	Seezunge
Seelachs	Forelle	Thunfisch
Steinbutt	Venusmuscheln	Krabben
Hummer	Miesmuscheln	Oktopus
Austern	Jakobsmuscheln	Krabben
Tintenfisch		

Gute Low-Carb-Proteinquellen (vegan):		
Hummus	Pilze	Erdnussbutter
Mandelmus	Haselnussmus	Nährhefe
Veganes Proteinpulver	Tahin	Sprossen
Bio-Tempeh		

Gute Low-Carb-Fette:		
Käse	Bio-Butter	Kakao-Butter
Kokosnussöl	Eigelb	Natives Olivenöl extra
Ghee (Butterschmalz)	Schmalz	Walnussöl
MCT-Öl	Sesamöl	Sahne (Bio)

Gute Low-Carb-Nüsse und -Saaten:		
Mandeln	Paranüsse	Chiasamen
Hanfsamen	Macadamia-Nüsse	Erdnüsse
Pistazien	Kürbiskerne	Sesamsamen
Haselnüsse	Pinienkerne	Sonnenblumenkerne

Gutes Low-Carb-Gemüse:		
Artischocke	Seetang (alle Meeresgemüse)	Zucchini
Bohnensprossen	Spargel	Pak Choi
Brokkoli	Paprika	Rosenkohl
Grünkohl	Blumenkohl	Weißkohl
Rotkohl	Kohlrabi	Mangold
Kopfsalat	Chinakohl	Endiviensalat
Rucola	Postelein	Grünes Blattgemüse
Karotten	Radicchio	Frühlingszwiebeln
Zwiebeln	Sellerie	Aubergine
Fenchel	Schalotten	Grüne Bohnen
Spinat	Knoblauch	Okra
Pilze (alle Arten)	Lauch	Kürbis
Radieschen	Olive	Sauerkraut
Gurke	Rettich	Tomaten (mäßige Menge)

Low-Carb-Obst und -Beeren (nur in geringen Mengen konsumieren):		
Brombeeren	Johannisbeeren	Blaubeeren
Aroniabeeren	Stachelbeeren	Zitrone
Limette	Himbeeren	Sanddorn
Erdbeeren	Sauerkirschen	Rhabarber

Low-Carb-Gewürze und -Kräuter:		
Piment	Basilikum	Kardamom
Cayennepfeffer	Chilipulver	Koriander
Zimt	Nelken	Kreuzkümmel
Currypulver	Dill	Ingwer
Muskatnuss	Oregano	Paprika
Petersilie	Rosmarin	Salbei
Thymian	Kurkuma	Schnittlauch

Low-Carb-Getränke (alle ungesüßt):		
Mandelmilch	Kokosnussmilch	Kaffee
Grüntee	Schwarzer Tee	Kräutertees
Kombucha	Zitronensaft	Limettensaft
Mineralwasser	Leitungswasser	Wasser mit Zitrone
Brühe (Huhn, Rind, Knochen)		

Zusätzliche Low-Carb-Lebensmittel:		
Mandelmehl	Mayonnaise (mit guten Ölen hergestellt – siehe Liste der Fette)	Essiggurken (ohne Zucker)
Fischsauce	Kokosnussmehl	Reines Kakaopulver
Senf (ohne Zucker)	Gelatine	Glutenfreie Tamari-Sauce
Essig	Kokosraspeln	Vanille-Extrakt
Fermentiertes Gemüse	Dunkle Schokolade 100 %ig	

TIPP 50

Schrittweise zur Low-Carb-Ernährung

Eine radikale Umstellung von einer kohlenhydratreichen Ernährung, wie sie bei uns als normal gilt, auf eine Low-Carb-Ernährung kostet viel Energie und führt zunächst zu negativen körperlichen und psychischen Symptomen. Das muss nicht sein, wenn man bereits an einer Depression oder einem Burnout leidet oder kurz davor steht. Für viele ist daher eine schrittweise Umstellung besser geeignet.

Süßigkeiten und zuckerhaltige Getränke reduzieren

Lieben Sie Ihr Stück Kuchen am Nachmittag? Oder essen Sie regelmäßig Süßigkeiten bei der Arbeit oder zu Hause? Trinken Sie Fruchtsäfte, Fruchtschorlen oder Limonaden? Süßen Sie Ihren Kaffee oder Tee? Überlegen Sie, welche Süßigkeiten oder Backwaren und welche zuckerhaltigen Getränke Sie täglich konsumieren. Machen Sie eine Liste. Überlegen Sie, auf welche Produkte Sie zuerst verzichten wollen. Überlegen Sie, was Sie stattdessen essen oder trinken wollen. Nüsse und Samen sind eine gute Zwischenmahlzeit. Allerdings sollten Sie nicht zu viel davon essen, denn einerseits können sie zu Verstopfung führen, andererseits können zu viele Nüsse und Samen die Energiemenge, die Sie an einem Tag aufnehmen, in die Höhe treiben. Sie könnten sich auch angewöhnen, Süßigkeiten durch einen wohlschmeckenden Tee zu ersetzen. Seien Sie kreativ! Was passt zu Ihnen?

Wenn Sie das eine oder zwei Wochen lang durchgehalten haben, lassen Sie weitere Süßigkeiten und zuckerhaltige Getränke weg. Wiederholen Sie dies so lange, bis Sie keine Süßigkeiten und keine zuckerhaltigen Getränke mehr zu sich nehmen.

Wenn Sie trotz aller guten Vorsätze Süßigkeiten essen, die Sie eigentlich nicht mehr essen wollten, ist noch nichts verloren. Konzentrieren

Sie sich auf die Zeit danach. Wichtig ist das langfristige Ziel. Kurze Rückfälle können immer wieder vorkommen.

Proteinreich frühstücken

Ein Frühstück mit Brötchen oder Croissants, Müsli oder Cornflakes hält nicht lange an. Schon nach wenigen Stunden hat man wieder Hunger und will mehr. Ganz anders nach einem proteinreichen Frühstück. Das macht richtig satt und gibt viel Energie. Mit so einem Frühstück braucht man stundenlang nichts anderes.

Ersetzen Sie deshalb Ihr bisheriges Frühstück durch einen morgendlichen Proteinschmaus. Quark mit Nüssen, Kernen und Samen eignet sich zum Beispiel. Sie können auch ein rohes Ei oder ein halbes rohes Ei unterrühren. Das schmeckt gut und erhöht den Proteingehalt. Wenn Sie ein herzhaftes Frühstück bevorzugen, können Sie drei bis vier Spiegel- oder Rühreier essen. Sie können auch gekochte Eier verzehren, eventuell mit Senf oder Mayonnaise. Geräucherter Lachs oder geräucherte Forelle eignen sich ebenfalls zum Frühstück. Etwas Rohkost in Form von Karotten, Paprika und Gurken passt gut dazu.

Bevor man in weiteren Mahlzeiten die Kohlenhydrate durch Eiweiß, Fett und Gemüse ersetzt, ist es sinnvoll, sich zunächst an das Proteinfrühstück zu gewöhnen. Wenn es zur Selbstverständlichkeit geworden ist, kann der nächste Schritt folgen.

Kohlenhydrate in der warmen Mahlzeit durch Proteine und Gemüse ersetzen

Es ist gesund, mindestens einmal am Tag eine warme Mahlzeit zu sich zu nehmen. Es spricht auch nichts dagegen, wenn es zwei sind, aber nicht jeder hat die Möglichkeit dazu. Um Ihre warme Mahlzeit in ein Low-Carb-Menü zu verwandeln, streichen Sie konsequent alle Nudelsorten, weißen Reis, alles Mehlige, Kartoffeln und alles Süße.

Bereiten Sie stattdessen Fleisch, hochwertige Bio-Wurst, Geflügel, Fisch, Meeresfrüchte, Eierspeisen, gegrillten Käse oder Feta zu. Im Internet oder in Low-Carb-Kochbüchern finden sich zahlreiche Rezepte. Vieles ist auch gar nicht schwer zuzubereiten. Steaks müssen nur kurz in der Pfanne angebraten werden, ein Hähnchen braucht nur in den Ofen, Rührei, Senfeier oder ein Eiersalat sind ebenfalls schnell zubereitet. Auch ein Stück Feta, das im Ofen erhitzt und gebräunt wird, ist eine gute Eiweißquelle. Pro warmer Mahlzeit und Person sollten etwa 30 Gramm Protein aufgenommen werden. Angaben zum Eiweißgehalt finden sich auf vielen Verpackungen. Außerdem gibt es im Internet Nährstoffrechner, die den Eiweißgehalt verschiedener Lebensmittel anzeigen.

Ergänzen Sie die Proteinquelle mit Gemüse und/oder Salat. Das war's schon! Mehr brauchen Sie nicht für eine nährstoffreiche warme Mahlzeit. Sie können das Gemüse einfach dünsten und mit Butter genießen. Oder Sie braten es in Ghee in der Pfanne an. Man kann es auch marinieren, zum Beispiel mit Öl, Tahin und Gewürzen, und dann im Ofen garen. Die Möglichkeiten sind endlos. Probieren Sie möglichst viele verschiedene Gemüsesorten und wagen Sie auch mal etwas Neues. In Bio-Supermärkten ist die Gemüsevielfalt meist größer als im Discounter. Bio-Gemüse ist außerdem gesünder, da es nicht mit Pestiziden behandelt wurde.

Zum Gemüse kann man einen Salat zubereiten, muss man aber nicht. Oder Sie genießen Ihr Steak oder Hähnchen einfach mit Salat ohne Gemüse, auch das ist eine nährstoffreiche Mahlzeit. Sie können Ihren Salat mit gerösteten Sonnenblumenkernen oder Walnüssen verfeinern. Die Salatsoße am besten selbst zubereiten. Die Fertigsoßen aus dem Supermarkt enthalten fast immer Zucker und/oder schädliche Konservierungsstoffe.

Sobald Sie an den meisten Tagen der Woche ganz selbstverständlich eine warme kohlenhydratfreie Mahlzeit genießen, können Sie bei einer weiteren Mahlzeit die Kohlenhydrate ersetzen.

Low-Carb-Abendbrot ohne Brot

Wenn Sie mittags eine warme Mahlzeit und abends Brot mit Wurst oder Käse essen, ersetzen Sie das Brot am Abend. Stattdessen können Sie Rohkost mit selbst zubereiteten Dips und Rührei oder Würstchen genießen. Oder Sie gewöhnen sich an, zweimal am Tag warm zu essen.

Hier bietet es sich an, mittags die doppelte Menge Gemüse vorzubereiten und abends aufzuwärmen. Ein normaler Salat mit ein paar gekochten Eiern und Käse oder Wurst kann auch als Abendessen dienen.

Vielleicht haben Sie Zweifel, ob Sie davon satt werden. Ich verspreche Ihnen: Sie werden satt! Durch den Verzicht auf Kohlenhydrate bleibt der Blutzuckerspiegel mehr oder weniger konstant niedrig. Das reduziert das Hungergefühl enorm. Reichlich Gemüse und Salat füllen den Magen zusätzlich und halten ebenfalls lange satt. Fleisch, Geflügel, Fisch oder Eier sind zudem sehr nährstoffreich. Mit dieser Ernährungsweise sind Sie viel besser mit allen Nährstoffen versorgt, die Sie brauchen. Auch das reduziert das Hungergefühl.

Low Carb to go: für die Baustelle oder das Büro

Das Low-Carb-Mittagessen im Büro, auf der Baustelle oder unterwegs braucht etwas Vorbereitung, ist aber auch kein Hexenwerk. Auch hier bieten sich Rohkost mit gekochten Eiern oder Eiersalat, Wurst oder Käse an. Man kann auch einen Salat zubereiten, sollte aber die Soße in einem separaten Gefäß mitnehmen und erst vor dem Essen mischen, sonst ist der Salat am Mittag matschig. Wenn man die Möglichkeit hat, Essen aufzuwärmen, kann man auch am Vortag etwas mehr kochen und die Reste mitnehmen. Oder man isst das Gemüse, Fleisch, Huhn oder Fisch vom Vortag einfach kalt. Es gibt viele Möglichkeiten. Etwas Planung ist aber immer nötig.

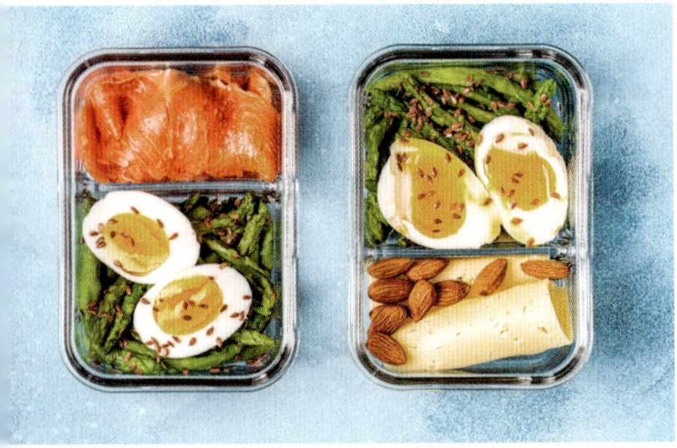

TIPP 51

Fasten heilt

Noch vor wenigen Jahrzehnten waren Zeiten ohne Nahrung normal, vor allem am Ende des Winters. Als der Mensch noch als Jäger und Sammler lebte, kam es aufgrund von Nahrungsmangel häufig zu erzwungenen Fastenzeiten. Heute weiß man, dass dies außerordentlich gesund ist, vor allem auch für die Psyche. Intermittierendes Fasten, also das Weglassen einer oder mehrerer Mahlzeiten am Tag, oder auch ganz- und mehrtägiges Fasten verbessern die Stimmung erheblich. Allerdings nur, wenn im Körper Ketone zur Energieversorgung des Gehirns genutzt werden können.

Low Carb ist die beste Vorbereitung für intermittierendes oder längeres Fasten

Das Gehirn braucht Energie. Besonders gut für das Gehirn ist Energie in Form von Ketonen. Sie entstehen, wenn man sich kohlenhydratarm ernährt. Sie entstehen auch beim Fasten. Ernährt man sich jedoch mit der als normal angesehenen Menge an Kohlenhydraten und will dann auf einen Schlag die Vorteile des Fastens für sich erfahren, können die ersten Tage enttäuschend sein. Der Körper braucht oft vier Tage oder länger, bis er in der Lage ist, die Ketone für die Energiegewinnung im Gehirn zu nutzen. Daher ist es sinnvoller, zunächst mit einer Low-Carb-Ernährung zu beginnen und erst dann zu fasten, wenn die Ketonproduktion und -verwertung bereits gut funktionieren.

Fasten gibt Energie und macht wach

Energie ist ein zentrales Problem bei Depressionen und Burnout. Niemand strotzt vor Energie und leidet gleichzeitig an Depressionen oder Burnout. Die Steigerung der Energie ist daher auch ein wichtiger Baustein bei der Heilung von Depressionen und Burnout. Fasten führt genau zu einem solchen Energieschub!

Eigentlich merkwürdig. Man isst 18, 23, 36 Stunden oder noch länger nichts und anstatt sich hungrig und niedergeschlagen zu fühlen, steigt die Energie und man fühlt sich hellwach und aufmerksam. Aber wenn man die Physiologie dahinter kennt, ist das gar nicht mehr so seltsam. Beim Fasten wird ein bestimmter Botenstoff, das Orexin, vermehrt gebildet. Orexin macht wach und hält wach! Hohe Blutzuckerwerte dagegen stoppen seine Bildung. Niedrige Orexin-Werte gehen zudem oft mit Niedergeschlagenheit einher. Orexin wird im Gehirn in den gleichen Zellen gebildet, in denen auch Dopamin produziert wird. Steigt die Bildung dieses Botenstoffs, steigt auch die Produktion von Dopamin. Das motiviert und hebt die Stimmung.

Im Hinblick auf die Evolution des Menschen ist dieser Mechanismus sinnvoll. Wenn man nichts mehr zu essen hat, nützt es nichts, lethargisch dazuliegen. Man muss in der Lage sein, auf die Jagd zu gehen oder etwas anderes Essbares zu finden. Dazu braucht man Energie. Dazu muss man auch aufmerksam und hellwach sein. Genau das macht Orexin! Nur leiden wir heute nicht mehr unter Nahrungsmangel und müssen nicht mehr jagen oder Nahrung sammeln. Aber der Mechanismus ist immer noch aktiv. Wir können ihn nutzen, indem wir absichtlich über einen längeren Zeitraum nichts essen.

Fasten verändert die Biochemie des Gehirns positiv

Beim Fasten werden auch vermehrt stimmungsaufhellende Botenstoffe gebildet. Das sind vor allem Endorphine. Sie führen zu euphorischen Gefühlen und machen glücklich. Euphorie und Depression bzw. Burnout? Das passt nicht zusammen. Das zeigt, dass die natürliche Produktion von Endorphinen Depressionen und Burnout heilen kann. Endorphine wirken auch schmerzlindernd. Chronische Schmerzen können ebenfalls Depressionen auslösen. Endorphine, die beim Fasten vermehrt gebildet werden, reduzieren diese und wirken so Depressionen und Burnout entgegen.

Der Verzicht auf Nahrung über einen längeren Zeitraum wirkt als epigenetischer Schalter. Gene für die Produktion von Serotonin werden aktiv, die Konzentration des auch als Glückshormon bezeichneten Botenstoffs steigt.

Auch andere Gene werden beim Fasten aktiviert, etwa für die Bildung des wichtigen Wachstumsfaktors BDNF. Depressionen oder Burnout lassen sich durch Blutuntersuchungen nie genau diagnostizieren. Eine verminderte BDNF-Konzentration ist hier die Ausnahme. Bei Depressionen und Burnout ist sie ausnahmslos erniedrigt. Fasten wirkt dem entgegen. In den Zeiten ohne Nahrungsaufnahme wird der Wachstumsfaktor vermehrt gebildet. Das wiederum führt zu einer Generalüberholung des Gehirns. Neue Nervenzellen bilden sich, bestehende Nervenzellen vernetzen sich neu und vor allem funktionieren die Synapsen, die Verbindungsstellen zwischen den Gehirnzellen, besser.[65]

Fasten wirkt effektiv gegen Insulinresistenz

Depressionen und Burnout gehen häufig mit einer Insulinresistenz einher. Insulin gibt das Signal, Glukose in die Zellen zu transportieren. Sind die Zellen jedoch resistent gegen Insulin, reagieren sie nicht mehr richtig auf das Signal. Es gelangt weniger Glukose in die Zellen, wodurch ihnen Energie fehlt. Auch Fett kann nicht zur Energiegewinnung genutzt werden, da Fett nur bei niedrigem Insulinspiegel zur Energiegewinnung in die Zellen transportiert wird. Bei einer Insulinresistenz ist der Insulinspiegel jedoch erhöht.

Fasten senkt den Blutzuckerspiegel, da keine Kohlenhydrate mehr über die Nahrung in den Blutkreislauf gelangen. Sinkt der Blutzuckerspiegel, sinkt nach einiger Zeit auch der Insulinspiegel. Sinkt der Insulinspiegel, reagieren die Zellen nach einiger Zeit wieder auf das wichtige Hormon.

Fasten ist sehr wirksam gegen Insulinresistenz. Allerdings ist das Fasten bei einer bestehenden Insulinresistenz schwieriger als bei einem gesunden Stoffwechsel. Der Grund ist einfach: Es dauert länger, bis Ketone, die alternativen Energieträger, gebildet werden.

Eine gute Versorgung mit allen lebenswichtigen Nährstoffen ist beim Fasten wichtig

Viele Menschen verbinden Fasten mit einem unbändigen Hungergefühl. Wer jedoch gut mit allen lebenswichtigen Nährstoffen versorgt ist und sich zudem Low Carb ernährt, verspürt keinen oder kaum Hunger. Zumindest kein unangenehmes Hungergefühl.

Nach einer Ernährungs- und Nährstoffumstellung sollte nicht sofort mit dem Fasten begonnen werden. Es braucht Zeit, bis sich der Körper auf die Low-Carb-Ernährung eingestellt hat und bestehende Nährstofflücken geschlossen sind.

Mit einer guten Versorgung mit allen wichtigen Nährstoffen wird das Fasten zur Leichtigkeit. Nicht nur das tägliche kurze Fasten, sondern auch das Fasten über einen Zeitraum von 36 oder 48 Stunden.

Tägliches intermittierendes Fasten ist mit Low Carb gar nicht schwer

14, 16 oder 18 Stunden auf Nahrung zu verzichten, nennt man intermittierendes Fasten oder auch Intervallfasten. Die meisten Menschen lassen dabei das Frühstück aus und essen erst wieder zu Mittag. Wer sich konsequent Low Carb ernährt, wird in diesen 14, 16 oder 18 Stunden ohne Nahrung nicht einmal Hunger verspüren. Für viele, die diese Erfahrung noch nicht gemacht haben, ist das unvorstellbar. Wer abends Kohlenhydrate isst, wacht am nächsten Tag meist hungrig auf. Da fällt es schwer, mit der nächsten Mahlzeit bis zum Mittag zu warten und am Vormittag konzentriert zu arbeiten oder gar Sport zu treiben. Anders bei einer Low-Carb-Ernährung. Der Körper gewinnt Energie aus Ketonkörpern und nicht aus Glukose. Man hat also genügend Energie.

Auch intermittierendes Fasten sollte man nicht mit der Brechstange einführen. Dann ist die Gefahr zu groß, dass man es nach einiger Zeit wieder aufgibt. Viel sinnvoller ist es, zunächst das kohlenhydratreiche Frühstück durch ein Low-Carb-Frühstück zu ersetzen. Wenn das zur Selbstverständlichkeit geworden ist, kann das Frühstück immer weiter nach hinten verschoben werden. Zum Beispiel von 7:00 Uhr auf

9:00 Uhr, dann auf 10:00 Uhr und so weiter. Irgendwann gehen Frühstück und Mittagessen ineinander über. Dann lässt man das Frühstück ganz weg.

Für noch längere Fastenintervalle ist es sinnvoll, als nächsten Schritt immer später zu Mittag zu essen. Nach einer gewissen Eingewöhnungszeit und konsequenter Low-Carb-Ernährung ist es problemlos möglich, gegen 19:00 Uhr zu Abend zu essen und das nächste Mal erst gegen 14:00 Uhr. Wie gesagt, ohne großen Hunger und auch ohne Energieverlust.

Probieren Sie es aus! In den nahrungsfreien Zeiten repariert sich der Körper selbst. Neue Nervenzellen entstehen, Zellschrott wird abtransportiert, auch aus dem Gehirn. Das wirkt heilend bei Depressionen und Burnout. Besonders der Darm profitiert von den Essenspausen. Und ein gesunder Darm ist entscheidend für die psychische Gesundheit.

Fasten über 36 Stunden und länger ist besonders wohltuend

Nach einiger Zeit der Low-Carb-Ernährung in Kombination mit intermittierendem Fasten kann man die Zeiten ohne Nahrungsaufnahme immer weiter verlängern. Das ist besonders gesund, weil dann ein Mechanismus in Gang kommt, der Autophagie genannt wird. Im Grunde ist die Autophagie ein ausgeklügeltes Recyclingsystem. Alle Zellen, aber auch Bakterien und Viren sowie falsch aufgebaute Proteine werden in ihre Einzelteile zerlegt. Dabei handelt es sich vor allem um Fettsäuren und Aminosäuren. Sie stehen dem Körper dann wieder als Bausteine für neue Zellen und Proteine zur Verfügung. Dieser Abbau von alten und ungesunden und der Aufbau von jungen und gesunden Strukturen ist äußerst gesund, vor allem für das Gehirn!

Wann genau die Autophagie einsetzt, ist von Mensch zu Mensch unterschiedlich. Bei manchen beginnt der Prozess nach etwa 12 Stunden Fasten, bei anderen erst nach 18 Stunden. Wenn man jedoch 24 oder sogar 36 Stunden nichts isst, ist der Prozess in vollem Gange und arbeitet stundenlang ungehindert. Die Autophagie stoppt, sobald wieder Nahrung aufgenommen wird.

TIPP 52

Individuelle Bedürfnisse beachten

Es gibt nicht die eine Low-Carb-Ernährung, die für alle passt. Fast jeder hat etwas andere Lebensumstände und Bedürfnisse. Manche Menschen können problemlos fünf Eier auf einmal genießen, andere reagieren allergisch auf Eier. Für die einen ist Rohkost wunderbar, weil es ihnen schmeckt und die Verdauung fördert, bei anderen ist der Darm so angegriffen, dass sie Rohkost nicht vertragen. Wichtig ist, dass Sie Ihre individuelle Low-Carb-Ernährung finden, die zu Ihnen und Ihren Bedürfnissen passt.

Muss in den Tagesablauf passen

Der Tagesablauf vieler Menschen ist geprägt von festen Zeiten wie Arbeitszeiten, morgendlichen Vorbereitungen für den Tag, Zeiten, zu denen die Kinder im Kindergarten oder in der Schule sein müssen, Training im Sportverein oder Fitnessstudio, Termine für ehrenamtliche Tätigkeiten. Ernährung und Fasten müssen in diese Struktur passen. Sonst ist die Gefahr groß, dass man nach einiger Zeit ganz aufhört. Eine Low-Carb-Ernährung braucht Zeit zur Vorbereitung, auch das muss bedacht werden. Überlegen Sie daher im Voraus, wann Sie Zeit haben, Low-Carb-Mahlzeiten und Low Carb zum Mitnehmen zuzubereiten. Sie können die Mahlzeiten auch am Vortag zubereiten und dann nur noch aufwärmen oder die doppelte Menge kochen, sodass es für zwei Tage reicht. Planen Sie anfangs etwa eine Stunde für die Zubereitung der warmen Mahlzeiten ein und etwa eine halbe Stunde für ein Abendessen ohne Brot oder Low Carb zum Mitnehmen. Nach einiger Zeit werden Sie genug Erfahrung gesammelt haben, um abschätzen zu können, wie lange Sie für Ihre individuellen Zubereitungen brauchen.

Wenn Sie auch intermittierend oder länger fasten wollen, überlegen Sie, zu welchen Zeiten oder an welchen Wochentagen dies möglich ist.

Wenn Sie 24 Stunden oder länger fasten, können Sie z. B. Sport treiben, aber nicht zu intensiv.

Repertoire an geeigneten Speisen

Die Zubereitung von Low-Carb-Mahlzeiten wird einfacher, wenn man auf verschiedene Gerichte oder Zubereitungsarten zurückgreifen kann und diese einfach immer wieder neu kombiniert. Aber auch hier sind die Vorlieben sehr unterschiedlich.

Am Anfang sollte man sich darauf einstellen, dass man einige Rezepte ausprobiert und feststellt, dass sie einem einfach nicht zusagen. Entweder ist die Zubereitung zu aufwendig, es schmeckt nicht, die Zutatenliste ist zu lang oder was auch immer.

Nach einiger Zeit findet man heraus, was passt. Dann wird die Zubereitung von Low-Carb-Gerichten zur Routine.

Intensive körperliche Anstrengung verändert den Bedarf

Der Stoffwechsel eines Sportlers oder einer Person, die körperlich schwer arbeitet, verhält sich anders als der eines Menschen, der den ganzen Tag am Schreibtisch sitzt. Für Menschen, die intensiv Sport treiben oder körperlich schwer arbeiten, kann es sinnvoll sein, wenig Kohlenhydrate in Form von Kartoffeln, Rote Bete oder Hülsenfrüchten in den Speiseplan zu integrieren. Dies gilt insbesondere bei Normalgewicht.

Vor- und Nachteile bei Essstörungen

Eine Low Carb oder ketogene Ernährung kann Menschen mit Essstörungen helfen. Vor allem bei Magersüchtigen kann sie die Gewichtszunahme unterstützen, wenn auf eine ausreichende Fettzufuhr geachtet wird.

Da eine Low Carb oder ketogene Ernährung mit vielen Einschränkungen verbunden ist, kann es aber auch vorkommen, dass Personen, die eine Essstörung bereits überwunden haben, wieder rückfällig werden oder dass sich eine bestehende Essstörung nicht bessert.

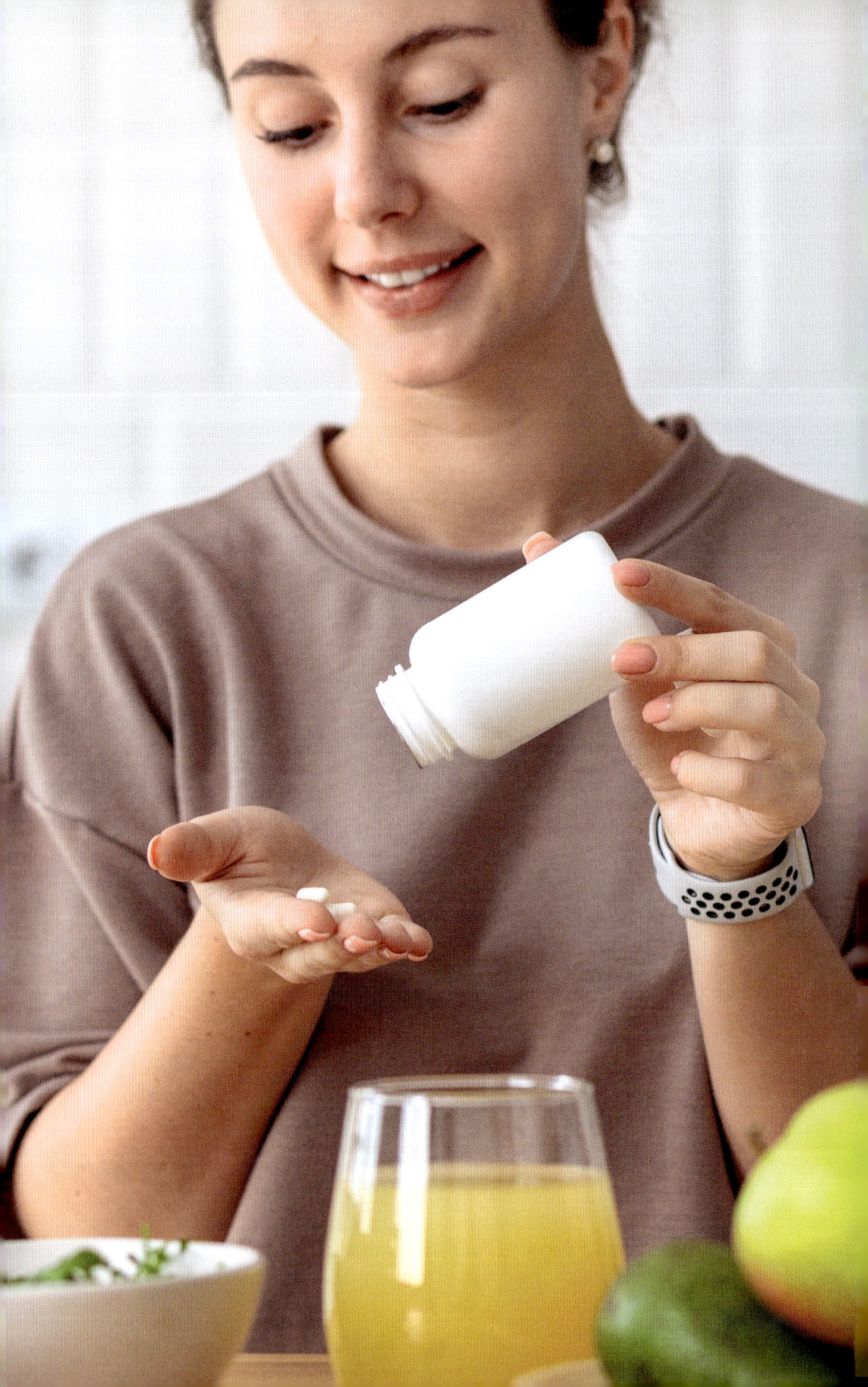

Nahrungsergänzungsmittel gezielt zur Heilung einsetzen

Heilung ist ohne die Zufuhr aller lebenswichtigen Nährstoffe nicht möglich. Glücklicherweise wird heute eine Vielzahl von Nahrungsergänzungsmitteln angeboten. Diese sollten jedoch gezielt und nicht ohne vorherige Blutuntersuchung eingenommen werden.

TIPP 53

Vitamin C gegen freie Radikale und Glutamat

Vitamin C wird in allen Körperzellen, im Blut und auch in den Zellzwischenräumen benötigt. Das Gehirn braucht besonders viel Vitamin C. Daher schleusen spezielle Transporter das Vitamin gezielt in die Gehirnzellen. Weil das Gehirn so viel Vitamin C braucht, nimmt es auch besonders schnell Schaden, wenn das Vitamin fehlt.

Vitamin C schützt vor freien Radikalen

Bei der Energiegewinnung in den Nervenzellen entstehen zwangsläufig freie Radikale. Sie können die DNA, Enzyme oder auch Membranen schädigen. Was beschädigt ist, muss beseitigt werden. Diese Aufgabe übernimmt das Immunsystem. Dieser Prozess ist jedoch mit Entzündungsreaktionen verbunden. Vitamin C entschärft freie Radikale, bevor sie andere Stoffe schädigen können. So vermindert Vitamin C chronische Entzündungsreaktionen. Besonders wirksam ist es im Zusammenspiel mit Vitamin E. Die beiden Vitamine recyceln sich gegenseitig und sind so immer wieder einsatzbereit im Kampf gegen freie Radikale. Außerdem sind sie etwas unterschiedlich spezialisiert. Vitamin C ist vor allem an allen Orten aktiv, die mit Flüssigkeit gefüllt sind, wie zum Beispiel das Innere der Zellen. Vitamin E ist vor allem dort aktiv, wo Fettsäuren vorherrschen, wie beispielsweise in den Membranen der Zellen oder in den Mitochondrien.

Vitamin C als epigenetischer Schalter

Jede Nervenzelle hat einen besonders langen Arm, das sogenannte Axon. Dieser Arm ist von einer speziellen Schicht umgeben, die hauptsächlich aus Fettsäuren besteht. Diese Isolierung wird als Myelinschicht bezeichnet. Sie beschleunigt die Weiterleitung von Nervenimpulsen. Im gesunden Gehirn sind die Axone dick umhüllt. Vitamin C fördert die Isolierung der Axone, indem es die Gene verändert, die für die Herstellung der Myelinschicht verantwortlich sind. Das Vitamin verringert die Anzahl der Methylgruppen an diesen Genen. Die Bauanleitungen der Gene werden häufiger abgelesen und die Dicke der Myelinschicht nimmt zu.

Vitamin C schützt Synapsen

Die Verbindungsstellen zwischen Nervenzellen, die sogenannten Synapsen, die aus einer Endplatte, einem Spalt und der Membran der nächsten Nervenzelle bestehen, sind sehr empfindliche Strukturen. Freie Radikale können sie besonders schnell zerstören. Vitamin C schützt sie vor diesen Angriffen und trägt so zur Langlebigkeit der Synapsen bei. Menschen, die an Depressionen oder Burnout leiden, weisen häufig eine verminderte Anzahl von Synapsen auf. Vitamin C kann helfen, dem entgegenzuwirken.

Vitamin C gegen das gefährliche Glutamat

Glutamat ist ein normaler Neurotransmitter. Er ist an der Verarbeitung von Sinneseindrücken und der Speicherung von Informationen beteiligt. Zu viel Glutamat im Gehirn wirkt jedoch giftig. Es greift die Synapsen und die Fortsätze der Nervenzellen an. Eine zu hohe Glutamatkonzentration im Gehirn kann daher zum Absterben von Nervenzellen führen. Im gesunden Gehirn wird die Glutamatkonzentration genau kontrolliert. Bei depressiven Patienten hingegen ist der Glutamatspiegel häufig erhöht. Und nicht nur das: Je höher der Glutamatspiegel, desto stärker die Depression. Vitamin C schützt Nervenzellen vor Glutamat. Wie das Vitamin das macht, wurde noch nicht ganz genau herausgefunden. Klar ist aber, dass bei einer guten Vitamin-C-Versorgung die Nervenzellen nicht mehr durch eine zu hohe Glutamatkonzentration geschädigt werden.[66]

Glutamat wird auch Fertiggerichten als Geschmacksverstärker zugesetzt und ist Hauptbestandteil der Universalgewürze Aromat und Fondor. Manche Menschen reagieren auf Glutamat mit Schlafstörungen und/oder depressiven Verstimmungen.

Offizielle Empfehlungen schützen vor Skorbut, mehr aber auch nicht

Ein extremer Mangel an Vitaminen kann zu typischen Krankheiten führen. Im Falle von Vitamin C ist dies Skorbut. Das Bindegewebe verliert an Festigkeit. Das betrifft vor allem Knochen und Knorpel. Es kommt zum typischen Zahnausfall. Durch die Erforschung von Vitaminmangelkrankheiten wie Skorbut wurde überhaupt erst erkannt, dass der Körper bestimmte Vitamine braucht, weil er sie nicht selbst herstellen kann. Erst seit 1932 ist bekannt, dass Vitamin-C-Mangel Skorbut auslöst. Die Krankheit bricht jedoch erst bei einem extremen und lang anhaltenden Vitamin-C-Mangel aus.

Leider konzentriert sich die Forschung zur Vitaminversorgung immer noch auf die Vorbeugung von Vitaminmangelkrankheiten. Die Abwesenheit eines Mangels bedeutet aber noch lange nicht, dass sich ein Organismus in einem optimalen Gesundheitszustand befindet. Dazu braucht es in der Regel viel mehr. Wie viel Vitamin C zu einem optimalen Zustand führt, ist noch nicht klar definiert. Auf jeden Fall ist es deutlich mehr als die von der Deutschen Gesellschaft für Ernährung empfohlenen 100 mg pro Tag.

PRAXISTIPP !

Verwöhnen Sie sich mit Vitamin C

Gönnen Sie sich ein bis drei Gramm Vitamin C über den Tag verteilt. Vitamin C ist einer der wenigen Stoffe, die man nicht überdosieren kann.

TIPP **54**

Vitamin D für gesunde Nerventätigkeit

Vitamin-D-Mangel ist in Mitteleuropa weit verbreitet. Der Körper kann das Vitamin selbst bilden, vorausgesetzt, die Sonne scheint und die Haut hat direkten Sonnenkontakt. In vielen Teilen Mitteleuropas mangelt es aber an der Sonne. Im Winter gibt es fast keine, im Frühjahr und Herbst zu wenig. Viel wichtiger aber ist die Sonne auf der nackten Haut. Davon gibt es immer weniger. Viel zu viele Menschen verbringen zu viel Zeit drinnen oder im Auto. Wenn sie sich dann draußen aufhalten, schmieren sie sich aus Angst vor Sonnenbrand dick mit Sonnencreme ein. Auch das reduziert die körpereigene Produktion des wichtigen Vitamins.

Menschen, die an Burnout oder Depressionen leiden, haben besonders häufig einen zu niedrigen Vitamin-D-Spiegel. Er lässt sich durch die Einnahme von Vitamin-D-Kapseln oder -Tropfen leicht erhöhen. Das Sonnenvitamin trägt dann auf verschiedene Weise zur Heilung bei.

Vitamin D vermindert Entzündungsreaktionen im Gehirn

Depressionen und Burnout gehen fast immer mit leichten chronischen Entzündungen im Gehirn einher. Dem wirkt Vitamin D direkt entgegen. Dies geschieht auf verschiedenen Wegen. Vitamin D verändert antioxidativ wirkende Enzyme positiv. Dadurch nimmt der oxidative Stress ab, das Immunsystem im Gehirn wird entlastet. Vitamin D reduziert aber auch die Bildung einiger entzündungsfördernder Botenstoffe wie Interleukin-6 (IL-6) oder TNF-α. Dies geschieht über epigenetische Schalter. Gleichzeitig führt ein gesunder Vitamin-D-Spiegel zu einer vermehrten Bildung von entzündungshemmenden Botenstoffen wie IL-10 und IL-14. Auch dafür sind epigenetische Veränderungen verantwortlich.

Vitamin D steigert Serotonin- und Dopaminsynthese

Ebenfalls über epigenetische Schalter steigert Vitamin D die Synthese der beiden wichtigen Neurotransmitter Serotonin und Dopamin. Zudem reduziert das Vitamin die Aktivität des Enzyms MAO-A, wodurch weniger Serotonin abgebaut wird. Insgesamt steigt die Konzentration von Serotonin und Dopamin bei einem gesunden Vitamin-D-Spiegel an.

Vitamin D hilft, den Darm zu heilen

Depressionen wie Burnout gehen häufig mit Darmproblemen einher, wie einer Besiedelung mit zu vielen gesundheitsschädlichen Darmbakterien, einer undichten Darmwand und leicht entzündeten Zellen der Darmwand. Auch diesen Problemen wirkt Vitamin D entgegen. Es reduziert vor allem Entzündungen im Darm, wodurch der Darm dichter wird. Außerdem hat Vitamin D einen positiven Einfluss auf die Zusammensetzung der Darmbakterien.

Vitamin D wirkt gegen Insulinresistenz

Wenn Zellen nicht mehr richtig auf das Hormon Insulin reagieren, verschlechtern sich viele Prozesse im Körper. So kann eine Insulinresistenz zu Energiekrisen im Gehirn führen, die Synthese wichtiger Botenstoffe verändern und das Wachstum neuer Nervenzellen sowie deren Vernetzung untereinander vermindern. Vitamin D ist einerseits an der Regulation des Insulins aus der Bauchspeicheldrüse beteiligt. Zum anderen wirkt es als epigenetischer Schalter, wodurch mehr Insulinrezeptoren gebildet werden. Sind mehr Rezeptoren in den Zellmembranen vorhanden, sprechen die Zellen wieder besser auf Insulin an. Die Insulinresistenz nimmt ab, was sich wiederum positiv auf die Gesundheit des Gehirns auswirkt.

Klinische Studien mit Vitamin D gegen Depressionen

Mehrere klinische Studien haben inzwischen die Wirkung von Vitamin D bei Depressionen und Angststörungen untersucht. Die Dosierungen reichen von 400 I. E. pro Tag über einen Zeitraum von zwei Jahren über 1 500 I. E. pro Tag bis hin zu 50 000 I. E. pro Tag über einen

Zeitraum von zwei Wochen. Die Studie mit der Dosierung von 400 I. E. zeigte keine positive Wirkung. 1 500 I. E. pro Tag hingegen reduzierten Depressionen und Angstzustände signifikant. Auch eine Studie mit 50 000 I. E. über zwei Wochen führte zu positiven Veränderungen bei den Patienten. In einer weiteren Studie mit dieser hohen Dosierung nahm die Serotoninsynthese hingegen ab. Die sehr unterschiedlichen Dosierungen zeigen aber, wie sehr die Wissenschaft bei der Dosierung im Dunkeln tappt. Erstaunlich ist auch, dass in keiner der zitierten Studien der Vitamin-D-Spiegel im Blut der Probanden gemessen wurde.[67]

PRAXISTIPP !

Freies 25(OH)-Vitamin D bestimmen lassen

Zwischen 95 und 99 Prozent des 25(OH)-Vitamin D sind an ein bestimmtes Protein gebunden. Dieser Anteil steht dem Körper nicht direkt zur Verfügung. Er stellt eine Art Reserve dar. Häufig wird in Labors nur der 25(OH)-Vitamin-D-Wert bestimmt. Diese Messung sagt jedoch nichts darüber aus, wie viel Vitamin D frei verfügbar ist. Die Messung des freien 25(OH)-Vitamin D macht dies nun möglich. Fragen Sie Ihren Arzt, Heilpraktiker oder Ihr Labor, ob sie diese Messung anbieten.

Idealer Blutwert des freien 25(OH)-Vitamin D: 17,0 bis 28,8 pg/ml.

TIPP 55

Vitamin B_1 für mehr Energie und gegen Angstzustände

Vitamin B_1, auch Thiamin genannt, ist wichtig für die Energiegewinnung. Bei der bei uns üblichen kohlenhydratreichen Ernährung verbraucht der Körper besonders viel Thiamin. Denn das Vitamin ist maßgeblich daran beteiligt, die Glukose für die Verwertung im Energiestoffwechsel vorzubereiten. Bei einer kohlenhydratreichen Ernährung wird oft mehr Thiamin verbraucht, als über die Nahrung aufgenommen wird. Langfristig kann ein Mangel entstehen. Dies wiederum führt dazu, dass zwar Glukose für die Energiegewinnung zur Verfügung steht, diese aber nur teilweise für die Energiegewinnung aufbereitet wird. Zudem steigt der Blutzuckerspiegel an. Interessanterweise kann ein hoher Blutzuckerspiegel Angstzustände auslösen.

Thiamin ist auch an einem weiteren Schritt des Energiestoffwechsels beteiligt. Dieser Schritt betrifft nicht nur die Energiegewinnung aus Glukose, sondern auch aus Fetten. Fehlt Thiamin, funktioniert dieser Schritt nicht mehr richtig. Stoffwechselprodukte sammeln sich an und können nicht weiterverarbeitet werden. Das schädigt die Mitochondrien, die Energiekraftwerke der Zellen.

Ein Energiemangel ist die Folge. Energiemangel ist oft das erste Anzeichen für Depressionen und Burnout, aber auch für andere bestehende Beschwerden.

Thiaminmangel schadet dem Gehirn

Thiamin wird außerdem im Gehirn benötigt, und zwar für mehrere wichtige Prozesse. Zum einen wird das Vitamin für die Herstellung des wichtigen Neurotransmitters Acetylcholin benötigt. Acetylcholin ist auf vielfältige Weise an verschiedenen Steuerungsvorgängen beteiligt, unter anderem am vegetativen Nervensystem, das wiederum das Herz-

Kreislauf-System, den Darm und vieles mehr kontrolliert. Ein Mangel an Acetylcholin aufgrund eines Thiaminmangels äußert sich vor allem durch Konzentrationsstörungen, Schwierigkeiten, sich Neues zu merken, und ein allgemeines Gefühl der Verwirrtheit.

Zum anderen ist Thiamin an der Aufnahme des Neurotransmitters GABA in die entsprechenden Gehirnzellen beteiligt. GABA ist wichtig für einen erholsamen Schlaf. Fehlt Thiamin, gelangt weniger GABA in die Zellen, was zu innerer Unruhe und vermehrten depressiven Verstimmungen führen kann. GABA ist zudem wichtig, um Zellschäden im Gehirn vorzubeugen. Ist seine Konzentration aufgrund eines Thiaminmangels zu niedrig, ist dieser Schutz nicht mehr gegeben.

Vitamin B_1 ist ebenfalls wichtig für die Gesunderhaltung der Myelinscheide. Die Myelinscheide umhüllt die langen Nervenfortsätze der Gehirnzellen. Nur wenn die Myelinscheiden intakt sind, können sich Nervenimpulse mit der nötigen Geschwindigkeit ausbreiten.

Anti-Depressions-Vitamin

Aufgrund seiner vielfältigen Wirkungsweisen wird Thiamin auch als Anti-Depressions- oder Anti-Stress-Vitamin bezeichnet. Es spielt eine Schlüsselrolle sowohl im Energiestoffwechsel als auch für die Gesundheit und Funktion des Gehirns. Thiamin kann die Stimmung verbessern und die Symptome einer Depression lindern.

Vitamin B_1 wirkt jedoch keine Wunder, wenn der Darm nicht in Ordnung ist, wenn zu viele Kohlenhydrate und zu wenig Gemüse, Proteine und Fette gegessen werden oder wenn andere Nährstoffmängel vorliegen. Um sicherzugehen, dass psychische Probleme zum Teil auf einen Thiaminmangel zurückzuführen sind, empfiehlt es sich, den Vitamin-B_1-Spiegel im Blut bestimmen zu lassen. Falls vom Labor angeboten, in bioaktiver Form.

TIPP 56

Vitamin B_3 für Glück und Energie

Vitamin B_3 oder Niacin ist für die Energiegewinnung unentbehrlich. Fehlt es, können die energiereichen Moleküle nicht zur Atmungskette transportiert werden, dem letzten und entscheidenden Schritt bei der Synthese des Energiemoleküls ATP. Ein Mangel an Niacin führt also unweigerlich zu einem Energiemangel. Von diesem Energiemangel sind vor allem die Organe betroffen, die am meisten Energie benötigen, also Gehirn, Haut und Darm. Klassische Symptome eines starken Niacinmangels sind daher Durchfall, Hautausschläge und Vergesslichkeit bzw. Konzentrationsschwäche. Niacinmangel kann das Nervensystem schädigen. Den Nerven fehlt die Energie, um sich selbst zu erhalten, was wiederum Depressionen auslösen kann.

Ein schwerer, unbehandelter Vitamin-B_3-Mangel führt zur Vitaminmangelkrankheit Pellagra, die tödlich verlaufen kann. Sie ist in Europa selten, kommt aber in Afrika, Asien und Mittelamerika bei hohem Mais- oder Hirseanteil in der Nahrung und unzureichender Eiweißzufuhr vor.

Ein Mangel an Vitamin B_3 ist vor allem auf eine unzureichende Aufnahme im Darm zurückzuführen. Dies ist wiederum der Fall, wenn der Darm aufgrund eines gestörten Mikrobioms oder eines Leaky Gut geschädigt ist. Niacin kommt vor allem in tierischen Produkten vor, aber auch Erdnüsse, Avocados und Pilze enthalten nennenswerte Mengen. Der Körper stellt Niacin auch selbst her, der Ausgangsstoff für die Niacinsynthese ist Tryptophan. Da Tryptophan eine Aminosäure ist und verschiedene Aminosäuren zusammen Proteine bilden, kommt Tryptophan in besonders hohen Konzentrationen in tierischen Lebensmitteln vor.

Vitamin B_3 wird ebenfalls vom Körper selbst hergestellt, aber nur …

Niacin wird nicht nur über die Nahrung aufgenommen, sondern auch im Körper produziert. Es wird im Kynurenin-Stoffwechsel (siehe Tipp Nummer 67) aus Tryptophan gebildet. Bei chronischen Entzündungsreaktionen ist die Produktion dieses wichtigen Stoffes jedoch gestört. Die Folge ist ein Mangel an Niacin. Dieser macht sich bemerkbar. Typische Anzeichen sind Müdigkeit und Konzentrationsstörungen.

Niacin- und Serotoninproduktion konkurrieren miteinander

Zur Energiegewinnung verwendet der Körper sowohl Niacin, das direkt mit der Nahrung aufgenommen wird, als auch Niacin, das aus Tryptophan gebildet wird. Sinkt die Aufnahme von Vitamin B_3, stellt der Körper automatisch mehr davon selbst her. Dies führt jedoch zu einem Mangel an anderer Stelle, nämlich beim Glückshormon Serotonin. Die Energieproduktion ist wichtiger als das gute Gefühl.

Bei einem Mangel an Niacin und/oder Tryptophan wird so viel Tryptophan wie möglich in Niacin umgewandelt. Für die Herstellung von Serotonin bleibt nicht mehr viel übrig. Es wird wenig Serotonin und vor allem wenig Melatonin gebildet. Die Stimmung geht in den Keller und das Schlafen fällt zunehmend schwer.

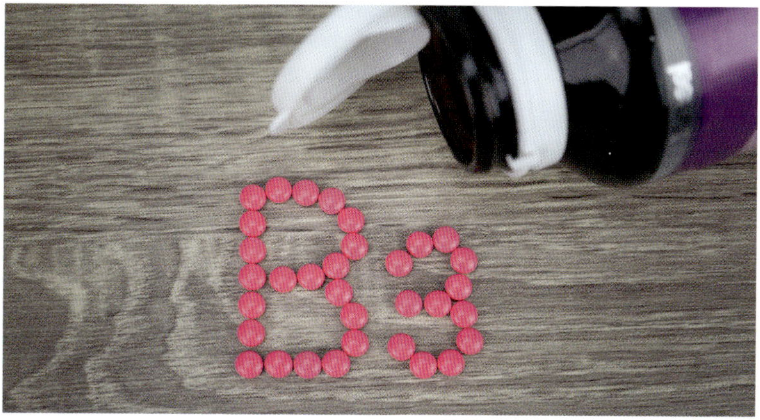

TIPP 57

Vitamin B_6 zur Regulierung des Nervensystems

Vitamin B_6 kommt sowohl in pflanzlichen als auch in tierischen Lebensmitteln vor. In besonders hoher Konzentration ist das Vitamin in Haselnüssen, Walnüssen, Sardinen, Makrelen und Schweinefleisch enthalten. Vitamin B_6 liegt in verschiedenen Formen vor. Eine davon ist besonders wichtig. Sie heißt Pyridoxalphosphat und ist für den Aminosäurestoffwechsel unentbehrlich. Da auch einige Neurotransmitter aus Aminosäuren aufgebaut sind, wirkt das Vitamin auch hier. Es trägt aber noch auf anderen Wegen zur Hirngesundheit und damit gegen Depressionen und Burnout bei.

Vitamin B_6 verbessert die Bildung wichtiger Botenstoffe

Vitamin B_6 ist an der Synthese von Serotonin, Melatonin und GABA beteiligt. Serotonin wird aus der essenziellen Aminosäure Tryptophan gebildet. Dazu sind zwei Umwandlungsschritte notwendig. Beide funktionieren nur, wenn Vitamin B_6 als Co-Faktor vorhanden ist. Zwei weitere Umbauschritte führen zum Schlafhormon Melatonin, auch für diese beiden ist Vitamin B_6 als Co-Faktor erforderlich.

GABA ist ein beruhigend wirkender Neurotransmitter, der ebenfalls aus Aminosäuren gebildet wird. Für einen der Umwandlungsschritte zur Herstellung von GABA wird ebenfalls Vitamin B_6 als Co-Faktor benötigt.

Vitamin B_6 gegen nervenschädigende Stoffwechselprodukte

Stimmt etwas mit dem Kynurenin-Stoffwechsel nicht, sammeln sich neurotoxische Substanzen an. Sie schädigen die Nervenzellen und können zu Depressionen und Burnout führen. Siehe Tipp Nummer 31.

Auch ein zentrales Enzym des Kynurenin-Stoffwechsels ist auf Vitamin B_6 angewiesen. Bei einer guten Versorgung mit Vitamin B_6 funktioniert der Abbau der gefährlichen, nervenschädigenden Stoffe besser. Daher sollte auf eine ausreichende Versorgung mit diesem Vitamin geachtet werden.

Vitamin B_6 verstärkt Wirkung von Antidepressiva

Die Einnahme von Antidepressiva ist bei einigen schweren Depressionen oder im Anfangsstadium der Erkrankung sinnvoll. Mit steigender Dosierung nehmen Nebenwirkungen wie Gewichtszunahme, Übelkeit, Verstopfung oder Durchfall, Müdigkeit, Abgeschlagenheit, Appetitlosigkeit oder Libidoverlust zu. Eine möglichst niedrige Dosierung ist daher oft wünschenswert. Vitamin B_6 verstärkt die Wirkung vieler Antidepressiva. Bei der gleichzeitigen Einnahme von Vitamin B_6 und Medikamenten ist jedoch Vorsicht geboten. Man kann mit Dosierungen von 5 mg Vitamin B_6 pro Tag beginnen und über mehrere Wochen auf die oft übliche Dosis von 20 mg pro Tag steigern. Gleichzeitig kann die Dosis des Antidepressivums reduziert werden. Dies sollte idealerweise in Absprache mit dem behandelnden Arzt erfolgen.

PRAXISTIPP !

Vitamin-B_6-Spiegel messen lassen

Um die Einnahme eines Vitamins richtig dosieren zu können, ist es sinnvoll, den individuellen Bedarf vorab durch eine Blutuntersuchung zu ermitteln. Der ideale Vitamin-B_6-Wert im Blut liegt zwischen 100 und 200 µg/l. Viele Labore geben einen deutlich niedrigeren Wert als Referenzwert an.

TIPP 58

Vitamin B_{12} für die Bildung neuer Nervenzellen

Der menschliche Körper kann Vitamin B_{12} nicht selbst herstellen. Es muss gegessen werden. Das Vitamin wird zwar von einigen Darmbakterien produziert, aber die Bakterien brauchen es meist selbst. Das wichtige Vitamin kommt nur in tierischen Lebensmitteln wie Fleisch, Geflügel, Fisch, Eiern und Milchprodukten vor. Vegetarier und Veganer, die das Vitamin nicht zusätzlich zu sich nehmen, leiden daher häufig an einem Mangel.

Neben einer vegetarischen oder veganen Ernährung kann auch eine chronische Darmentzündung zu einem Mangel an Vitamin B_{12} führen. Durch die chronische Entzündung der Darmwand kann das Vitamin nicht mehr von den Darmzellen aufgenommen und in den Blutkreislauf abgegeben werden. Aber auch die Einnahme von Protonenhemmern oder regelmäßiger Alkoholkonsum vermindern die Aufnahme des Vitamins erheblich.

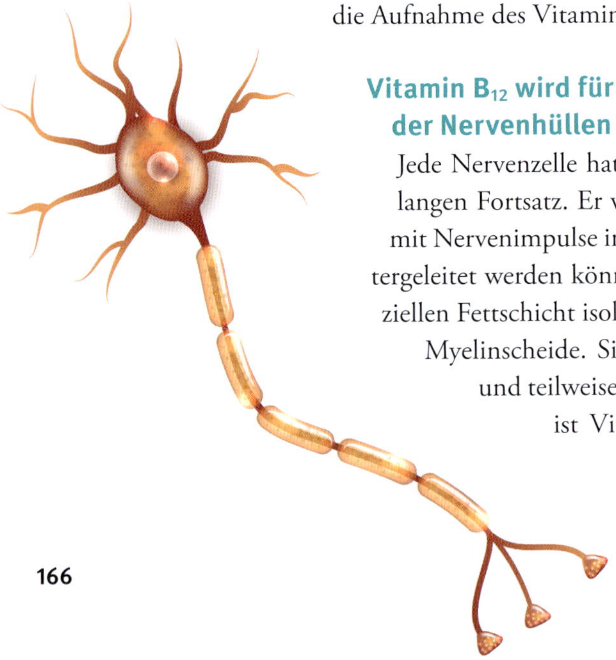

Vitamin B_{12} wird für die Bildung der Nervenhüllen benötigt

Jede Nervenzelle hat einen ganz besonderen langen Fortsatz. Er wird Axon genannt. Damit Nervenimpulse im Axon sehr schnell weitergeleitet werden können, ist es mit einer speziellen Fettschicht isoliert. Diese Schicht heißt Myelinscheide. Sie muss ständig erhalten und teilweise erneuert werden. Daran ist Vitamin B_{12} beteiligt. Ein Mangel an Vitamin B_{12} führt zu einer Degeneration der Myelinscheide. Eine solche geschädigte Myelinschicht ist ein häufiges Phänomen bei Patienten, die an Burnout oder Depressionen leiden.

Vitamin B_{12} für die Bildung roter Blutkörperchen

Damit Nervenzellen richtig funktionieren, benötigen sie Energie. Für die Energiegewinnung ist wiederum Sauerstoff erforderlich. Dieser wird durch rote Blutkörperchen von der Lunge zum Nervensystem transportiert. Ein Mangel an roten Blutkörperchen führt jedoch zu einem Energiemangel im ganzen Körper, also auch im Gehirn. Dies kann zur Entstehung von Depressionen oder Burnout beitragen.

Die roten Blutkörperchen werden im Knochenmark gebildet. Vitamin B_{12} übernimmt dabei mehrere wichtige Aufgaben.

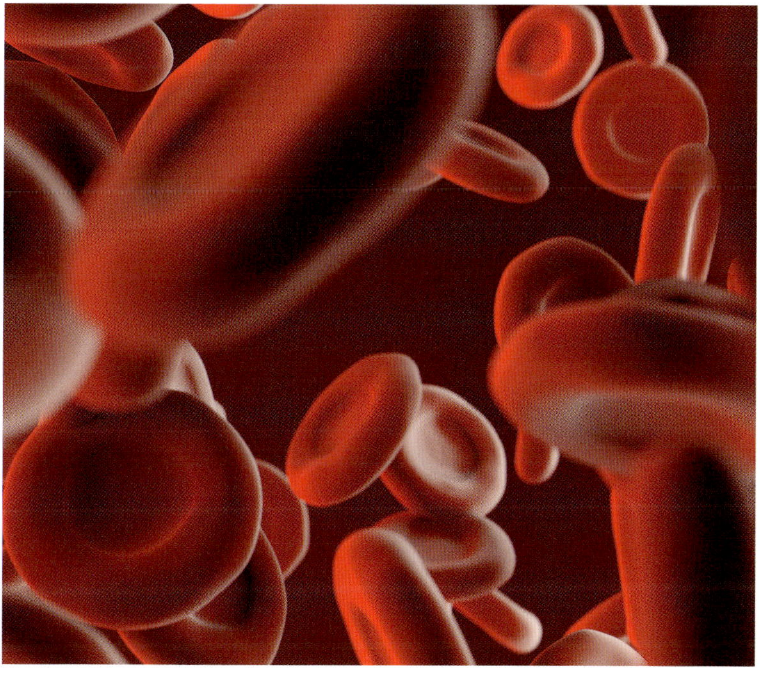

SELBST-CHECK

Leide ich an einem Vitamin-B_{12}-Mangel?

Ich bin häufig müde.	j	n
Meine Haut ist blass bzw. gelblich.	j	n
Ich leide häufig an Kopfschmerzen.	j	n
Ich habe Verdauungsprobleme wie chronisch weichen Stuhl, Blähungen, Verstopfung oder Übelkeit.	j	n
Meine Konzentrationsfähigkeit ist schlecht.	j	n
Meine Zunge und/oder meine Mundschleimhaut sind häufig entzündet.	j	n
Meine Hände und Füße kribbeln unangenehm.	j	n
Ich habe eine Erektionsstörung.	j	n
Meine Bewegungen sind ungelenkig.	j	n
Beim Greifen verfehle ich häufiger das Ziel.	j	n
Ich habe eine krakelige Schrift.	j	n
Mein Gleichgewichtsgefühl ist schlecht.	j	n
Meine Muskulatur ist schwach.	j	n
Ich leide häufiger an Muskelkrämpfen.	j	n

Je häufiger Sie mit Ja geantwortet haben, desto wahrscheinlicher leiden Sie an einem Vitamin-B_{12}-Mangel.

TIPP 59

Vitamin B_{12}, B_6 und Folsäure gegen erhöhte Homocysteinwerte

Erhöhte Homocysteinwerte sind gefährlich. Sie werden unter anderem mit Herz-Kreislauf-Erkrankungen, Osteoporose und Demenz in Verbindung gebracht. Wenn zu viel Homocystein im Gehirn vorhanden ist, werden Nervenzellen angegriffen. Erhöhte Werte können zur Entstehung von Depressionen oder Burnout beitragen.

Vitaminmangel lässt Homocysteinspiegel steigen

Meist sind die Werte zu hoch, weil wichtige Vitamine fehlen, die für den Abbau von Homocystein benötigt werden. Die Vitamine B_{12}, B_6 und Folsäure (Vitamin B_9) wirken beim Abbau als Co-Faktoren, d. h., die für den Abbau verantwortlichen Enzyme funktionieren nur, wenn sie zuvor Bindungen mit diesen Vitaminen eingegangen sind. Aber nicht nur ein Mangel an den wichtigen B-Vitaminen kann den Homocysteinspiegel ansteigen lassen. Auch ein Mangel an Cholin kann dazu beitragen. Cholin ist ein vitaminähnlicher Stoff. Der menschliche Körper ist zwar zur Bildung von Cholin in der Lage, aber oft nicht in ausreichender Menge. Cholin kommt vor allem in Eiern, Innereien, Fleisch und Fisch vor. Mehr dazu im Tipp Nummer 60.

Psychischer Stress als Risikofaktor

Psychischer Stress und Alkoholkonsum tragen ebenfalls zur Erhöhung des Homocysteinspiegels bei. Alkohol erhöht den Bedarf an B-Vitaminen. Diese fehlen dann für den Abbau von Homocystein. In Australien stellten Wissenschaftler fest, dass ein niedriger Magnesiumspiegel mit erhöhten Homocysteinwerten einhergeht.[68] Sie gehen jedoch davon aus, dass Magnesium nur indirekt auf Homocystein wirkt. Bei

Magnesiummangel nimmt die Schlafqualität ab, was wiederum das Stressempfinden erhöht.

Zinkmangel kann ebenfalls zu einem Anstieg des Homocysteins beitragen, auch hier handelt es sich wahrscheinlich um einen indirekten Mechanismus. Denn auch bei psychischem Stress sinkt der Zinkspiegel. Mehr dazu im Tipp Nummer 61.

Übermäßige Aufnahme von Methionin kann problematisch sein

Homocystein entsteht beim Abbau der essenziellen Aminosäure Methionin. Methionin wiederum ist in eiweißreichen Lebensmitteln wie Fleisch oder Fisch enthalten. Eine übermäßige Eiweißzufuhr in Verbindung mit einem Mangel an B-Vitaminen kann daher ebenfalls zu erhöhten Homocysteinwerten führen.

Die Einnahme von Methionin wird empfohlen, um die Methylierung der DNA zu fördern. Manche Menschen leiden an einer Untermethylierung. Eine übermäßige Einnahme von Methionin kann jedoch zu einer Erhöhung des Homocysteinspiegels führen. Es wird daher empfohlen, den Homocysteinspiegel regelmäßig zu kontrollieren, wenn Methionin in höheren Dosen eingenommen wird.

Genetische Defekte

Sehr selten können auch genetische Defekte die Ursache für erhöhte Homocysteinwerte sein. Die Gene, die die Bauanleitung für die Homocystein abbauenden Enzyme enthalten, sind fehlerhaft. Dadurch werden die Enzyme falsch aufgebaut und können ihre Aufgabe nicht erfüllen.[69]

Vitamine und Mineralstoffe bestimmen lassen und supplementieren

In den allermeisten Fällen sinkt der Homocysteinspiegel, wenn der Körper ausreichend mit Vitamin B_{12}, B_6 und Folsäure versorgt ist. Auch Zink und Magnesium wirken unterstützend. Für Vegetarier und Veganer bietet sich zudem die Einnahme von Cholin an.

Psychischen Stress abbauen

Nicht nur zur Senkung des Homocysteinspiegels, sondern generell ist es hilfreich, psychischen Stress abzubauen. Dies gilt nicht nur für Menschen, die unter Depressionen oder Burnout leiden, sondern für fast alle Menschen in der heutigen westlichen Welt. Im letzten Teil des Buches finden Sie dazu mehrere Anleitungen.

PRAXISTIPP

B-Vitamine, Magnesium und Zink untersuchen lassen und supplementieren

Lassen Sie bei einer Ärztin oder einem Heilpraktiker oder direkt in einem Labor folgende Blutuntersuchungen durchführen:

Vitamin B_{12}:	1000–2000 pg/ml bzw. 737,8–1475,6 pmol/l
Vitamin B_6:	12,6–45,2 µg/l bzw. 51–183 nmol/l
Folsäure (Vitamin B_9):	15–25 µg/l bzw. 34,0–56,6 nmol/l
Magnesium (im Serum gemessen):	0,9–1,1 mmol/l bzw. 2,2–2,7 mg/dl
Magnesium (im Vollblut gemessen):	1,3–1,8 mmol/l bzw. 3,1–4,4 mg/dl
Zink:	780–1200 µg/l bzw. 11,9–18,4 µmol/l

Nehmen Sie bei einem Mangel ein hoch dosiertes Vitamin-B-Komplex-Präparat, Magnesium und Zink ein. Je nach Stärke des Mangels kann die empfohlene Dosis überschritten werden. Magnesium kann mit 400 bis 1000 mg pro Tag supplementiert werden.

Wenn Sie mehr als die empfohlene Dosis einnehmen, lassen Sie bitte Ihre Blutwerte nach drei Monaten erneut messen.

TIPP 60

Cholin schützt Nervenzellen

Cholin wurde lange Zeit als Vitamin B_4 bezeichnet, bis man entdeckte, dass der Körper Cholin auch selbst herstellen kann. Typisch für Vitamine ist jedoch, dass sie mit der Nahrung aufgenommen werden müssen. Dies ist bei Cholin nicht der Fall, weshalb es seinen Status als Vitamin verloren hat. Meist kann der Körper jedoch nicht genügend Cholin bilden. Deshalb muss dieser wichtige Nährstoff zusätzlich mit der Nahrung aufgenommen werden. Hühnereier sind besonders reich an Cholin. Mit vier Eiern pro Tag kann der Cholinbedarf gedeckt werden. Auch Innereien, Fisch, Shiitake-Pilze, Rindfleisch sowie Hähnchen- und Putenfleisch enthalten viel Cholin. Pflanzliche Lebensmittel weisen hingegen deutlich weniger Cholin auf. Um den Tagesbedarf nur mit Äpfeln zu decken, müsste man 100 mittelgroße Äpfel essen – unmöglich.

Wichtig für Zellmembranen und Isolierschicht

Die Membranen der Nervenzellen müssen auf die Signale der verschiedenen Botenstoffe reagieren können. Dazu müssen sie aus ganz bestimmten Bausteinen bestehen. Ein wichtiger Baustein für die Membranen der Nervenzellen ist Cholin.

Die langen Fortsätze der Nervenzellen sind von einer isolierenden Schicht umgeben. Sie heißt Myelinscheide. Bei Menschen, die an Depressionen oder Burnout leiden, sind diese Isolierschichten häufig angegriffen. Cholin stimuliert ein Enzym, das dafür sorgt, dass sich diese wichtige Schicht schneller und besser regeneriert.

Cholin ist ein epigenetischer Schalter

Cholin beeinflusst die Methylierung der DNA und wirkt somit als epigenetischer Schalter. Bei hoher Cholinkonzentration werden bestimmte Bereiche der DNA weniger stark methyliert, wodurch mehr Proteine gebildet werden, die für das Lernen und Erinnern besonders wichtig sind. Cholin wirkt sich auch positiv auf die Konzentrationsfähigkeit aus.

Von Cholin zu Betain zur Homocysteinsenkung

Cholin wird auch in eine Substanz namens Betain umgewandelt. Betain wiederum ist am Abbau des gefährlichen Stoffwechselprodukts Homocystein beteiligt. Damit wirkt Cholin indirekt auch gegen Depressionen, denn hohe Homocysteinwerte sind schädlich für das Gehirn und gehen häufig mit Depressionen einher.

B-Vitamine wirken zusammen

Cholin wird in verschiedene andere Substanzen umgewandelt. Dazu werden die B-Vitamine Folsäure, Vitamin B_{12} und Vitamin B_6 benötigt. Kein Wunder, dass Cholin ursprünglich zu den B-Vitaminen gezählt wurde, denn diese Vitamin-Gruppe arbeitet eng zusammen. Nur wenn alle in ausreichender Menge vorhanden sind, können sie ihre Aufgaben im Körper erfüllen. Cholin, obwohl offiziell kein Vitamin, sollte hier ebenso berücksichtigt werden wie Folsäure, Vitamin B_{12} und B_6.

Weniger Cholin – stärkere Depressionen

In China untersuchten Wissenschaftler den Zusammenhang zwischen der Cholinversorgung und typischen Symptomen einer Depression. Dazu ermittelten sie anhand von Ernährungstagebüchern, die die Studienteilnehmer führen mussten, wie viel Cholin sie zu sich nahmen, und stellten mit einem standardisierten Gesundheitsfragebogen fest, ob und wie schwer eine Depression vorlag. Ausgewertet wurden die Daten von fast 13 000 Erwachsenen. Es zeigte sich ein signifikanter Zusammenhang. Nach den Ergebnissen der Wissenschaftler hat Cholin einen direkten Einfluss auf die psychische Gesundheit. Je schlechter die Studienteilnehmer mit Cholin versorgt waren, desto häufiger litten sie an Depressionen. Es zeigte sich sogar ein Zusammenhang zwischen der Schwere der Depression und der Cholinversorgung. Diejenigen, deren Ernährung am wenigsten Cholin enthielt (Eier, Fleisch, Fisch, Pilze usw.), zeigten die stärksten Symptome.[70]

TIPP 61

Zink interagiert mit wichtigen Neurotransmittern

Neurotransmitter wie GABA, Serotonin oder Glutamat leiten Reize von einer Nervenzelle zur nächsten weiter. Sie können anregend oder beruhigend wirken. Zusammen mit den Neurotransmittern wird oft auch Zink ausgeschüttet. Das gesamte System von der Ausschüttung bestimmter Neurotransmitter bis zu ihrem Abbau funktioniert nur, wenn das Gehirn gut mit Zink versorgt ist.

Zink ist einer der wichtigsten Mineralstoffe im Körper und wird für sehr viele verschiedene Prozesse benötigt. Insbesondere das Immunsystem ist auf eine gute Zinkversorgung angewiesen. Nach einer akuten Infektion, wie z. B. einer Grippe oder einer COVID-19-Infektion, fällt der Zinkspiegel bei manchen Menschen stark ab. Das allein kann schon zu Müdigkeit oder Depressionen führen.

Zink hemmt Glutamat-Rezeptoren

Die Nervenzellen von Patienten mit Depressionen haben oft deutlich mehr Glutamat-Rezeptoren als gesunde Menschen. Ein Rezeptor ist eine bestimmte Einheit in einer Membran, die ein Signal empfängt. Im Falle des Glutamat-Rezeptors handelt es sich um das Signal, das durch Glutamat übertragen wird. Glutamat ist an der Verarbeitung von Sinneseindrücken beteiligt, daher finden sich besonders viele Rezeptoren in den Bereichen des Gehirns, die für die Entstehung von Angst verantwortlich sind. Man kann sich das so vorstellen, dass das Gehirn durch die erhöhte Anzahl an Rezeptoren bestimmte Sinneseindrücke besonders schnell als angstauslösend interpretieren kann. Häufig führen vorangegangene belastende oder traumatische Erlebnisse zu diesem Anstieg der Glutamat-Rezeptoren. Auch bei depressiven Menschen ist die Konzentration des Botenstoffs häufig erhöht.

Die Pharmaindustrie arbeitet an Medikamenten, die den Glutamat-Rezeptor beruhigen sollen, indem sie an ihn binden. Dann ist die Bindungsstelle besetzt und Glutamat kann seine normale Wirkung nicht mehr entfalten.

Zink macht genau dasselbe! Zink bindet sich an den Glutamat-Rezeptor und reduziert so dessen Aktivität. Der Mineralstoff sorgt dafür, dass die Glutamat-Rezeptoren nicht überreagieren. Fehlt jedoch Zink, funktioniert dieses Zusammenspiel nicht mehr.[71]

Zink wirkt chronischen Entzündungsreaktionen entgegen

Der Mineralstoff ist an der Bildung aller neuen Zellen beteiligt, so auch an den verschiedenen Zellen des Immunsystems. In diesen Zellen übernimmt Zink aber noch eine weitere Aufgabe. Es aktiviert die Zellen, wenn sie im Kampf gegen Viren oder Bakterien gebraucht werden. So kann ein Zinkmangel dazu beitragen, dass Virusinfektionen wie EBV einen chronischen Verlauf nehmen und so zu Depressionen und Burnout beitragen.

Zink reguliert auch die Bildung von entzündungshemmenden und entzündungsfördernden Botenstoffen. Bei chronischen Entzündungsreaktionen, wie sie bei Menschen mit Depressionen oder Burnout häufig auftreten, ist das Gleichgewicht zwischen entzündungshemmenden und entzündungsfördernden Botenstoffen gestört. Zink hilft, dieses Gleichgewicht wiederherzustellen.

Zink fördert das Wachstum und die Vernetzung von Nervenzellen

Da Zink an der Bildung jeder neuen Zelle beteiligt ist, trägt eine gute Zinkversorgung auch zum besseren Wachstum neuer Nervenzellen bei. Zink ist auch an den sich ständig verändernden Verbindungen zwischen den Nervenzellen beteiligt. Bei einer guten Zinkversorgung können sich die Nervenzellen viel besser und schneller verändern als bei einer schlechten. Diese Veränderungen sind notwendig, um auf immer neue Situationen reagieren zu können.

SELBST-CHECK

Leide ich an einem Zinkmangel?

Ich habe Haarausfall.	j	n
Ich bin häufig unkonzentriert.	j	n
Meine Haut entzündet sich häufig.	j	n
Ich leide an Neurodermitis.	j	n
Wunden heilen bei mir sehr langsam.	j	n
Ich habe nur wenig Appetit.	j	n
Ich habe ein verringertes Geschmacksempfinden.	j	n
Gerüche nehme ich nur vermindert wahr.	j	n
Ich habe chronisch weichen Stuhl bzw. Durchfall.	j	n
Ich bin sehr anfällig für Infektionen.	j	n
Bei Kindern: Sie haben Wachstumsverzögerungen.	j	n

Je häufiger Sie mit Ja geantwortet haben, desto wahrscheinlicher leiden Sie an einem Zinkmangel. Lassen Sie Ihren Zinkspiegel in einem Labor untersuchen.

TIPP 62

Magnesium für gute Nervenimpulse

Viele psychische Erkrankungen gehen mit sehr niedrigen Magnesiumspiegeln einher. Das gilt vor allem für Depressionen und Burnout. Kein Wunder, denn diese Erkrankungen sind stressbedingt, und Stress vernichtet Magnesium im Körper regelrecht.

Magnesium reagiert auf stressauslösende Botenstoffe

Unter Stress werden vermehrt die Botenstoffe Adrenalin und Noradrenalin sowie das Stresshormon Cortisol ausgeschüttet. Die Nervenzellen transportieren aber nicht nur diese Botenstoffe in großen Mengen in den synaptischen Spalt, sondern schütten dabei immer auch Magnesium aus. Dieses Magnesium reagiert mit den verschiedenen stressauslösenden Botenstoffen. Anschließend wird es über die Blutbahn und dann über die Nieren ausgeschieden. In vielen Studien konnte nachgewiesen werden, dass die Magnesiumkonzentration im Urin unter Stress ansteigt. Das heißt, der Körper verliert den wichtigen Mineralstoff in zu großen Mengen.

Ein Teufelskreis beginnt

Magnesium wird für bestimmte Prozesse im Gehirn benötigt, die beruhigend oder stimmungsaufhellend wirken. Fehlt Magnesium, funktionieren diese Prozesse nicht mehr richtig. Und nicht nur das: Weil die beruhigenden Prozesse gestört sind, werden vermehrt stressauslösende Botenstoffe freigesetzt, die wiederum mit Magnesium reagieren, das dann über die Nieren ausgeschieden wird. Der Magnesiumspiegel sinkt und sinkt und sinkt.

Folgende beruhigende oder stimmungsaufhellende Prozesse werden durch einen Magnesiummangel gestört:

- Magnesium ist an der Synthese des Glückshormons Serotonin beteiligt. Fehlt der Mineralstoff, wird immer weniger Serotonin gebildet.
- Magnesium wirkt hemmend auf den erregenden Botenstoff Glutamat. Fehlt Magnesium, werden immer mehr Glutamat-Rezeptoren aktiviert, was zu Depressionen führen kann.
- Für die positive Wirkung des beruhigend wirkenden Neurotransmitters GABA wird ebenfalls Magnesium benötigt. Fehlt Magnesium, kann GABA seine Wirkung nicht mehr entfalten. Innere Unruhe und Schlafstörungen sind die Folge.[72]

Magnesium für den Energiestoffwechsel

Der essenzielle Mineralstoff ist auch ein wichtiger Co-Faktor für mehrere Schritte im Energiestoffwechsel. Fehlt Magnesium, werden weniger Energiemoleküle gebildet. Das merkt man. Das macht müde. Das kann zur Entstehung von Burnout und Depressionen beitragen.

Die Ernährung kann das fehlende Magnesium nicht ersetzen

Von offizieller Seite heißt es oft, dass bei einer ausgewogenen Ernährung kein Nährstoffmangel zu befürchten sei. Bei Depressionen oder Burnout sieht das oft anders aus. Vor allem der Magnesiumspiegel ist meist so stark abgesunken, dass es unmöglich ist, diesen Mangel durch eine ausgewogene Ernährung wieder in den gesunden Bereich zu bringen.

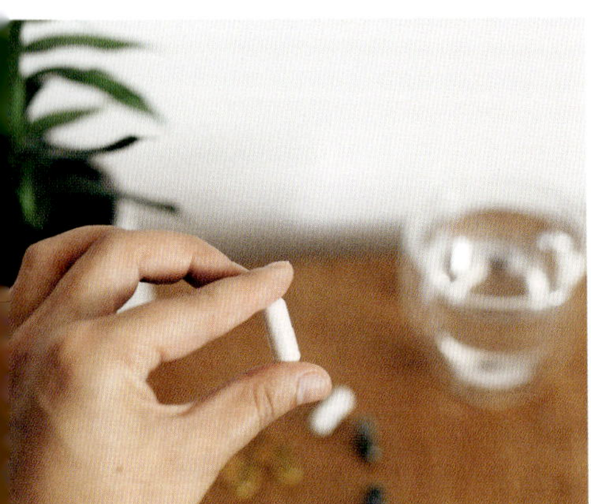

Welcher Magnesiumspiegel gesund ist und wie viel Magnesium bei einem Mangel substituiert werden sollte, erfahren Sie im Praxistipp am Ende von Tipp Nummer 59.

TIPP **63**

Eisen für Neurotransmitter und Nervenzellen

Es ist erstaunlich, wie selten bei Depressionen oder Burnout ein Eisenmangel als Mitverursacher der Beschwerden in Betracht gezogen wird. Schaut man sich jedoch die typischen Symptome an, fallen die Gemeinsamkeiten sofort auf:

Eisenmangel: körperliche Schwäche, Müdigkeit, Blässe, Kopfschmerzen, erhöhtes Kälteempfinden, Schwindel, Konzentrationsstörungen, Kurzatmigkeit und vieles mehr.

Depression: körperliche Schwäche, Müdigkeit, Kopf- und/oder Rückenschmerzen, Schwindel, Konzentrationsstörungen, gedrückte Stimmung, Interessenverlust und vieles mehr.

Ein weiterer interessanter Zusammenhang besteht zwischen dem Geschlechterunterschied bei Depressionen und Eisenmangel. Nach Angaben des Robert Koch-Instituts leiden etwa 10 Prozent der Frauen und 6,5 Prozent der Männer an einer Depression. Etwa 20 Prozent der Frauen im gebärfähigen Alter leiden an Eisenmangel und 5 bis 10 Prozent der Frauen nach den Wechseljahren. Bei Männern ist der Anteil ähnlich hoch wie bei Frauen nach der Menopause. Insgesamt leiden deutlich mehr Frauen als Männer sowohl an Eisenmangel als auch an Depressionen.

Eisen für die Energiegewinnung

Eisen wird benötigt, um Sauerstoff zu den Zellen zu transportieren. Sauerstoff wiederum ist wichtig für die Energiegewinnung. Eisen ist aber auch direkt an der Energieproduktion beteiligt. Fehlt Eisen, fehlt immer auch Energie. Das macht sich nicht nur durch körperliche Schwäche bemerkbar, sondern auch durch eine gedrückte Stimmung.

Eisen im Gehirn

Im Gehirn wird Eisen für die Produktion der Neurotransmitter Serotonin, Dopamin und Noradrenalin benötigt. Fehlt Eisen, werden weniger dieser wichtigen Botenstoffe gebildet.

Indirekt ist Eisen auch an der Neubildung von Nervenzellen und deren Vernetzung beteiligt. Bei depressiven Menschen ist dieser Prozess gestört. Besonders betroffen ist der Hippocampus, ein sehr zentral gelegener Teil des Gehirns, der vor allem für die Speicherung neuer Sinneseindrücke und Informationen zuständig ist. Eisen verbessert die wichtige Neubildung und Vernetzung von Nervenzellen.

Die Rolle des Darms bei Eisenmangel und Depressionen

Ein Eisenmangel kann verschiedene Ursachen haben, z. B. eine verminderte Eisenaufnahme durch vegetarische oder vegane Ernährung, Blutverlust während der Menstruation oder auch ein geschädigter Darm. Bei einem Leaky Gut, einem gestörten Mikrobiom oder anderen chronischen Darmproblemen ist die Eisenaufnahme aus dem Darm vermindert. Chronische Darmprobleme gehen oft mit Depressionen und Burnout einher, bleiben aber meist unbemerkt.

PRAXISTIPP

Ferritin-Wert bestimmen lassen

Ob ein Eisenmangel vorliegt, lässt sich am besten durch eine Messung des Ferritin-Wertes feststellen. Ferritin ist das sogenannte Speichereisen.

- Idealer Wert Frauen: 50–140 µg/l bzw. 0,11–0,32 nmol/l
- Idealer Wert Männer: 130–360 µg/l bzw. 0,29–0,80 nmol/l

Um einen Mangel auszugleichen, empfiehlt sich die Einnahme von Eisenpräparaten. Da auch zu hohe Eisenwerte ungesund sind, sollte der Ferritin-Wert halbjährlich kontrolliert werden.

TIPP **64**

Arginin, ein epigenetischer Schalter gegen Stress

Psychischer Stress führt dazu, dass in den Nervenzellen des Gehirns verschiedene Gene verstärkt abgelesen werden. Unter anderem werden drei Proteine vermehrt hergestellt. Zwei davon fördern chronische Entzündungsreaktionen. Steigt die Konzentration dieser Proteine im Gehirn zu stark an, wirken sie toxisch auf die Nervenzellen. Die Nervenzellen können sogar absterben. Das dritte verstärkt die Reaktionen der Glutamat-Rezeptoren. Schlafstörungen und andere psychische Probleme können die Folge sein. Chronische Entzündungen, das Absterben von Nervenzellen und Veränderungen der Glutamat-Rezeptoren werden immer wieder im Gehirn von Menschen beobachtet, die an Depressionen leiden.

Arginin hemmt die Aktivität schädlicher Gene

Versuche an Mäusen haben gezeigt, dass die tägliche Gabe von Arginin die Aktivität dieser drei schädlichen Gene hemmt. Arginin ist eine semiessenzielle Aminosäure. Der Körper kann sie zwar selbst herstellen, aber vor allem bei psychischem Stress tut er dies oft nicht in ausreichender Menge. Dann muss Arginin über die Nahrung oder Nahrungsergänzungsmittel zugeführt werden.

Arginin wirkt auf mehreren Wegen den schädlichen Veränderungen durch Stress entgegen. Einerseits reduziert es Entzündungsreaktionen. Arginin verändert aber auch die Aktivität der Glutamat-Rezeptoren und die Glutamat-Konzentration positiv. Zu viel Glutamat führt ebenso wie chronische Entzündungen zum Absterben von Nervenzellen. Die semiessenzielle Aminosäure bewahrt Nervenzellen vor dem Absterben.

Arginin verbessert die Funktion der Mitochondrien

In den Mitochondrien wird die Energie für die Zellen produziert. In jeder Nervenzelle gibt es mehrere Tausend Mitochondrien. Die Nervenzellen sind auf die Energie aus den Mitochondrien angewiesen. Versagen die Mitochondrien, sterben auch die Nervenzellen ab.

Bei chronischen Entzündungen, wie sie bei Depressionen und Burnout meist im Gehirn vorliegen, werden auch die Mitochondrien angegriffen. Arginin wirkt dem entgegen. Die Einnahme der essenziellen Aminosäure verbessert die Funktion der Mitochondrien. Dies wirkt sich sehr positiv auf die Gesundheit der Nervenzellen aus und reduziert depressive Symptome.

Arginin senkt Alzheimer-Risiko

Menschen mit Depressionen haben ein erhöhtes Risiko, an Alzheimer zu erkranken. Die Zusammenhänge sind vielfältig. Die Wissenschaftler der Mausstudie gehen aber davon aus, dass Arginin auch das Alzheimer-Risiko senkt, weil Arginin die Nervenzellen schützt.[73]

Bei Insulinresistenz, jahrelangem Eiweißmangel oder einem massiven Mangel an Vitamin B_{12}, Folsäure oder Vitamin B_6 kann Arginin keine Wunder bewirken. Arginin kann aber einen zusätzlichen Beitrag zur Senkung des Alzheimer-Risikos leisten.

PRAXISTIPP !

Arginin einnehmen

Nehmen Sie täglich drei bis sechs Gramm Arginin zu sich.

Reines Arginin in Pulverform schmeckt furchtbar. Nehmen Sie es daher besser in Kapselform oder als zubereitetes Pulver zu sich.

TIPP **65**

Selen und Jod für die Schilddrüsenhormone

Wenn mit den Schilddrüsenhormonen etwas nicht stimmt, schlägt sich das schnell auf die Stimmung nieder. Da die Schilddrüsenhormone auch den Energiestoffwechsel mitsteuern, kommt es häufig zu starker Abgeschlagenheit und Müdigkeit, wenn die Schilddrüse die Hormone nicht mehr in ausreichender Menge produzieren kann. Schilddrüsenhormone gehören zu den am einfachsten aufgebauten Hormonen überhaupt. Sie bestehen lediglich aus zwei Aminosäuren und Jod. Zu ihrer Herstellung wird zusätzlich Selen benötigt. Leider mangelt es vielen Menschen gerade an diesen beiden Mineralstoffen. Jod ist vor allem in Fisch, Eiern, Fleisch und Milchprodukten enthalten. Vegetarier und Veganer sind daher häufiger von Jodmangel betroffen als andere. Aber auch das in diesen Lebensmitteln enthaltene Jod reicht meist nicht aus. Deshalb gibt es jodiertes Speisesalz zu kaufen. Wer sich jedoch an die weitverbreiteten Empfehlungen hält, Kochsalz zur Vorbeugung von Bluthochdruck zu reduzieren, nimmt trotz Fleisch, Fisch, Salz und Eiern meist zu wenig Jod auf. Selen kommt in besonders hoher Konzentration in Innereien und Fisch, aber auch in Gemüse und anderen tierischen Produkten vor. Die Menge hängt jedoch stark vom Selengehalt des Bodens ab. Mitteleuropa gehört zu den Selenmangelgebieten. Die meisten Nahrungsmittel enthalten zu wenig Selen. Deshalb haben viele Menschen auch einen Selenmangel. Es ist sehr wichtig, die Selen- und Jodversorgung im Auge zu behalten, zumal diese Untersuchungen oft nicht zum Standard gehören. Aber nicht nur Nährstoffmangel, sondern auch Leaky Gut und chronische Entzündungsreaktionen können die Schilddrüse schädigen.

Schilddrüsenhormone sind kein guter Indikator für Jodmangel

Meist werden die Schilddrüsenhormone freies T3 und freies T4 sowie TSH untersucht. Letzteres wird nicht in der Schilddrüse, sondern im Gehirn gebildet und regt die Schilddrüse überhaupt erst zur Produktion von Hormonen an. Der größte Teil von T3 und T4 ist an bestimmte Proteine gebunden und somit inaktiv. Deshalb ist es wichtig, den Anteil der freien Hormone zu bestimmen. Leider kann man mit dieser Untersuchung keinen Jodmangel feststellen. Die Werte zeigen erst dann Auffälligkeiten, wenn die Schilddrüse durch einen Jod- oder Selenmangel bereits stark geschädigt ist.

Jodversorgung messen lassen

Die Messung der Jodversorgung ist nicht ganz einfach. Sowohl die Blut- als auch die Urinwerte geben nur die Jodaufnahme eines kurzen Zeitfensters vor der Probennahme wieder. Etwas genauer ist der Jodsättigungstest. Dieser Test sollte nicht bei Eisen- oder Selenmangel durchgeführt werden. Er ist auch nicht geeignet, wenn die Schilddrüse bereits geschädigt ist.

Thyreoglobulin gilt derzeit als relativ robuster Marker. Im Gegensatz zur Messung von Jod im Urin oder im Blut erlaubt die Messung des Thyreoglobulins laut Weltgesundheitsorganisation eine Abschätzung der Jodversorgung der vergangenen Monate bis Jahre. Derzeit gilt

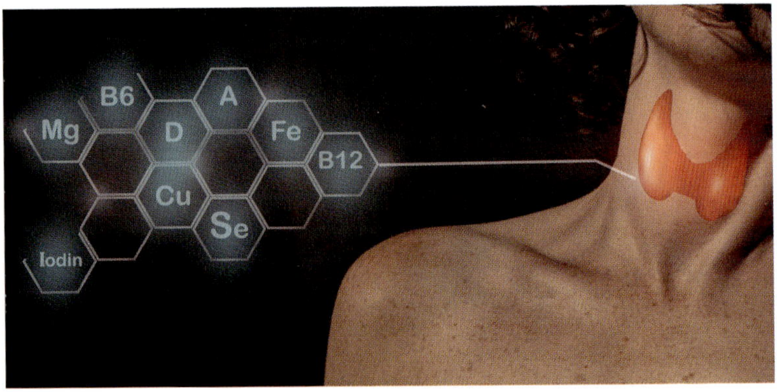

ein Wert unter 20 µg/l als gesund. Gleichzeitig sollte der Thyreoglobulin-Antikörper (Thyreoglobulin-AKK) bestimmt werden. Dieser Wert ist bei verschiedenen Schilddrüsenerkrankungen erhöht. Krankhaft erhöhte Thyreoglobulin-AKK verändern den Thyreoglobulin-Wert. Ist die Thyreoglobulin-AKK zu hoch, hat der Thyreoglobulin-Wert keine Aussagekraft mehr. Dann ist aber klar, dass die Schilddrüse geschädigt ist. Es wird empfohlen, einen Facharzt aufzusuchen.

Selen für die Hormonproduktion und zum Schutz der Schilddrüse

Selen wird sowohl für die Produktion von T4 als auch für die Umwandlung von T4 in T3 benötigt. T3 ist die physiologisch wirksame Form des Hormons. Bei Selenmangel ist die Hormonproduktion vermindert.

Außerdem entstehen bei der Produktion der Schilddrüsenhormone natürlicherweise viele freie Radikale. Werden diese nicht entschärft, schädigen sie das Schilddrüsengewebe. Eines der wichtigsten Antioxidantien, das freie Radikale entschärft, ist Glutathion. Dieses Molekül enthält Selen. Bei Selenmangel nimmt die Glutathionsynthese ab und die Schilddrüsenschädigung zu.

Ein Jodmangel lässt zudem den TSH-Spiegel ansteigen. Dies wiederum führt zu einer vermehrten Bildung von freien Radikalen. Bei einem Jodmangel wird also noch mehr Selen benötigt, um eine Schädigung der Schilddrüse zu verhindern.

Ein Selenmangel schwächt auch das Immunsystem. Besonders problematisch ist dies bei Depressionen und Burnout. Denn Selen wird benötigt, um chronische Entzündungen zu reduzieren.

Weitere Vitamine und Mineralstoffe für eine gesunde Schilddrüse

Für eine gesunde Schilddrüse ist eine gute Versorgung mit einer Reihe von Nährstoffen notwendig:

- **Vitamin D** aktiviert Gene, die die Produktion von Schilddrüsenhormonen steigern.

- **Eisen** ist unentbehrlich für die Produktion antioxidativ wirkender Enzyme in der Schilddrüse und des Antioxidans Glutathion.
- **Zink** hat einen positiven Einfluss auf die Synthese der beiden Schilddrüsenhormone und des TSH.
- **Magnesium** fördert die Bildung des Hormons T4 und ist an der Aktivierung von T3 beteiligt.
- **L-Tyrosin** ist ein wichtiger Baustein der Schilddrüsenhormone.
- **Vitamin A** ist an der Bildung spezieller Abwehrzellen (T-Zellen) beteiligt, die wiederum bei Hashimoto eine Rolle spielen. Daher sollte gerade bei Hashimoto auf eine ausreichende Versorgung mit Vitamin A geachtet werden.

Hemmende Substanzen

Einige Nahrungsbestandteile reduzieren die Produktion von Schilddrüsenhormonen:

- **L-Carnitin**, eine beliebte Substanz zur Steigerung des Energiestoffwechsels, hemmt die Aktivität der Schilddrüsenhormone. Die Einnahme kann daher bei einer Schilddrüsenüberfunktion eine Zeit lang sinnvoll sein, nicht aber bei einer Schilddrüsenunterfunktion.
- **Senfölglykoside**, die in vielen Kohlarten enthalten sind, werden im Körper teilweise in Stoffe (Thiocyanate) umgewandelt, die die Jodaufnahme vermindern. Problematisch wird dies jedoch erst, wenn täglich sehr große Mengen an Kohl, insbesondere roh, verzehrt werden.
- **Soja** in Form von Tofu oder Fleischersatzprodukten bei gleichzeitigem Jodmangel ist dahingegen problematischer. Die Produktion von Schilddrüsenhormonen nimmt ab.
- **Lithium**, das manchmal gegen Depressionen eingenommen wird, stört die Jodfreisetzung in der Schilddrüse.
- **Fluor** hemmt vermutlich den Jodtransport.[74]

PRAXISTIPP

Lassen Sie Ihre Jod- und Selenversorgung testen

Jod: Lassen Sie Thyreoglobulin und Thyreoglobulin-Antikörper (Thyreoglobulin-AAK) bestimmen.

- Der Thyreoglobulin-Wert sollte unter 20 µg/l liegen.
- Der Thyreoglobulin-AAK-Wert sollte unter 100 IE/ml liegen.

Bei Jodmangel sollten 150 bis 200 µg Jod pro Tag eingenommen werden. Kinder mit Jodmangel sollten zwischen 70 und 120 µg Jod pro Tag erhalten, Säuglinge 40 µg.

Selen: Lassen Sie Selen entweder im Serum oder im Vollblut messen.

- Ihr Selenwert im Serum sollte zwischen 150 und 200 µg/l liegen.
- Ihr Selenwert im Vollblut sollte zwischen 180 und 230 µg/l liegen.

Selen wirkt in zu hohen Konzentrationen toxisch. Lassen Sie deshalb Ihren Selenspiegel halbjährlich kontrollieren, wenn Sie Selen einnehmen.

TIPP **66**

S-Adenosylmethionin (SAM) für ein gutes Gefühl

S-Adenosylmethionin, kurz SAM, wird aus der Aminosäure Methionin gebildet. Sie kommt in allen eiweißhaltigen Lebensmitteln vor. SAM wird hauptsächlich in der Leber, aber auch direkt im Gehirn hergestellt. Interessanterweise wird SAM auch aus ATP produziert. ATP ist das energiereiche Endprodukt des Energiestoffwechsels. Vielen Patienten mit Depressionen oder Burnout fehlt SAM. Möglicherweise weil Energie in Form von ATP fehlt, zu wenig eiweißhaltige Nahrung aufgenommen wird oder der Homocysteinstoffwechsel (siehe Tipp Nummer 27) gestört ist. Ein Mangel an SAM hat weitreichende Folgen, denn SAM wirkt auf mehreren Wegen gegen Depressionen.

SAM reguliert Botenstoffe und Hormone

SAM erhöht die Synthese der Botenstoffe Dopamin und Serotonin. Dadurch werden Motivation und positive Gefühle gesteigert. Außerdem hat SAM einen positiven Einfluss auf die Regulation des Stresshormons Noradrenalin.

SAM reduziert im Gehirn das Sexualhormon Prolaktin. Sowohl bei Männern als auch bei Frauen können Depressionen mit einem erhöhten Prolaktinspiegel einhergehen. Zu viel Prolaktin ist problematisch, denn es führt bei Frauen im gebärfähigen Alter zu Zyklusstörungen, verminderter Libido und übermäßigem Haarwuchs. Bei Männern nehmen Libido und Potenz ab, bis hin zur Impotenz. SAM wirkt dem entgegen.

Aus SAM entsteht das wichtige Antioxidans Glutathion

Depressionen und Burnout gehen meist mit chronischen Entzündungsreaktionen im Gehirn einher. Antioxidantien wirken dem entgegen.

Eines der stärksten körpereigenen Antioxidantien ist Glutathion. Es wird aus SAM gebildet. Dazu wird SAM zunächst in das gefährliche Stoffwechselprodukt Homocystein umgewandelt. In drei weiteren Umwandlungsschritten entsteht Glutathion. Für zwei dieser Schritte wird Vitamin B_6 benötigt.

Erhöhte Bildung von BDNF

Typisch für Menschen mit Depressionen oder Burnout ist eine verminderte Neubildung von Nervenzellen, die auf einen Mangel des Wachstumsfaktors BDNF zurückzuführen ist. SAM fungiert als epigenetischer Schalter. Das Gen für die Herstellung des Wachstumsfaktors wird dann verstärkt abgelesen und der Faktor wieder vermehrt gebildet.

SAM richtig dosieren

SAM kommt natürlicherweise im Körper vor. Bei Depressionen und Burnout ist es sinnvoll auszuprobieren, ob eine zusätzliche Supplementierung die Symptome lindert. Typischerweise werden dazu zwischen 600 und 1 200 mg S-Adenosylmethionin über den Tag verteilt in drei Dosen zu einer Mahlzeit eingenommen.[75]

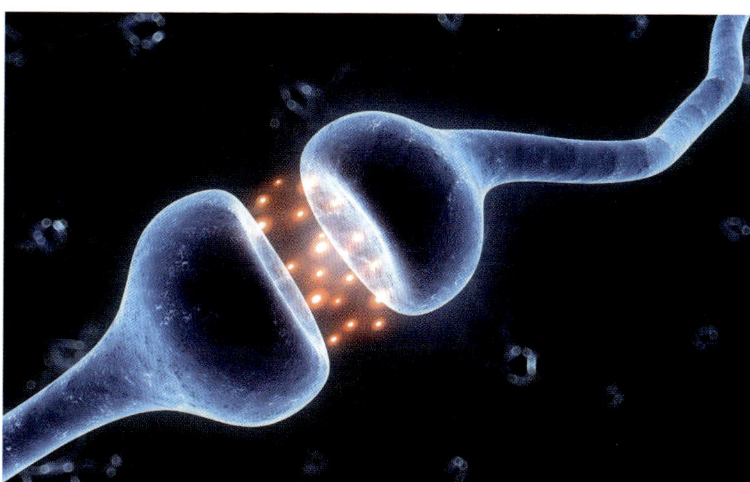

TIPP 67

Tryptophan mit B-Vitaminen für Glück und Schlaf

Serotonin ist einer der wichtigsten Neurotransmitter, der für das Gefühl von Zufriedenheit und Freude verantwortlich ist. Fehlt Serotonin, ist die Stimmung oft gedrückt. Ein Serotoninmangel ist eine, aber bei Weitem nicht die einzige Ursache für Depressionen.

Serotonin wird unter anderem in den Nervenzellen gebildet, und zwar aus der essenziellen Aminosäure Tryptophan. Sie muss gegessen werden. Besonders reich an Tryptophan sind alle eiweißhaltigen Lebensmittel. Eier und Rindfleisch enthalten besonders viel von dieser wichtigen Aminosäure, aber auch Kürbiskerne und andere Samen.

Aus Serotonin entsteht in zwei weiteren Umwandlungsschritten das Schlafhormon Melatonin. Viele Menschen, die an Depressionen oder Burnout leiden, fühlen sich nicht nur emotional niedergeschlagen, sondern können auch nicht schlafen. Einer der Gründe ist ein Mangel an Melatonin, der durch den Serotoninmangel entsteht.

Allerdings werden nur etwas 5 Prozent des aufgenommenen Tryptophans in Serotonin und anschließend in Melatonin verstoffwechselt. Der Großteil gelangt in den Kynurenin-Stoffwechsel. Läuft hier alles rund, entstehen nervenschützende Substanzen sowie Stoffe, die anschließend im Energiestoffwechsel genutzt werden. Ist der Kynurenin-Stoffwechsel gestört, wie es oft bei chronischen Entzündungsreaktionen der Fall ist, entstehen Stoffe, die Nervenzellen schädigen oder sogar absterben lassen.

Sport wirkt sich positiv auf den Kynurenin-Stoffwechsel aus

Durch Sport wird die Aktivität eines bestimmten Enzyms erhöht, was zu einer sehr positiven Veränderung führt. Durch die erhöhte Aktivität entsteht mehr Kynureninsäure, die eine nervenschützende Wirkung hat. Selbst bei chronischen Entzündungsreaktionen nimmt gleichzeitig die Menge an nervenschädigenden Substanzen ab.

Nur mit den richtigen Nährstoffen funktioniert's

Damit im Kynurenin-Stoffwechsel gesundheitsfördernde und nicht gesundheitsschädigende Substanzen entstehen, sind folgende Co-Faktoren notwendig: aktive Form des Vitamin B_6, Vitamin B_2, Mangan, Magnesium, Zink, Kobalt und Kupfer. Fehlt es an einigen dieser Nährstoffe, können vermehrt nervenschädigende Stoffe entstehen, die Depressionen auslösen können.[76]

Vitamin B_6 ist besonders wichtig

Ob im Kynurenin-Stoffwechsel mehr nervenzellschützende als nervenzellschädigende Stoffe entstehen, hängt vor allem von Vitamin B_6 ab. Fehlt dieses Vitamin, arbeiten vier verschiedene Enzyme nicht mehr richtig. Es entstehen vermehrt nervenschädigende Stoffe, die Depressionen begünstigen. Kein Wunder also, dass Vitamin B_6 oft bei Depressionen hilft. Neben Vitamin B_6 ist auch Vitamin B_2 wichtig, das für die Funktion eines weiteren Enzyms benötigt wird. Außerdem ist eine gute Versorgung mit Mangan, Magnesium, Zink, Kobalt und Kupfer Voraussetzung dafür, dass im Tryptophan- und Kynurenin-Stoffwechsel alles rund läuft.

Wann Tryptophan sinnvoll ist

Tryptophan wird nicht nur in Serotonin oder Kynurenin umgewandelt, es wirkt auch direkt im Darm und kann zur Heilung von Leaky Gut und Dysbiose beitragen. Da Depressionen und Burnout fast immer mit Darmproblemen einhergehen, hat Tryptophan hier eine heilende Wirkung.

Tryptophan hilft auch vielen Menschen, besser zu schlafen, und wirkt oft stimmungsaufhellend. Die Dosierung ist sehr individuell. 1,5 Gramm abends, etwa drei Stunden nach dem Abendessen eingenommen, helfen vielen Menschen, besser zu schlafen. Manchen reichen schon 0,5 Gramm. Andere nehmen bis zu vier Gramm über den Tag verteilt und fühlen sich dadurch emotional stabiler und zufriedener. Tryptophan wirkt immer am besten, wenn es nüchtern eingenommen wird, d. h. drei Stunden nach einer Mahlzeit und/oder zwei Stunden vor einer Mahlzeit.

Wann kein oder weniger Tryptophan eingenommen werden sollte

Bei chronisch entzündlichen Erkrankungen, extremem Bewegungsmangel und starkem Nährstoffmangel sollte ausprobiert werden, ob die Einnahme von Tryptophan hilft. Ist der Stoffwechsel aus dem Gleichgewicht geraten, kann die zusätzliche Einnahme von Tryptophan Depressionen verschlimmern. Hier gilt: Ausprobieren!

Eine zu hohe Dosis Tryptophan am Abend kann zu Albträumen führen. Dieses Phänomen wird auch als Nebenwirkung von SSRIs beschrieben. Sowohl bei einer zu hohen Dosis Tryptophan als auch bei der Einnahme der genannten Medikamente kann es zu einem starken Anstieg des Serotoninspiegels im Gehirn kommen. Dies führt zu intensiveren Träumen. Positive Träume werden schöner, aber negative Träume können schnell zu Albträumen werden. Das ist nicht gut. In solchen Fällen sollte die Dosis reduziert werden.

Tryptophan sollte nie zusammen mit Serotonin-Wiederaufnahmehemmern, kurz SSRIs, eingenommen werden. Es kann zum Serotonin-Syndrom kommen, einem lebensbedrohlichen Zustand, der nur durch verschiedene Medikamente ausgelöst werden kann, die auf den Serotonin-Haushalt wirken.

TIPP 68

Omega 3 wirkt auf sechs Arten heilsam

Omega-3-Fettsäuren sind unentbehrlich für die Gesundheit, auch für die des Gehirns. Sie kommen in jeder Zellmembran und damit überall im Körper vor. Aber nicht nur in den Zellmembranen, sondern auch in und zwischen den Zellen übernehmen die Fettsäuren viele wichtige Funktionen.

Omega-3-Fettsäuren kommen vor allem in fettem Fisch, Wild, Fleisch und Butter von artgerecht gehaltenen Tieren sowie in Algen vor. Immer mehr Menschen leiden jedoch an einem Mangel an Omega-3-Fettsäuren.

Omega 3 wird immer weniger über die Nahrung aufgenommen

Ein Grund ist die vegetarische oder vegane Ernährung ohne gezielte Zufuhr von Omega 3, die fast immer zu Mangelerscheinungen führt.

Ein weiterer Grund ist die Tierhaltung in der konventionellen Landwirtschaft. Rinder und Schweine bekommen Futter, das sie in freier Wildbahn nie fressen würden, sie leiden unter Bewegungsmangel und chronischen Entzündungen. All das wirkt sich negativ auf ihre Omega-3-Fettsäuren aus. Gleichzeitig steigt bei diesen Tieren die Menge an schädlichen Omega-6-Fettsäuren. Wer Fleisch von nicht artgerecht gehaltenen Tieren isst, nimmt nicht mehr genügend Omega-3-Fettsäuren auf.

Ein weiterer Grund ist der Rückgang des Fischkonsums. Immer mehr Menschen verzichten auf Fisch, weil vor allem Seefisch oft mit Schwermetallen belastet ist. Wer will schon Giftstoffe essen? Hinzu kommt, dass die meisten Fischbestände überfischt sind. Auch das ist für viele ein entscheidender Faktor, den eigenen Fischkonsum zu reduzieren.

Omega-3-Fettsäuren sind wichtig für die Gesundheit des Gehirns

Omega-3-Fettsäuren wirken auf mindestens sechs verschiedenen Wegen gegen Depressionen und Burnout:

- **Omega 3 reduziert chronische Entzündungen.** Depressionen und Burnout gehen fast immer mit chronischen Entzündungsreaktionen der Nervenzellen einher. Omega 3 reduziert diese wirksam.
- **Omega 3 reduziert die Aktivität eines schädlichen Gens.** Bei einer Depression oder einem Burnout ist die Produktion des Corticotropin-Releasing-Hormons, kurz CRH, häufig zu hoch. Die Konzentration von CRH im Körper steigt an. Dies hat zur Folge, dass andere stressauslösende Substanzen wie das Adrenocorticotropes Hormon, kurz ACTH, vermehrt gebildet werden. Außerdem dämpft das Corticotropin-Releasing-Hormon die Aktivität des Immunsystems. Omega 3 wirkt dem entgegen. Das Gen wird seltener abgelesen, die CRH-Konzentration sinkt. Auch die Konzentration anderer stressauslösender Stoffe sinkt. Das Immunsystem arbeitet effizienter.
- **Omega 3 wirkt oxidativem Stress entgegen.** Bei Patienten, die an Depressionen oder Burnout leiden, findet sich meist auch erhöhter oxidativer Stress im Gehirn. Er greift die Nervenzellen an und kann zum Absterben von Nervenzellen beitragen. Omega 3 reduziert oxidativen Stress im Gehirn und schützt so die Nervenzellen.
- **Omega 3 verringert das Absterben von Nervenzellen.** Wenn Nervenzellen chronisch entzündet sind, wie bei Depressionen oder Burnout, sterben sie vermehrt ab. Omega 3 wirkt dem entgegen.
- **Omega 3 regt das Wachstum neuer Nervenzellen und deren Vernetzung an.** Bei einer guten Omega-3-Versorgung bilden sich vermehrt neue Nervenzellen aus sogenannten Stammzellen. Außerdem nimmt die Vernetzung der Nervenzellen untereinander zu.
- **Omega 3 ist für die Funktion der Neurotransmitter notwendig.** Wenn Signale von einer Nervenzelle zur nächsten übertragen werden, geschieht dies mithilfe von Neurotransmittern. Omega 3 hat einen großen Einfluss darauf, wie gut dieses System funktioniert. Omega 3 wirkt direkt auf die Produktion der wichtigen Neurotrans-

mitter Serotonin, Dopamin, Noradrenalin, Glutamat und GABA. Die Fettsäuren beeinflussen aber nicht nur die Menge der gebildeten Neurotransmitter, sondern auch deren Wirksamkeit bei der Signalübertragung von Zelle zu Zelle. Omega 3 beeinflusst zudem die Menge der Rezeptoren in den Membranen der Nervenzellen. Verändert sich die Zusammensetzung der Rezeptoren, ändert sich auch die Gewichtung, mit der die verschiedenen Neurotransmitter ihre Signale übertragen. Es wird vermutet, dass bei einer guten Omega-3-Versorgung vor allem mehr Dopamin-Rezeptoren gebildet werden, die motivierend wirken.

Faktoren wirken zusammen

Die hier aufgeführten sechs positiven Veränderungen durch eine gute Omega-3-Versorgung wirken nicht unabhängig voneinander. Sie bedingen sich zum Teil gegenseitig. Sie tragen aber alle zu positiven Veränderungen im Gehirn und damit zur Verringerung von Depressionen und Burnout bei.[77]

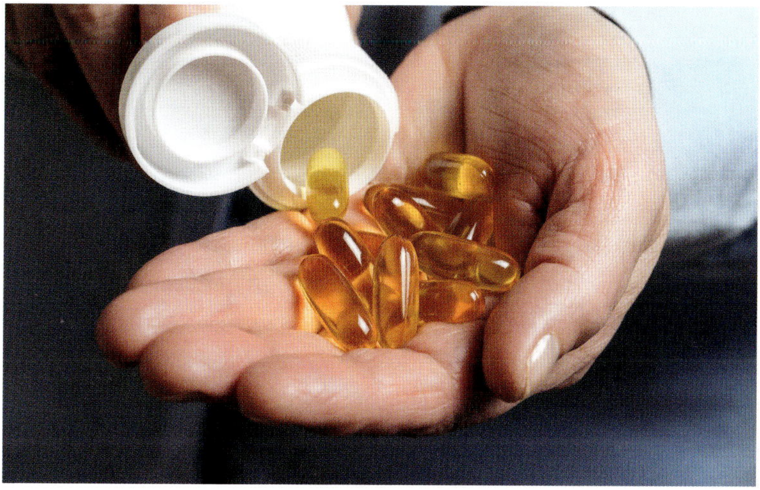

TIPP 69

Johanniskraut, Kurkuma, Rhodiola rosea, Ginkgo und Ashwagandha nutzen

Seit Jahrhunderten werden Heilpflanzen zur Behandlung verschiedener Krankheiten eingesetzt. Sowohl in Europa als auch in Asien, Afrika und bei den Ureinwohnern Nordamerikas gibt es ein erstaunliches Wissen über die Anwendung verschiedener Heilpflanzen. Für einige Pflanzen kennt man heute den genauen Wirkmechanismus. Bei anderen ist die Wirkungsweise unklar. Dass sie wirken, ist aber oft durch zahlreiche Studien belegt.

Johanniskraut hat viele positive Effekte

Johanniskraut verstärkt die Wirkung verschiedener Botenstoffe wie Serotonin, Dopamin und Noradrenalin. Auf welche Weise die Inhaltsstoffe der Pflanze zu diesen Veränderungen im Gehirn beitragen, ist noch nicht eindeutig geklärt. Neben den positiven Effekten auf die Aktivität der Botenstoffe fördert Johanniskraut die Bildung neuer Nervenzellen und deren Vernetzung. Die krautige, gelb blühende Pflanze wirkt entzündungshemmend und schützt die Nervenzellen vor allem vor den negativen Auswirkungen zu hoher Glutamatkonzentrationen.

Kurkuma reduziert Entzündungsreaktionen

Das Gewürz Kurkuma, ein Hauptbestandteil des Curry-Gewürzes, wirkt vor allem gegen Entzündungen. Seine positiven Effekte bei Depressionen und Burnout werden daher auch auf die Verminderung der typischen chronischen Entzündungsreaktionen zurückgeführt. Um in den Genuss dieser Wirkung zu kommen, muss man nicht Unmengen von Curry-Gewürz essen, denn Kurkuma gibt es auch in Kapselform.

Rosenwurz gegen Stresshormone und mehr

Rosenwurz, auch Rhodiola rosea genannt, wirkt wie Kurkuma entzündungshemmend. Die Pflanze aus der Familie der Dickblattgewächse senkt aber besonders gut die Konzentration verschiedener Stresshormone wie Cortisol und andere. Außerdem fördert sie die Bildung des Wachstumsfaktors BDNF und steigert die Freisetzung wichtiger Neurotransmitter wie Serotonin und Dopamin. Außerdem fördert Rosenwurz die Gesundheit der Mitochondrien, der Minikraftwerke in fast jeder Zelle.

Ginkgo fördert Denken und Gedächtnis

Extrakte aus Blättern und Rinde von Ginkgo werden in China wahrscheinlich schon seit mehreren Tausend Jahren zu Heilzwecken verwendet. Wie Ginkgo im Gehirn wirkt, ist allerdings noch nicht genau bekannt. Wahrscheinlich fördert Ginkgo die Durchblutung des Gehirns und wirkt oxidativem Stress entgegen. Vor allem hemmt es die Bildung von Beta-Amyloid. Beta-Amyloid-Plaque ist im Zusammenhang mit der Alzheimer-Krankheit von Bedeutung, aber auch bei Patienten mit Depressionen wird eine erhöhte Konzentration von Beta-Amyloid gefunden.

Ashwagandha ist ein natürliches Anti-Angst-Mittel

Depressionen und Burnout gehen häufig mit Stress und damit einem erhöhten Cortisolspiegel einher. Ashwagandha senkt Cortisol. Wie genau dies geschieht, ist noch nicht geklärt. Die cortisolreduzierende Wirkung wurde jedoch in vielen Studien nachgewiesen. Sinkt der Cortisolspiegel, treten viele positive Veränderungen ein: Ängste nehmen ab oder verschwinden ganz, die Schlafqualität verbessert sich, die Konzentrationsfähigkeit steigt, das Abnehmen fällt leichter, insgesamt steigt die Lebensqualität.[78]

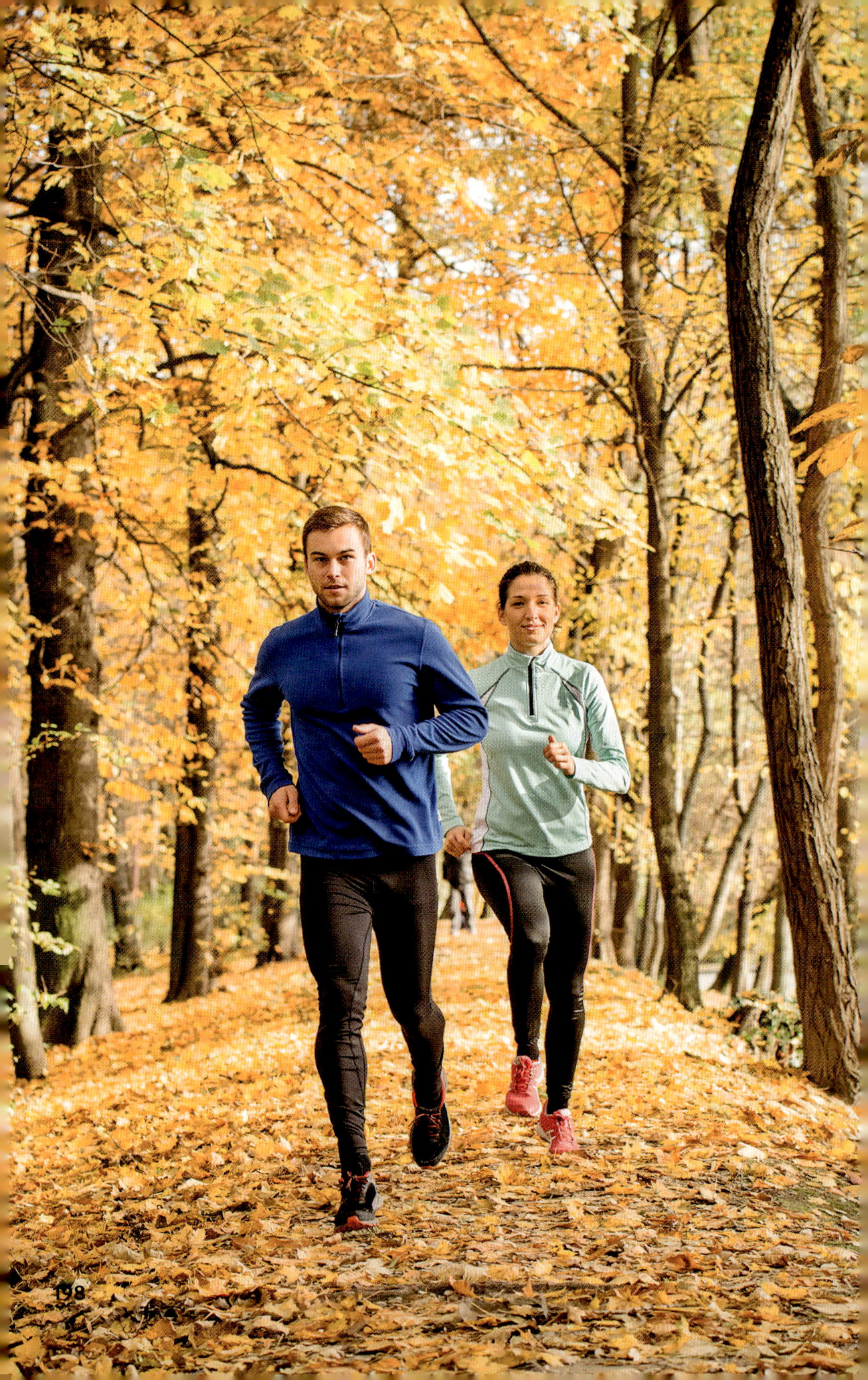

Sport ist essenziell

Sport ist ein wichtiger Genschalter und wirkt Depressionen und Burnout entgegen. Durch Sport gehen Entzündungsreaktionen zurück, die Energieversorgung steigt und neue Nervenzellen werden vermehrt gebildet. Sport ist eine Grundvoraussetzung für alle, die gesund leben wollen.

TIPP 70

Mehr Energie durch Laufen

Bewegung ist bei Depressionen und Burnout oft Mangelware. Betroffene fühlen sich manchmal zu erschöpft, um überhaupt das Bett oder das Sofa zu verlassen. Schwere Depressionen und schwerer Burnout sind ein Zustand der Stagnation, der Bewegungslosigkeit. Die immer gleichen negativen Gedanken wiederholen sich. Alles Positive erscheint absurd und fern. Die Stagnation und Unbeweglichkeit zeigt sich auch körperlich. Jede Bewegung, und sei es nur der Gang zur Dusche, wird als zu anstrengend empfunden. Aber auch schon eine leichte Depression oder ein leichter Burnout gehen mit Stagnation und Unbeweglichkeit einher, sowohl geistig als auch körperlich.

Körpererfahrungen verändern das Gefühlsleben

Körper, Gedanken und Gefühle sind untrennbar miteinander verbunden. Geht es einem körperlich schlecht, geht es auch der Psyche nicht gut. Fühlt man sich dagegen körperlich gut, ist es schwer, depressiv zu sein. Es gibt Studien, die zeigen, dass Menschen mit mehr Muskelmasse, vor allem an Bauch und Rücken, nicht nur rein körperlich stabiler sind, sondern sich auch psychisch stabiler fühlen, sogar mehr Selbstvertrauen haben.[79] Dasselbe gilt für die Flexibilität: Wer körperlich flexibel ist, ist es auch geistig.[80]

Was also tun gegen seelische Stagnation und Bewegungslosigkeit, wie sie für Depression und Burnout typisch sind? Laufen! Wenn möglich, so schnell wie möglich laufen, sprinten! Ich weiß, das ist nicht leicht, wenn schon das Zähneputzen zur Qual wird. Aber man kann die guten Momente nutzen, rausgehen und ein paar Meter schnell laufen. Danach wieder eine Weile gehen und den nächsten kleinen Sprint einlegen, bis man richtig außer Atem ist. Treiben Sie Ihren Puls in die Höhe. Probieren Sie es aus!

Wem das Sprinten zu anstrengend ist, der kann auch in einem für ihn angenehmen Tempo laufen. Laufen ist eines der besten Mittel gegen Depressionen und Burnout und wird mittlerweile auch in vielen Kliniken eingesetzt.

Menschen, die an Depressionen aufgrund eines chronischen Fatigue-Syndroms leiden, sollten allerdings etwas vorsichtiger sein. Für sie ist ein Spaziergang sinnvoller, um in Bewegung zu kommen.

Körperliche Bewegung beeinflusst das Denken und Fühlen. Durch die Bewegung verschwinden negative Gedankenwiederholungen oder nehmen an Intensität ab. Die Bewegung durchbricht die Stagnation, plötzlich sind wieder etwas positivere Zukunftsperspektiven möglich.

Laufen gibt Energie

Depressionen und Burnout sind immer durch einen Mangel an Energie gekennzeichnet. Es erscheint etwas kontraintuitiv, dass ausgerechnet das Laufen zu mehr Energie führen soll, wo es doch an sich schon so anstrengend ist und Energie verbraucht.

Aus biochemischer Sicht ist es jedoch logisch, dass Laufen Energie liefert. Denn unter Belastung wird in den Mitochondrien, den Kraftwerken der Zellen, besonders viel Energie produziert. Sie werden auf Hochtouren gebracht. Anstrengung ist ein epigenetischer Schalter. Er führt zu einer vermehrten Bildung von Mitochondrien und damit zu einer langfristig erhöhten Energieproduktion. Mehr dazu im Tipp Nummer 74.

TIPP 71

Den Körper ermüden

Es klingt paradox. Den Körper durch Sport oder andere Bewegung bewusst zu ermüden, obwohl man schon so müde ist, dass es schwerfällt, aufzustehen und die Zähne zu putzen. Es funktioniert trotzdem!

Körperliche Müdigkeit wirkt anders als psychische Erschöpfung, wie man sie bei einem Burnout oder einer Depression erlebt. Den Körper bewusst zu ermüden ist ein Weg aus dem Teufelskreis von Schlafproblemen in der Nacht und ständiger Müdigkeit am Tag. Wenn Sie Ihren Körper durch Sport oder andere körperliche Aktivitäten bewusst ermüden, schlafen Sie besser. Wer besser schläft, ist am nächsten Tag fitter.

Mit einem Spaziergang beginnen

Menschen, die fast nie in ihrem Leben Sport getrieben haben, werden es schwerer haben, während einer Depression oder einem Burnout zu laufen, als Menschen, die fast ihr ganzes Leben sportlich aktiv waren. Es muss auch nicht gleich ein Dauerlauf sein. Vielen Betroffenen hilft es schon, einfach nur spazieren zu gehen. Es tut gut, die Wohnung zu verlassen. Es tut gut, etwas anderes zu sehen, zu riechen, zu hören. Bewegung tut gut. Wer kann, sollte bewusst für einige Minuten oder während des gesamten Spaziergangs etwas schneller gehen, um ein bisschen außer Atem zu kommen.

Tageslicht ist besonders wichtig

Morgendliche Spaziergänge sind besonders effektiv. Grund dafür ist das Tageslicht. Es beeinflusst die innere Uhr positiv. Tagsüber unterdrückt die Lichtdusche die Produktion des Schlafhormons Melatonin. Das macht wach und gibt Energie. In der folgenden Nacht führt die Lichtdusche zu einer erhöhten Melatoninausschüttung. Das sorgt für guten und tiefen Schlaf. Tageslicht entfaltet seine Wirkung nur, wenn man es draußen erlebt. Fenster schwächen die Wirkung stark ab. Deshalb reicht Tageslicht in Innenräumen meist nicht aus, um die innere Uhr positiv zu beeinflussen.

Mehrmals pro Woche

Sport und Bewegung sind besonders effektiv, wenn sie mehrmals pro Woche ausgeübt werden. Jede Sport- oder Bewegungseinheit sollte zwischen 30 und 60 Minuten dauern. Ideal sind Ausdauersportarten wie Laufen oder Radfahren. Sie wirken nachweislich gegen Depressionen und Burnout. Viele Betroffene bevorzugen es zudem, Sport in ihrem eigenen Tempo und zu ihrer eigenen Zeit zu treiben und nicht mit anderen in Kontakt zu kommen. All dies ist beim Laufen und Radfahren gegeben. Ohne feste Termine, wie sie ein Fitnesskurs im Sportverein oder Fitnessstudio mit sich bringt, erfordert eigenständiges Laufen oder Radfahren jedoch etwas mehr Disziplin.

Der Sport sollte nicht leistungs- oder wettkampforientiert sein. Leistungsdruck kennen viele Menschen mit Depressionen oder Burnout schon genug. Sport soll ein Ausgleich sein. Auch von Wettkampfsportarten wie Tennis, Kampf- oder Ballsportarten ist generell abzuraten. Aber jeder Mensch ist anders. Manche können ihre unterdrückte Wut im Kampfsport ausleben und so ihre Depression überwinden. Anderen tut der Wettkampf trotz Depression gut.

Bewegung – Konzentration – Atmung

Vielen Menschen mit Burnout oder Depressionen hilft es, an Yoga-, Tai-Chi- oder Qigong-Kursen teilzunehmen. Diese aus fernöstlichen Kulturkreisen stammenden Bewegungslehren wurden ursprünglich entwickelt, um unruhige Gedanken zur Ruhe zu bringen. Depressionen und Burnout sind durch negative kreisende Gedanken gekennzeichnet. Daher können diese fernöstlichen Bewegungslehren sehr hilfreich sein. Während den Bewegungen werden zudem Konzentration und Atmung geschult.

TIPP 72

Laufen gegen Insulinresistenz

Insulinresistenz ist ein weitverbreitetes Problem. Sie ist die Vorstufe von Diabetes Typ 2. Insulinresistenz tritt häufig in Kombination mit Depressionen und Burnout auf. Viele wissen nichts von dem Problem, weil meist nur der Blutzuckerspiegel kontrolliert wird. Dieser kann aber über Jahre und Jahrzehnte im Normbereich bleiben, auch wenn der Insulinspiegel in ungesunde Höhen schießt. Da der Nüchtern-Insulinspiegel fast nie untersucht wird, bleibt das Problem meist unerkannt.

Bei einer Insulinresistenz reagieren die Zellen nicht mehr richtig auf das Hormon. Das hat viele negative Folgen (siehe Tipp Nummer 33). Bei einer Insulinresistenz fehlen zudem Ketonkörper. Sie sind jedoch äußerst gesund und wirken Depressionen und Burnout entgegen (siehe Tipp Nummer 47 und 48). Neben einer kohlenhydratarmen Ernährung ist Sport eines der besten Mittel gegen Insulinresistenz.

Skelettmuskeln bauen Zucker ab

Bei einer kohlenhydratreichen Ernährung, wie sie in unseren Breiten als normal gilt, gelangen rund 80 Prozent des Zuckers aus dem Blut in die Muskulatur und werden dort in Energie umgewandelt. Das Signal, den Zucker in die Muskelzellen zu transportieren, gibt das Insulin. Bei einer Insulinresistenz funktioniert das nicht mehr richtig. Die Muskelzellen nehmen immer weniger Glukose auf, immer weniger Energie wird produziert. Stattdessen wird vermehrt Glukose in Fett umgewandelt und gespeichert.

Sport fördert den Muskelaufbau. Nimmt die Muskelmasse zu, steigt auch die Aufnahme von Glukose aus dem Blut, selbst bei Insulinresistenz. Denn bei jeder Muskelkontraktion wird ein ganz bestimmter Glukosetransporter aktiv. Er sorgt dafür, dass der Zucker unabhängig vom Insulinsignal aus dem Blut in die Muskelzellen gelangt. So nehmen auch Muskelzellen, die auf die Signale des Hormons nur noch schlecht reagieren, wieder Glukose auf. In den Mitochondrien der Muskelzellen wird die Glukose in Energie umgewandelt.

Je länger und je intensiver, desto besser

Für Menschen, die noch nie Sport getrieben haben, ist oft schon ein Spaziergang eine sportliche Höchstleistung. Damit sollte man auf jeden Fall beginnen. Je länger man sich bewegt, desto besser, denn mit jeder Bewegung erhalten die Muskelzellen ein neues Signal, Glukose aufzunehmen. Langfristig gesehen ist Laufen dafür die beste Methode. Mit dem Laufen kann man langsam anfangen und sich enorm steigern. Nach einiger Zeit des Trainings sind Läufe von fünf, zehn oder fünfzehn Kilometern durchaus möglich. Mehr und intensiverer Sport bedeutet auch, dass neue Muskelmasse aufgebaut wird. Das verstärkt den Effekt. Denn mehr Muskeln nehmen während der Bewegung noch mehr Zucker auf. Der Blutzuckerspiegel sinkt, die Bauchspeicheldrüse muss nicht mehr so viel Insulin produzieren, um den Blutzuckerspiegel niedrig zu halten.

Langfristig heilt nur die Kombination von Low Carb und Sport

Bewegung, vor allem Laufen, ist zwar eines der besten Mittel, um eine Insulinresistenz zu heilen, langfristig muss aber auch die Kohlenhydratzufuhr reduziert werden. Nur so können die Zellen wieder richtig auf Insulin reagieren und alle negativen Auswirkungen der Insulinresistenz, auch diejenigen auf die Psyche, verschwinden.

Mehr Bewegung – mehr Mitochondrien

Durch Bewegung und Sport werden in den Zellen der Skelettmuskulatur vermehrt neue Mitochondrien gebildet. In ihnen wird Zucker in Energie umgewandelt. Je mehr Mitochondrien in den Zellen vorhanden sind, desto besser funktioniert der Energiestoffwechsel und desto schneller verschwindet die Insulinresistenz.[81] Mehr dazu in Tipp Nummer 74.

TIPP 73

Mehr Muskeln, weniger Entzündungen

Depressionen und Burnout gehen meist mit chronischen Entzündungen einher, die bis ins Gehirn reichen. Gleichzeitig sind chronische Entzündungen unter anderem vom Körperfett abhängig. Fettgewebe ist dafür bekannt, dass es verschiedene entzündungsfördernde Botenstoffe produziert. Je stärker das Übergewicht, desto heftiger die chronischen Entzündungsreaktionen und desto höher das Risiko, an einer Depression zu erkranken.

Chronische Entzündungen bauen Muskelmasse ab

Chronische Entzündungen schädigen nicht nur das Gehirn, sondern auch die Muskulatur. Muskelmasse und Muskelkraft nehmen ab. Problematisch, denn mit immer weniger Muskulatur nehmen die Entzündungsreaktionen zu und zerstören die Muskulatur weiter. Doch es gibt einen Ausweg aus diesem Teufelskreis. Sport und Eiweiß! Nur durch Muskelanstrengung nehmen Muskelmasse und Kraft wieder zu. Da Muskeln zum größten Teil aus Eiweiß bestehen, muss zusätzlich ausreichend Eiweiß über die Nahrung aufgenommen werden. Denn von nichts kommt nichts.

Entzündungshemmende Botenstoffe entstehen in der Muskulatur

Auch in der Muskulatur werden ständig Botenstoffe gebildet, allerdings entzündungshemmende. In zahlreichen Studien konnte gezeigt werden, dass Muskelmasse an sich entzündungshemmend wirkt.[82] Muskeln sind also natürliche Antidepressiva, denn mit zunehmender Muskelmasse und Kraft nehmen auch die Entzündungsreaktionen im Gehirn ab.

Muskeln zerstören Fett

Muskeln brauchen viel Energie. Zum Glück! Denn nur so sind sie die wichtigsten Fettvernichter. Beim Sport steigt der Energieverbrauch der Muskeln. Wenn die Glukosereserven aufgebraucht sind, wird Energie aus Fettsäuren gewonnen. Das Fett stammt am besten aus dem Fettgewebe an Bauch, Po oder Beinen. Dabei spielt es keine Rolle, ob die Muskulatur durch Laufen oder Schwimmen, durch Fußballspielen oder Krafttraining beansprucht wird. Wichtig ist, dass die Glukosespeicher aufgebraucht werden. Eine kohlenhydratarme Ernährung beschleunigt diesen Prozess.

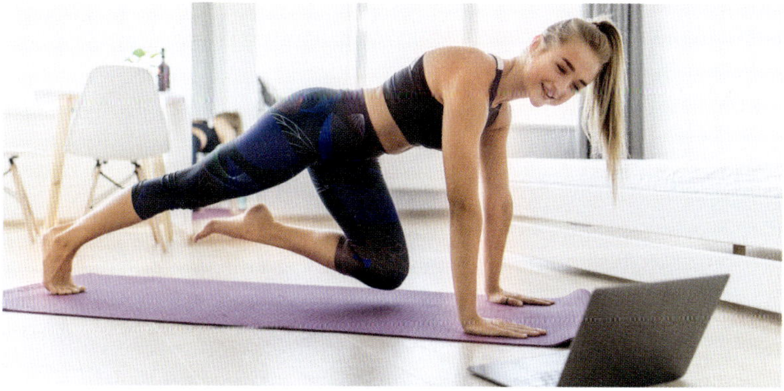

PRAXISTIPP !

Verbannen Sie Ihre Waage!

Wenn Sie Fett in Muskelmasse umwandeln wollen, ist eine Personenwaage ein Hindernis. Muskelmasse wiegt 13 Prozent mehr als Fett. Die Waage zeigt Ihren Erfolg also möglicherweise gar nicht an.

Überprüfen Sie Ihren Erfolg lieber vor dem Spiegel. Hüpfen Sie auf und ab. Solange das Fett an Bauch, Hüften und/oder Oberschenkeln wackelt, lohnt es sich, dranzubleiben und Fett in Muskeln umzuwandeln.

TIPP **74**

Laufend Mitochondrien erneuern

Jede Zelle braucht Energie, um intakt zu bleiben und ihre Aufgaben zu erfüllen. Nervenzellen brauchen Energie, um Nervenimpulse weiterzuleiten, Botenstoffe zu produzieren, sich mit neuen Nervenzellen zu vernetzen und einfach gesund zu bleiben. Die Energie wird in den Mitochondrien produziert, kleinen Untereinheiten in jeder Zelle. Man nennt sie auch Kraftwerke. In jeder einzelnen Nervenzelle gibt es bis zu mehrere Tausend Mitochondrien.

Patienten, die an Depressionen oder Burnout leiden, haben meist eine sogenannte mitochondriale Dysfunktion. Die Mitochondrien arbeiten nicht mehr richtig, es wird zu wenig Energie produziert. Das kann so weit gehen, dass die Energie fehlt, um die Nervenzellen am Leben zu erhalten. Die Zellen sterben ab. Abgestorbene Zellen müssen aber beseitigt werden, der Zellschrott gilt als schädlicher Abfall. Für die Entsorgung ist das Immunsystem zuständig. Bei den Aufräumarbeiten kommt es jedoch zu leichten Entzündungsreaktionen. Deshalb ist die mitochondriale Dysfunktion bei Depressionen oder Burnout ein doppeltes Problem: Zum einen sterben wichtige Nervenzellen ab, zum anderen nehmen Entzündungsreaktionen zu.

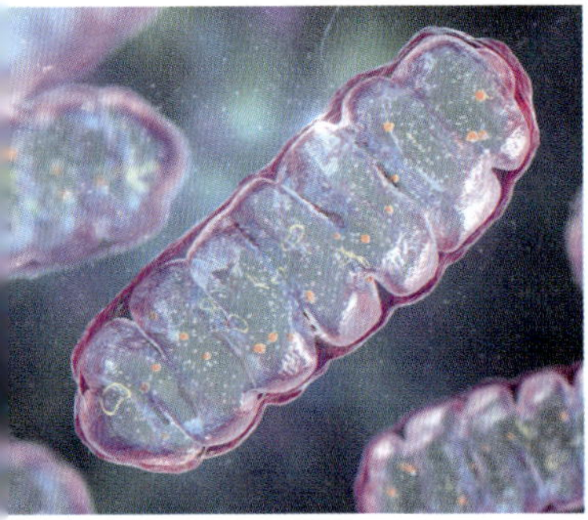

Körperliche Anstrengung führt zur Erneuerung der Mitochondrien

Bei körperlicher Anstrengung müssen die Mitochondrien besonders viel Energie produzieren. Das gilt vor allem für die Mitochondrien im Muskelgewebe, aber die dort stattfindenden Veränderungen wirken sich auch auf die Mitochondrien in den Nervenzellen des Gehirns aus.

Sport führt dazu, dass geschädigte Teile der Mitochondrien abgetrennt und entsorgt werden. Die Entsorgung dieser Zellbestandteile übernehmen sogenannte Lysosomen. Im Gegensatz zur Entsorgung ganzer abgestorbener Nervenzellen durch das Immunsystem führt dies jedoch nicht zu chronischen Entzündungsreaktionen.

Sind die geschädigten Teile der Mitochondrien beseitigt, wachsen die Energiekraftwerke nach. Die neu gebildeten Teile sind gesund und funktionieren einwandfrei. Die Nervenzellen verfügen wieder über genügend Energie, um selbst zu überleben, Nervenimpulse weiterzuleiten und wichtige Botenstoffe zu produzieren.

Sport erhöht die Anzahl der Mitochondrien

Körperliche Anstrengung wirkt sich nicht nur auf die Qualität der Mitochondrien aus, auch ihre Anzahl wird durch Sport erhöht. Der Körper passt sich immer an. Wer viel am Schreibtisch, im Auto oder auf der Coach sitzt, braucht weniger Energie für Bewegung. Vor allem im Muskel- und Skelettgewebe nimmt die Zahl der Mitochondrien ab. Aber auch die Energiekraftwerke in den Nervenzellen des Gehirns sind betroffen. Der Körper passt sich aber auch an, wenn er sich anstrengen muss. Er gibt das Signal, neue Mitochondrien zu bilden, auch in den Nervenzellen. Bei jeder körperlichen Anstrengung wird dieses Signal erneut gegeben. Vor allem, wenn man die Intensität des Sports steigert, werden immer mehr Mitochondrien gebildet.

Mehr Mitochondrien, gesündere Nervenzellen, weniger Depressionen

Die Gesundheit der Nervenzellen wirkt sich direkt auf die Stimmung aus. Geht es den Nervenzellen gut, weil sie genügend Energie haben, fühlt sich das einfach gut an.

TIPP 75

Laktat: ein natürliches Antidepressivum

Laktat entsteht auf natürliche Weise bei intensiver körperlicher Anstrengung. Lange Zeit glaubte man, dass Laktat Muskelkater verursacht. Das stimmt nicht, wie man heute weiß. Laktat hat vielmehr einige sehr positive Eigenschaften und wirkt sogar heilend auf das Gehirn.

Laktat reduziert Anhedonie

Unter Anhedonie versteht man den Verlust der Fähigkeit, Freude in Situationen zu empfinden, die früher Freude bereitet haben. Anhedonie gilt als diagnostisches Merkmal depressiver Erkrankungen.

Bis heute ist nicht eindeutig geklärt, warum Sport gegen Depressionen hilft. Viele Wissenschaftler gehen davon aus, dass nicht die viel zitierten Endorphine für diese Veränderungen verantwortlich sind. Viel wahrscheinlicher ist, dass mehrere epigenetische und andere Veränderungen zu dem positiven Effekt führen. Laktat ist eine davon.

Laktat schützt Nervenzellen

Ständig sterben Nervenzellen ab und werden durch neue ersetzt. Bei depressiven Menschen ist der wichtige Wachstumsfaktor BDNF nicht aktiv genug. Die Nervenzellen werden nicht ausreichend erneuert. Hinzu kommt, dass während einer depressiven Episode vermehrt Nervenzellen absterben.

Laktat schützt die Nervenzellen. Nicht direkt, sondern über einen Stoff, der wiederum aus Laktat entsteht: NADH. Dieser Stoff ist am Energiestoffwechsel beteiligt, hat aber auch eine antioxidative Wirkung. Er schützt die Nervenzellen vor Schäden durch freie Radikale. Sie bleiben am Leben. Insgesamt nimmt die Zahl der Nervenzellen zu, besonders im Hippocampus. Das wirkt sich positiv auf die Psyche aus.[83]

Laktat entsteht im anaeroben Energiestoffwechsel

Energiemoleküle, das sogenannte ATP, können entweder mithilfe von Sauerstoff in einem sehr komplexen Prozess oder in Abwesenheit von Sauerstoff in einem viel kürzeren Stoffwechselweg hergestellt werden. Die Energiegewinnung mit Sauerstoff ist wesentlich effektiver, dauert aber länger. Bei intensiver körperlicher Anstrengung kann nicht genügend Sauerstoff von der Lunge zu den Muskeln transportiert werden. Ein Teil der Mitochondrien schaltet dann auf den kürzeren, aber ineffizienteren Weg der Energiegewinnung um, den anaeroben Stoffwechsel. Auf diese Weise wird zwar immer noch Energie gewonnen, und zwar schneller als mit Sauerstoff, aber die Energiegewinnung ist nicht mehr so effektiv. Als Nebenprodukt entsteht Laktat.

Damit Laktat entsteht, muss es wehtun oder man muss fast außer Atem kommen

Ein Spaziergang reicht bei den meisten Menschen nicht aus, um in den anaeroben Stoffwechsel zu gelangen. Bei einem Spaziergang entsteht also kein Laktat. Anders sieht es beim Laufen aus, wenn man kurze Strecken bewusst schneller läuft. Ein solches Training nennt man Intervalltraining. Den gleichen Effekt haben kurze Sprints beim Radfahren, Schwimmen, Skilanglaufen oder Inlineskaten. Beim Sport im anaeroben Bereich atmet man schnell und tief.

Intensives Krafttraining und auch hochintensives Intervalltraining, kurz HIIT, führen ebenfalls schnell in den anaeroben Bereich. Das spürt man in der Muskulatur. Es tut weh. Man sollte es mit dem anaeroben Training nicht übertreiben. Erfahrene Sportler sollten nicht mehr als 20 Prozent des Trainings im anaeroben Bereich absolvieren. Anfänger noch weniger. Aber auch kurze Momente, in denen Laktat entsteht, können sich positiv auf die Gehirngesundheit auswirken.

TIPP 76

Sport lässt Nervenzellen wachsen

Der Wachstumsfaktor BDNF ist eine der wichtigsten Voraussetzungen für die Bildung neuer Nervenzellen. Besonders viele neue Nervenzellen entstehen im Hippocampus, wo normalerweise auch die Konzentration von BDNF am höchsten ist. Der Hippocampus liegt paarig sehr zentral im Gehirn. Er ist einerseits an der Steuerung von Emotionen und andererseits an der Gedächtnisleistung beteiligt. Bei Menschen, die an Depressionen oder Burnout leiden, ist die Konzentration von BDNF meist vermindert. Dadurch werden im Hippocampus zu wenige neue Nervenzellen gebildet, was sich unter anderem auf die Verarbeitung von Emotionen auswirkt, Ängste und Sorgen nehmen zu.

Sport aktiviert Gene für die BDNF-Produktion

Beim Sport wird die Muskulatur intensiv bewegt. Dadurch findet ein reger Austausch von Nervensignalen zwischen Muskulatur und Gehirn statt. Intensive Muskelbewegung wirkt im Gehirn als epigenetischer Schalter. Das Gen für den wichtigen Wachstumsfaktor BDNF wird verstärkt abgelesen, die BDNF-Konzentration steigt. Dies ist der direkte Weg, über den Sport zu einer vermehrten Bildung von BDNF führt.

Auch Laktat fördert die Produktion von BDNF

Bei sehr intensiver sportlicher Betätigung kann die benötigte Energie nicht mehr durch den aeroben Stoffwechsel bereitgestellt werden. Zumindest ein Teil der Energiegewinnung erfolgt dann anaerob, wobei Laktat entsteht. Laktat fördert auch die Produktion von BDNF.

Untrainierte Personen sollten nicht sofort versuchen, Sport im anaeroben Bereich zu treiben. Der Körper muss sich langsam an die Belastung gewöhnen. Für Trainierte sind kurze Einheiten im anaeroben Bereich jedoch sehr gesund. Sie lassen besonders gut neue Nervenzellen wachsen und wirken so gegen Depressionen und Burnout oder beugen diesen Erkrankungen vor.

Auch Ketone stimulieren die BDNF-Produktion

Während des Sports werden nicht nur in der Leber, sondern auch direkt in der Muskulatur vermehrt Ketone gebildet. Von besonderer Bedeutung ist dabei das Keton β-Hydroxybutyrat. Die Ketonproduktion ist bei einer Low-Carb-Ernährung besonders effektiv. Denn dann ist der Körper daran gewöhnt, ständig alle Enzyme zu produzieren, die für die Herstellung von Ketonen notwendig sind. Ketone werden zur Energiegewinnung verwendet, insbesondere dann, wenn die Glykogenspeicher in den Muskelzellen leer sind. Allerdings werden nicht alle Ketone sofort in Energie umgewandelt. Viele bleiben übrig und gelangen über den Blutkreislauf ins Gehirn. Dort sorgen sie dafür, dass vermehrt der wichtige Wachstumsfaktor BDNF gebildet wird. Dieser regt das Wachstum neuer Nervenzellen an und lindert die typischen Symptome von Depression und Burnout.

BDNF lässt Serotonin- und Melatoninspiegel steigen

Der wichtige Wachstumsfaktor BDNF führt nicht nur dazu, dass sich neue Nervenzellen bilden und besser vernetzen, was vor allem den Hippocampus wachsen lässt und sich positiv auf die Verarbeitung von Gefühlen und das Gedächtnis auswirkt, BDNF erhöht auch die Konzentration des Botenstoffs Serotonin. Serotonin hebt die Stimmung, wirkt beruhigend und vermittelt ein Gefühl emotionaler Stabilität. Aus Serotonin wird in nur zwei Umwandlungsschritten das Schlafhormon Melatonin. Durch die Erhöhung des Serotoninspiegels steigt auch der Melatoninspiegel. Dadurch wird vor allem der Schlaf verbessert. Melatonin wirkt aber auch als wichtiges Antioxidans, vor allem in den Mitochondrien, den Energiekraftwerken aller Zellen. Dadurch wirkt Melatonin chronischen Entzündungsreaktionen im Gehirn entgegen. Außerdem beeinflusst Melatonin die Synthese von Dopamin. Steigt der Melatoninspiegel, wird auch mehr Dopamin im Gehirn gebildet. Dopamin wirkt antriebssteigernd und hilft daher bei Depressionen und Burnout, denn bei diesen Erkrankungen ist die Motivation verloren gegangen.[84]

TIPP 77

Das gute Gefühl nach dem Sport genießen

Fast jeder hat es schon einmal gehört: Beim Sport werden Endorphine ausgeschüttet. Lange Zeit ging man davon aus, dass diese Endorphine hauptsächlich für das gute Gefühl nach körperlicher Anstrengung verantwortlich sind. Heute weiß man, dass es viel komplexer ist.

Sport stärkt die zwischenmenschlichen Beziehungen

Körperliche Anstrengung verändert viele Prozesse im Gehirn. Unter anderem verändert sich die Wahrnehmung anderer Menschen, das Vertrauen wächst. Sport beeinflusst sogar die eigenen Bedürfnisse und verstärkt den Wunsch, enge Bindungen zu anderen Menschen einzugehen.

Besonders positiv wirkt es sich aus, wenn man gemeinsam mit anderen in einer festen Gruppe Sport treibt. Zum Beispiel in einer Lauf- oder Walkinggruppe, in einer Gruppe, die sich regelmäßig zum Mountainbike- oder Straßenradfahren trifft, oder mit Freunden, mit denen man regelmäßig ins Fitnessstudio geht. Allein die körperliche Anstrengung vermittelt das Gefühl, etwas geleistet zu haben, und wenn dies in einer Gruppe geschieht, entsteht oft das Gefühl: »Wir schaffen das gemeinsam.« Diese Gefühl überträgt sich auf andere Lebensbereiche. Aufgaben im Beruf oder auch in der Familie können dadurch wieder leichter fallen.

Endorphine, Dopamin, Noradrenalin und Endocannabinoide

Bei körperlicher Anstrengung verändern sich die Botenstoffe im Gehirn enorm. Sie alle haben ganz bestimmte Wirkungen:

- **Endorphine:** Der Name kommt von der Abkürzung für endogene Morphine, also vom Körper selbst produzierte Morphine. Sie wirken tatsächlich schmerzlindernd. Außerdem verstärken Endorphine die Ausschüttung von Dopamin.

- **Dopamin:** Dieser Botenstoff wirkt antriebssteigernd. Dopamin hemmt aber auch die Wirkung von Prolaktin, das bei Depressionen meist erhöht ist. Der Körper nutzt Dopamin auch zur Bildung von Noradrenalin.
- **Noradrenalin:** Noradrenalin gehört zwar zu den Stresshormonen, ein kurzzeitiger Anstieg durch Sport tut aber gut. Das Hormon lässt das Herz schneller und kräftiger schlagen.
- **Endocannabinoide:** Das sind cannabisähnliche Substanzen, die der Körper selbst produziert. Diese Stoffgruppe ist noch lange nicht vollständig erforscht. Man geht aber davon aus, dass sie unter anderem an der Löschung negativer Erinnerungen im Gehirn beteiligt sind.

Myokine aus der Muskulatur verändern das Gehirn

Myokine sind hormonähnliche Botenstoffe, die bei körperlicher Anstrengung gebildet werden und ins Gehirn gelangen. Eines der am besten untersuchten Myokine ist Interleukin-6, kurz IL-6. Wird IL-6 vom Immunsystem freigesetzt, wirkt es entzündungsfördernd. Wird IL-6 von Muskelzellen freigesetzt, wirkt es ganz anders: Es führt zur Bildung einer ganzen Kaskade von entzündungshemmenden Substanzen. Chronische Entzündungen, auch im Gehirn, gehen zurück. Das wirkt sich positiv auf die Psyche aus. Übrigens: Während eines Ausdauertrainings kann die IL-6-Konzentration in kurzer Zeit um das Hundertfache ansteigen. Der Anstieg ist umso stärker, je weniger Glykogen zur Energiegewinnung verwendet wird. Wenn also die Speicher leer sind, beginnt das positive Feuerwerk. In der Praxis bedeutet das: Nüchtern laufen!

Ein weiteres bekanntes Myokin ist das Irisin. Auch seine Konzentration steigt bei körperlicher Anstrengung. Irisin verbessert die Glukosetoleranz, wirkt also der Insulinresistenz entgegen. Dadurch wird die Energieproduktion verbessert, auch im Gehirn. Das fühlt sich gut an und wirkt Depressionen entgegen.

TIPP 78

Kalt duschen für den positiven Kick

Kalt duschen, in den kalten See springen, das kalte Tauchbecken in der Sauna nutzen, im unbeheizten Freibad schwimmen gehen. Oje! Das klingt alles sehr unangenehm. Aber es tut der Psyche gut. Den Effekt spürt man meist schon nach wenigen Wochen. Der menschliche Körper braucht bestimmte Arten von positivem Stress, um widerstandsfähiger zu werden. Kälteexposition gehört dazu.

Kurzzeitige Kälte wirkt chronischen Entzündungen entgegen

Depressionen gehen häufig mit chronischen Entzündungsreaktionen einher. Eine kalte Dusche oder auch ein Spaziergang, bei dem man etwas friert, das Laufen im kalten Regen oder der Sprung in einen See in der kalten Jahreszeit stärken das Immunsystem. Allerdings darf der Körper nicht zu stark unterkühlen, denn dann dreht sich der Spieß um. Dann wird so viel Energie benötigt, um genügend Wärme zu erzeugen, dass für das Immunsystem zu wenig Energie übrig bleibt. Das Erkältungsrisiko steigt. Ein paar Minuten kalt duschen oder eine Weile in kaltem Wasser schwimmen hat dagegen den positiven Effekt, das Immunsystem zu stärken. Der kurze Kälteschock führt unter anderem dazu, dass besonders viel Glutathion gebildet wird. Glutathion ist eines der stärksten körpereigenen Antioxidantien. Ein starkes Immunsystem und ein hoher Glutathionspiegel beugen chronischen Entzündungsreaktionen vor. Dies zeigt sich auch im Rückgang von Schmerzen, z. B. in den Gelenken, denn auch diese entstehen durch Entzündungen. Gehen die Entzündungen zurück, gehen in der Regel auch die depressiven Symptome zurück.

Schilddrüse stimulieren

Schilddrüsenprobleme können zu Depressionen oder Burnout führen. Schilddrüsenmedikamente beheben das Problem meist nicht, sondern verändern nur die Symptome. Kälteeinwirkung regt die Schilddrüse an. Die Produktion von Schilddrüsenhormonen nimmt zu. Voraussetzung ist jedoch eine ausreichende Versorgung mit Jod und Selen. Kälte allein kann klinische Schilddrüsenprobleme nicht heilen, aber sie ist einer der Bausteine, die die Schilddrüse stärken. Wenn die Schilddrüse wieder besser funktioniert, wirkt sich das positiv auf den Energiehaushalt aus. Steigt die Energie, nehmen depressive Symptome und Burnout ab.

Kalt duschen gegen Insulinresistenz

Auch eine Insulinresistenz trägt häufig zur Entstehung von Depressionen oder Burnout bei. Die Zellen, vor allem im Gehirn, reagieren nicht mehr richtig auf das Hormon. Das wiederum beeinträchtigt den Transport von Glukose und Fettsäuren in die Zellen. Fettsäuren gelangen nicht hinein, der Glukosetransport ist vermindert. Dadurch fehlt den Zellen Energie und Energiemangel ist eines der typischen Symptome von Depressionen und Burnout.

Kaltes Duschen, Schwimmen im kalten See oder Freibad oder andere Kälteexpositionen aktivieren das braune Fettgewebe, da es für die Wärmeproduktion zuständig ist. Das braune Fettgewebe nutzt dazu Glukose und saugt den Zucker buchstäblich aus dem Blut. Der Blutzuckerspiegel sinkt. Sinkt der Blutzuckerspiegel wieder auf ein normales Niveau, sinkt auch die Insulinproduktion wieder auf ein normales Niveau. Die Zellen reagieren wieder normal auf Insulin. Kälte allein wirkt keine Wunder, wenn nicht auch die Ernährung auf Low Carb umgestellt wird. Kaltes Duschen oder Schwimmen in kaltem Wasser kann jedoch die Heilung einer Insulinresistenz beschleunigen.

Mehr Sauerstoff im Gehirn durch Kälte

Sauerstoff ist für die aerobe Energiegewinnung unentbehrlich. Besonders viel Energie und damit Sauerstoff benötigt das Gehirn. Sauerstoffmangel, zum Beispiel durch zu viele Menschen in einem Raum, führt zu

Kopfschmerzen. Oft reagieren Menschen auch schneller gereizt. Menschen, die an Depressionen oder Burnout leiden, haben oft auch einen Sauerstoffmangel im Gehirn. Die Gründe dafür sind vielfältig: zu flache und schnelle Atmung, Schlafapnoe, Rauchen, chronische Lungenerkrankungen und vieles mehr.

Kälteexposition wirkt dem auf zwei Arten entgegen. Zum einen werden durch die Kälte Gene aktiviert, die zur vermehrten Bildung von Blutgefäßen führen, auch im Gehirn. Wenn die Anzahl der Blutgefäße zunimmt, kann das Blut, das den Sauerstoff transportiert, viel besser in jeden Winkel des Gehirns gelangen und die Gehirnzellen mit Sauerstoff versorgen. Regelmäßige Kälteexposition erhöht außerdem die VO-2max, die maximale Sauerstoffsättigung des Blutes. Dieser Wert gibt an, wie viel Sauerstoff das Blut transportieren kann. Je höher der Wert, desto mehr Sauerstoff gelangt von der Lunge ins Blut und damit ins Gehirn.

Kälte ist ein natürliches Antidepressivum

Durch Kälte wird das sympathische Nervensystem aktiviert. Es arbeitet autonom und unterliegt keiner willentlichen Steuerung. Die Herztätigkeit nimmt zu, ebenso die Durchblutung. Es wird mehr Energie produziert und der Stoffwechsel angeregt. Man fühlt sich bereit für die kommenden Aufgaben. Die Sinne sind klar, die Gedanken ruhig. Die Aktivierung des sympathischen Nervensystems ist eine Stressreaktion – eine, die guttut! Für Menschen, die unter Depressionen oder Burnout leiden, ist dieser Stress notwendig, um die typische Trägheit zu überwinden.

Darüber hinaus kommt es bei Kälte zu einer Ausschüttung von Beta-Endorphinen. Endorphine werden umgangssprachlich als Glückshormone bezeichnet, weil sie euphorische Gefühle auslösen können. Das erklärt, warum man sich nach einer kalten Dusche so gut und zufrieden fühlt. Endorphine haben auch eine schmerzlindernde Wirkung. Nebenwirkungen wie bei pharmakologischen Antidepressiva gibt es beim kalten Duschen nicht.

Kälte macht mental stark

Wer unter Depressionen oder Burnout leidet, fühlt sich mental schwach. Schon die Bewältigung einfacher Aufgaben kann eine Überforderung darstellen. Wer hingegen mental stark ist, ist belastbarer und weniger stressanfällig. Die Förderung der mentalen Stärke kann zur Heilung von Depressionen und Burnout beitragen. Kälteexposition macht mental stark, weil man das anfänglich unangenehme Körpergefühl überwinden muss. Hat man es geschafft, ist man mit sich zufrieden. Das Gefühl, etwas leisten zu können, wirkt sich positiv auf die mentale Stärke aus. Übrigens fördert auch intermittierendes Fasten oder Fasten für einen oder mehrere Tage die mentale Stärke.

PRAXISTIPP

Mindestens elf Minuten Kälte pro Woche

Setzen Sie sich mindestens elf Minuten pro Woche der Kälte aus (Duschen, Schwimmen, Tauchbecken in der Sauna, Eisbad). Es ist nicht notwendig, sich elf Minuten am Stück der Kälte auszusetzen, es können auch mehrere Minuten an verschiedenen Tagen der Woche sein.

Achten Sie auf eine möglichst ruhige und gleichmäßige Atmung.

Wenn Sie sehr empfindlich auf Kälte reagieren, haben Sie möglicherweise einen Mangel an verschiedenen B-Vitaminen. Probieren Sie aus, ob Ihnen die Einnahme eines Vitamin-B-Komplex-Präparats hilft, die Kälte besser zu ertragen.

Seien Sie sich bewusst, dass Kälte anfangs immer unangenehm ist. Nach einiger Zeit werden Sie merken, wie wohltuend Kälte ist und sich auf die kalte Dusche freuen.

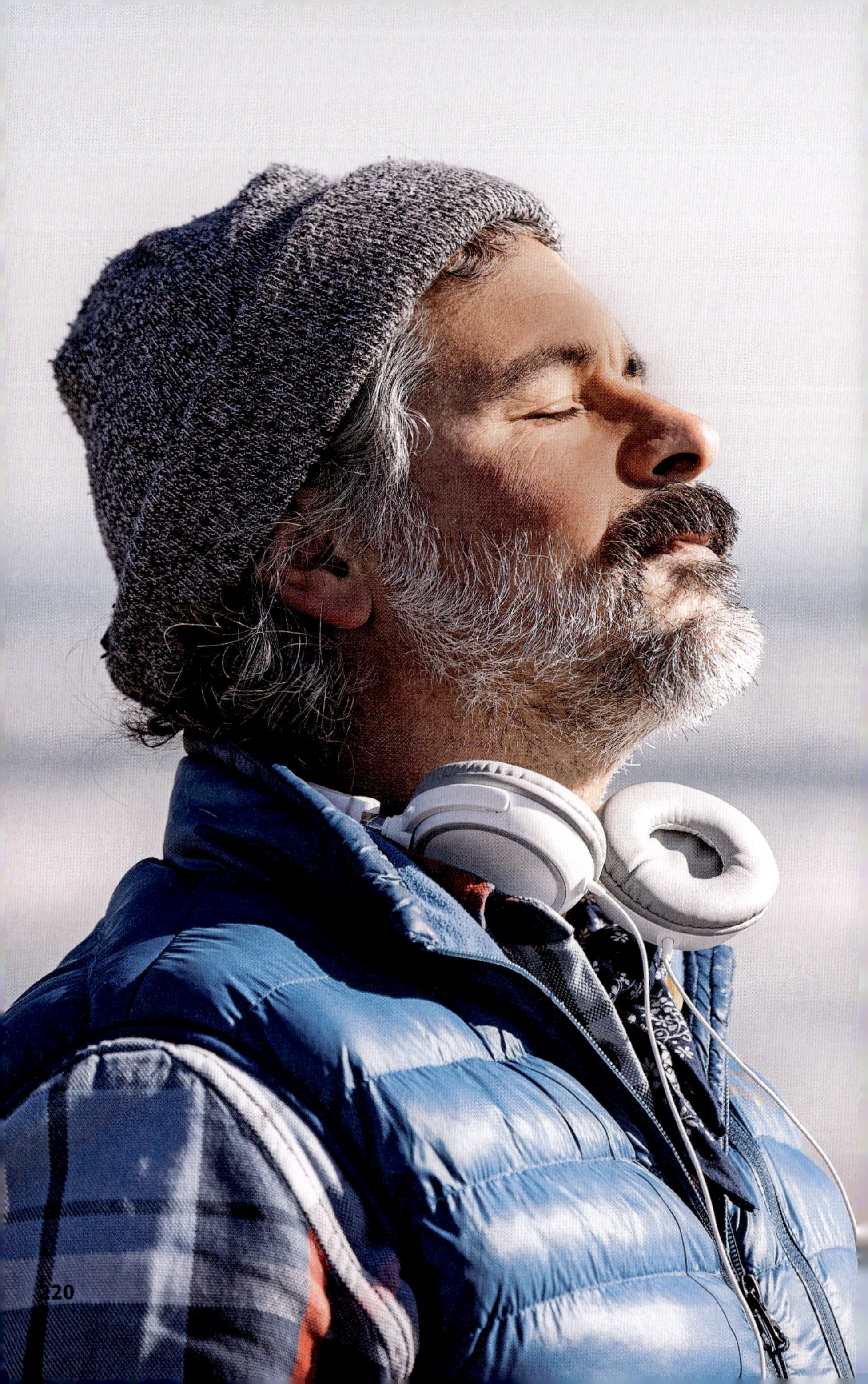

Anders denken – anders fühlen

Am Anfang steht das Wort oder der Gedanke. Dann folgen die Gefühle. Negative Gedanken erzeugen negative Gefühle. Man ist ihnen aber nicht ausgeliefert, denn man kann das Denken neu lernen. Man kann negative Gedanken in neutrale oder positive umwandeln und fühlt sich dann entsprechend besser.

TIPP 79

Der Wille zur Veränderung

Wenn man wenig Energie hat, wie es bei einer Depression oder einem Burnout der Fall ist, fällt es schwer, sich zu verändern. Die Bewältigung der wichtigsten Alltagsaufgaben kostet meist schon so viel Kraft, dass für anderes keine Kapazitäten mehr vorhanden sind. Veränderungen fallen unter diesen Umständen schwer. Eine bewusste Veränderung der Lebens- und Denkgewohnheiten ist aber Voraussetzung für eine Heilung.

Viele Menschen, die an einer schweren Depression leiden, fühlen sich zudem wertlos. Wenn man nichts wert ist, warum sollte man dann in sich selbst investieren, damit es einem besser geht? Auch dieses Selbstbild steht einer Veränderung im Weg. Genauso wie das Gefühl der Hoffnungslosigkeit, das ebenfalls typisch für eine Depression ist. Wenn man keine Hoffnung hat, dass es einem jemals besser gehen wird, macht Veränderung keinen Sinn.

In besseren Zeiten aktiv werden

Viele Betroffene erleben Zeiten, in denen es ihnen etwas besser geht. Sie haben etwas mehr Energie, mehr Hoffnung und auch ein besseres Selbstbild. Diese Zeiten sollten genutzt werden, um notwendige Veränderungen anzugehen. Dieses Buch ist voll von Vorschlägen für Veränderungen. Es ist unmöglich, sie alle auf einmal umzusetzen. Aber man kann anfangen. Man kann einige Punkte herausgreifen und damit beginnen. So kommt man voran. Und das motiviert.

Unbewusster Widerstand gegen Veränderung

Nicht selten gehen Betroffene davon aus, dass sie sich ändern wollen und auch können. Aber irgendwie schaffen sie es nicht. Viele machen ihre Situation dafür verantwortlich. Es sei einfach noch nicht der richtige Zeitpunkt oder es fehle die nötige Unterstützung. In solchen Fällen hilft es, sich selbst zu hinterfragen. Findet man Veränderungen schwierig? Will man sich vielleicht gar nicht wirklich ändern? Möchte man nur, dass sich die äußeren Umstände ändern?

SELBST-CHECK

Fallen mir Veränderungen schwer?

Ich brauche das Gefühl, Kontrolle über mein Leben zu haben.	j	n
Veränderungen in der Familie, bei der Arbeit, in meiner Umgebung oder in der Welt machen mir Angst.	j	n
Ich behalte alte Dinge, auch wenn ich sie nicht mehr brauche.	j	n
Die Vorstellung, ein Ziel, das ich mir gesetzt habe, nicht zu erreichen, macht mir Angst.	j	n
Wenn meine tägliche Routine gestört wird, fühle ich mich den ganzen Tag über seltsam.	j	n
Ich probiere nicht gerne Dinge wie ungewohntes Essen, Trinken oder neue Aktivitäten aus.	j	n
Wenn ich mir vornehme, etwas zu ändern, fällt es mir schwer, mich daran zu halten.	j	n
Ich rechtfertige einige meiner schlechten Gewohnheiten (Ernährung, Schlaf, Sport usw.), indem ich mir sage, dass sie gar nicht so schlecht sind.	j	n
Ich glaube nicht, dass meine persönlichen Veränderungen mein Leben verbessern könnten.	j	n
Ich kann mich nicht erinnern, wann ich das letzte Mal eine Veränderung vorgenommen habe, die mein Leben verbesserte.	j	n
Mir ist bewusst, dass ich mit meinem Leben nicht zufrieden bin, aber ich vermeide es, die Probleme aktiv anzugehen.	j	n

Je häufiger Sie mit Ja geantwortet haben, desto schwerer fallen Ihnen Veränderungen.

TIPP 80

Achtsamkeit gegen negative Gedankenspiralen

Achtsamkeitsübungen haben ihren Ursprung im Buddhismus. Sie sollen helfen, unruhige oder gar schädliche Gedanken und Gefühle zu beseitigen. Letztlich soll dadurch das sogenannte Nirwana erreicht werden. Das ist der Ausstieg aus dem Kreislauf des Leidens. So weit müssen wir nicht gehen. Wir können einfach diese alten Lehren nutzen, um auch heute einen Ausweg aus den kreisenden negativen Gedanken zu finden, die häufig bei Depressionen und Burnout auftreten.

Achtsamkeitsübungen helfen, das haben inzwischen viele wissenschaftliche Studien gezeigt. Besonders gut untersucht ist die Wirksamkeit von MBSR-Kursen. MBSR steht für Mindfulness-Based Stress Reduction, also achtsamkeitsbasierte Stressreduktion. Die Kurse sind für die Wissenschaft so interessant, weil sie nach einem festgelegten Ablauf durchgeführt und häufig angeboten werden. Entwickelt wurden die MBSR-Kurse 1979 von Prof. Dr. Jon Kabat-Zinn, einem amerikanischen Arzt, der selbst mit Anfang zwanzig zu meditieren begann.

Heute richten sogar einige, vor allem größere Unternehmen MBSR-Kurse für ihre Mitarbeiter ein. Außerdem gibt es viele ausgebildete MBSR-Lehrerinnen und -Lehrer, die Kurse nach dem von Prof. Dr. Jon Kabat-Zinn entwickelten Ablauf anbieten.

Man muss aber nicht gleich einen ganzen Kurs besuchen, sondern kann auch zu Hause mit einzelnen Übungen beginnen:

Achtsam gehen

Alle Achtsamkeitsübungen haben eines gemeinsam. Die Konzentration wird bewusst auf den gegenwärtigen Moment gelenkt. Beim achtsamen Gehen konzentriert man sich auf die Empfindungen unter den Fußsohlen, auf die Bewegungen der Arme und Beine. Beim achtsamen Gehen im Freien kann man sich auf Geräusche, Gerüche, Bäume, Sträucher oder das Wetter konzentrieren.

Der Body Scan

Beim Body Scan richtet sich die Aufmerksamkeit ganz auf den Körper. Am einfachsten ist es, die unterschiedlichen Körperteile einzeln zu scannen und sich aktiv Fragen zu stellen. Auch diese Technik beendet das Kreisen negativer Gedanken und lenkt die Aufmerksamkeit in den Augenblick, nämlich darauf, wie es dem Körper gerade geht. Man kann mit den Füßen oder dem Kopf beginnen und sich dann über den Nacken, die Schultern, den Rücken oder die Unterschenkel und Oberschenkel vorarbeiten. Man kann sich immer wieder fragen, was man an dem gewählten Körperteil gerade genau wahrnimmt.

Achtsam essen

Wir essen mehrmals am Tag. Das sind ideale Zeiten, um Achtsamkeit zu üben. Dazu konzentriert man sich beim Essen sehr genau auf den Geschmack und die Konsistenz der Nahrung, auf das Kauen und Schlucken. Man kann das Essen genau anschauen und seine Farbnuancen wahrnehmen, man kann daran riechen.

Die Praxis, Gedanken ziehen zu lassen

Diese Praxis kann zunächst in der Meditation geübt werden. Man setzt sich still hin, auf einen Stuhl, auf das Sofa, wer möchte auch auf ein Meditationskissen. Man schaut aufmerksam nach innen. Welche Gedanken tauchen auf? Kommt ein Gedanke oder ein Gefühl, nimmt man es wahr, ohne es als schlecht oder gut, als angenehm oder unangenehm zu bewerten. Dann stellt man sich vor, wie der Gedanke verschwindet. Vergleichbar mit dem Wasser in einem Fluss oder einer Wolke, die der Wind wegbläst. Dann wartet man gespannt auf den nächsten Gedanken.

Durch das Üben dieser Praxis während der Meditation erhöht sich die Wahrnehmung der auftauchenden Gedanken auch während der Tätigkeiten des Alltags. Nach einiger Zeit des Übens kann man dann auch in alltäglichen Situationen Gedanken bewusst ziehen lassen.

Praxis der fünf Sinne

Wenn die Gedanken um negative Ereignisse in der Vergangenheit oder um eine beängstigende Zukunft kreisen, wird der gegenwärtige Moment oft nur noch eingeschränkt oder gar nicht mehr wahrgenommen. Diesen problematischen, negativen Gedankenspiralen kann man entkommen, indem man bewusst die fünf Sinnesorgane aktiviert und sich fragt:

1. Was sehe ich gerade?
2. Was fühle ich auf meiner Haut oder was kann ich gerade ertasten?
3. Was rieche ich?
4. Was höre ich?
5. Was schmecke ich?

Da sich unser Gehirn immer nur auf eine Sache konzentrieren kann, unterbricht das Üben der fünf Sinne negative Gedankenspiralen sofort.

Meditation der »liebenden Güte«

Nach negativen Begegnungen mit anderen oder Konflikten kreisen die Gedanken vieler Menschen über Stunden, Tage oder manchmal sogar Jahre um das Geschehene. Immer wieder tauchen Gedanken auf, wie sehr man emotional verletzt wurde, wie unfair oder lieblos das Verhalten des anderen war.

Die Meditation »liebende Güte« wirkt dem entgegen. Ziel ist es, die eigenen Gefühle bewusst wahrzunehmen, aber nicht zu bewerten. Zum Beispiel Ärger zu spüren, aber nicht gleichzeitig den Ärger als schlecht zu betrachten. Außerdem entwickelt man Mitgefühl für die Person, die einem wehgetan hat. Man kann sich sagen, dass sie in der Situation nicht besser handeln konnte, dass sie eigene Traumata hat, dass sie trotz allem ein liebenswerter Mensch ist. Diese Form der Meditation hat aber auch ihre Grenzen, denn sie darf nicht dazu missbraucht werden, einer anderen Person das Recht zu geben, sich unethisch zu verhalten.

TIPP **81**

Die Kunst, nicht zu reagieren

Es sind nicht die schwierigen Situationen im Leben, die zur emotionalen Belastung werden, sondern die Art und Weise, wie man auf sie reagiert. Oft scheint es, als hätten wir keinen Einfluss darauf. Als wäre es selbstverständlich, dass bestimmte Situationen Angst machen. Oder dass man bestimmte Situationen nicht erleben möchte. Das ist nicht so. Wäre es so, würden alle Menschen auf gleiche Herausforderungen gleich reagieren. Was nicht der Fall ist. So existenzielle Einschnitte wie der Tod einer Partnerin oder eines Partners, der Verlust des Arbeitsplatzes oder die Diagnose einer schweren Krankheit werden von manchen Menschen gut oder sogar gelassen verkraftet, während andere in Panik geraten. Einige dieser Tendenzen bringen wir bereits mit auf die Welt. Das kann man bei Babys beobachten. Manche Neugeborene lassen sich durch nichts aus der Ruhe bringen, andere sind vom ersten Tag an von Angst geplagt. Viele dieser Reaktionen haben wir uns im Laufe unseres Lebens jedoch, meist unbewusst, angeeignet.

Wie sehr die unbewusste Reaktion das Problem ist und nicht die Situation selbst, möchte ich an folgendem Beispiel verdeutlichen. Stellen Sie sich vor, Sie gehen in ein teures Restaurant. In der Vorspeisensuppe schwimmt eine tote Fliege. Wie reagieren Sie? Die Fliege ist kein Problem, wenn Sie sie aus der Suppe fischen, auf den Tellerrand legen und sich sagen: »Kann ja mal vorkommen, dass eine tote Fliege in der Suppe schwimmt.« Thema erledigt, keine negativen Emotionen. Man könnte aber auch den Kellner rufen, sich lautstark über die Fliege beschweren, eine neue Suppe verlangen und über das Restaurant schimpfen. Sie können sich durch die Fliege in der Suppe persönlich angegriffen fühlen oder sich vor ihr ekeln und vieles mehr. All diese Reaktionen sind mit negativen Emotionen verbunden. Vor allem sind all diese Reaktionen unbewusst erlernt.

Nicht reagieren und trotzdem handeln

Man kann sich darin üben, nicht zu reagieren. Das heißt, man reagiert nicht sofort, automatisch. Man hält etwas inne. Man beobachtet seine Gefühle. Man überlegt, welche Handlung angemessen ist. Im obigen Beispiel kann das Nichtreagieren sehr unterschiedlich aussehen. Je nachdem, welche ersten Emotionen die Fliege auslöst. Wenn man sich zum Beispiel vor der Fliege ekelt, nimmt man diese Reaktion mit Wohlwollen wahr. Es kann durchaus sein, dass man vor Ekel die Suppe nicht essen kann. Nun kann man überlegen, welche Handlungen gut sind. Gute Handlungen zeichnen sich dadurch aus, dass sie weder bei sich selbst noch bei anderen negative Gefühle hervorrufen. Wenn man sich vor der Suppe ekelt, sollte man sie nicht essen. Man könnte aber den Kellner rufen, ihn freundlich auf die Fliege aufmerksam machen, ihm das unangenehme Gefühl nehmen, indem man ihm sagt, dass so etwas immer mal passieren kann, und ihn höflich um eine neue Suppe bitten.

Dies ist nur ein einfaches Beispiel. Nichtreagieren bedeutet, automatische Reaktionen, die negative Gefühle auslösen, durch überlegte Handlungen zu ersetzen, die keine negativen Gefühle auslösen.

Auf die Pause achten

Automatische Reaktionen können nur dann durch überlegtes Handeln ersetzt werden, wenn es in unserem Erleben eine kleine Pause gibt. Ein Innehalten. Eine Beobachtung der Situation und der eigenen Gefühle. Meditation trainiert genau dieses Innehalten. Auch Achtsamkeitsübungen helfen, Gefühle wahrzunehmen, sich aber nicht automatisch von ihnen steuern zu lassen.

Von der Depression zur Kunst des Nichtreagierens

Für viele Menschen, die von einer Depression betroffen sind, klingt es wahrscheinlich wie ein Märchen, dass es möglich ist, sich nicht von seinen Gefühlen leiten zu lassen. Es ist möglich. Es erfordert tägliche Übung. Es geht nicht von heute auf morgen. Aber selbst kleinste positive Veränderungen lohnen sich.

TIPP 82

Langsam atmen gegen Stress

Chronischer Stress kann zu Depressionen oder Burnout führen. Unter chronischem Stress verändern sich viele Prozesse im Körper: Stresshormone werden ausgeschüttet, die Verdauung wird gedrosselt, die Herzfrequenz steigt, die Muskulatur verspannt sich und chronische Entzündungsreaktionen nehmen zu. Außerdem atmen die meisten Menschen unter Stress schneller und flacher. Mit bewusster, langsamer Atmung lässt sich das Blatt jedoch wenden. Langsames und bewusstes Atmen aktiviert den Parasympathikus. Das ist der Teil des Nervensystems, der für innere Ruhe sorgt und die Verdauung anregt. Das Herz schlägt langsamer, die Konzentration der Stresshormone sinkt, die Muskulatur entspannt sich, die Verdauung verbessert sich. Ganz einfach, weil man langsam und tief atmet.

Langsame Atmung wirkt bis ins Gehirn

Bei langsamer und tiefer Atmung erhält das Gehirn ganz andere Signale aus dem Körper als bei flacher und schneller Atmung. Bei langsamer Atmung nimmt die Aktivität einiger Nervenzellen ab, vor allem jener, die für die Entstehung von Gefühlen zuständig sind, wie die Amygdala, die bei Menschen mit Depressionen oder Burnout oft besonders aktiv ist. Gleichzeitig wird die Kommunikation zwischen verschiedenen Hirnarealen verbessert, was die Wahrnehmung und auch das strukturierte Denken steigert. Durch das Training einer langsamen Atmung steigt die Konzentrationsfähigkeit. Das bedeutet auch, dass die Gedanken besser in die gewünschte Richtung gelenkt werden können. Mehr dazu in Tipp Nummer 85.

Langsames und tiefes Atmen wirkt beruhigend. Es ist daher ideal für alle, die Schwierigkeiten beim Einschlafen haben. Sobald Sie im Bett liegen, können Sie 10 bis 15 Minuten lang langsames und tiefes Atmen üben. Wenn Sie dabei einschlafen, ist das wunderbar.

Atemveränderung durch Sitzen und enge Kleidung

Ständiges Sitzen kann sich negativ auf die Atmung auswirken. Sie wird flacher und schneller. Viele gewöhnen sich die sogenannte Brustatmung an. Aber auch enge Kleidung und häufiges Baucheinziehen für eine bessere Figur verändern die Atmung negativ. Durch die flache und schnelle Atmung wird der Sympathikus aktiviert, der Teil des Nervensystems, der in Gefahrensituationen für körperliche Veränderungen sorgt. So kann schon eine falsche Atmung zu einem erhöhten Stressempfinden führen.

Tief und langsam atmen lernen

Richtig atmen lernen, das klingt absurd, denn wir atmen jeden Tag. Aber es ist gar nicht so einfach, von einer flachen, schnellen Atmung auf eine tiefe, langsame Atmung umzuschalten, wenn man es nicht gewohnt ist. Vielen hilft deshalb eine professionelle Anleitung. Dafür gibt es speziell ausgebildete Atemtherapeutinnen und -therapeuten. Sie bieten Gruppenkurse oder Einzelsitzungen in sogenannter Atemtherapie oder Breathwork an. Das Erlernen einer gesunden und tiefen Atmung ist oft auch Bestandteil eines Yoga- oder Tai-Chi-Kurses. Auch einige Meditationslehrer gehen auf eine gesunde Atmung ein. Videos mit Anleitungen zum langsamen und tiefen Atmen sowie Mitmachangebote gibt es außerdem in großer Zahl im Internet.

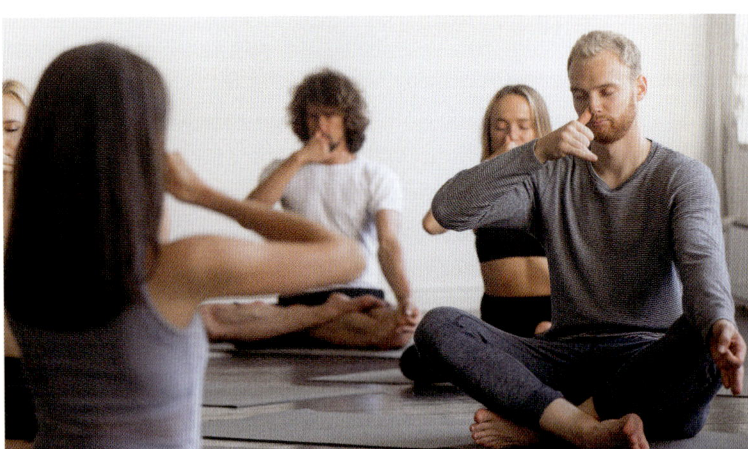

PRAXISTIPP

Überprüfen Sie Ihre Atmung und üben Sie langsames Atmen

1. Selbsttest
   - Legen Sie sich flach auf den Rücken und platzieren Sie Ihre Hand auf den Bauch. Atmen Sie so, wie Sie es normalerweise tun. Hebt und senkt sich Ihre Bauchdecke und damit auch Ihre Hand? Wenn nicht, atmen Sie in die Brust und damit zu flach und zu schnell.
2. Zeit zum Atmen
   - Nehmen Sie sich täglich etwa zehn Minuten Zeit, um tief und langsam zu atmen. Geeignet ist zum Beispiel die Zeit vor dem Einschlafen.

- Legen oder setzen Sie sich entspannt hin.
- Atmen Sie tief und langsam durch die Nase ein, zum Beispiel vier Sekunden lang.
- Spüren Sie, wie die Luft Ihre Lungen füllt. Wenn Sie tief einatmen, haben Sie auch das Gefühl, dass sich der Bauchraum mit Luft füllt. Die Bauchdecke sollte sich heben.
- Atmen Sie danach tief und langsam durch Nase oder Mund aus, z. B. sechs Sekunden lang. Die Ausatmung sollte immer länger dauern als die Einatmung.
- Weniger als zehn Atemzüge pro Minute gelten bereits als langsame Atmung. Mit etwas Übung können es auch nur drei bis vier Atemzüge sein.

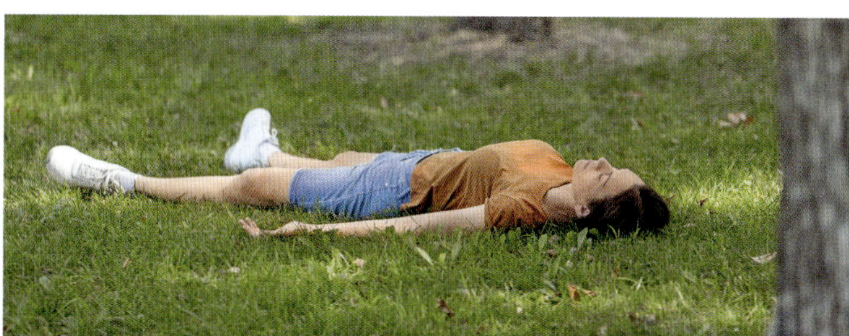

TIPP 83

Mit Dankbarkeit zu einem guten Gefühl

Die meisten unserer täglichen Gedanken sind ziemlich repetitiv. Immer wieder tauchen ähnliche Gedanken aus dem Unterbewusstsein auf. Bei Menschen mit Depressionen oder Burnout sind sie oft negativ. Auch Angst machende Zukunftsszenarien sind keine Seltenheit. Ebenso typisch sind Sorgen aller Art.

Negative, sich wiederholende Gedanken können aber auch ohne Depression oder Burnout auftreten. Sie sollten nicht einfach hingenommen werden, denn sie erhöhen das Risiko, an einer Depression oder einem Burnout zu erkranken.[85]

Dankbarkeit durchbricht negative Gedankenspiralen

Man kann lernen, anders zu denken. Man kann sogar lernen, sich wiederholende negative Gedanken zu stoppen. Eine Möglichkeit ist, sich in Dankbarkeit zu üben. Hier gibt es viele verschiedene Vorgehensweisen. Oft wird empfohlen, jeden Tag drei bis fünf Dinge aufzuschreiben, für die man dankbar ist. Es gibt sogar Apps für das Smartphone, die einem dabei helfen.

Die meisten Menschen sind dankbar für positive Dinge wie eine liebevolle Umarmung des Partners, einen schönen Sonnenuntergang oder eine heiße Tasse Tee. Es müssen nicht einmal große Ereignisse sein. Allein die tägliche Erinnerung daran verändert Denkstrukturen und auch das Unterbewusstsein.

Es ist sogar möglich, für Dinge dankbar zu sein, die auf den ersten Blick negativ erscheinen. Zum Beispiel für einen Konflikt. Wenn man es geschafft hat, während des Konflikts innerlich sehr ruhig zu bleiben, kann man dafür dankbar sein. Konflikte sind oft ein Zeichen dafür, dass etwas nicht stimmt. Durch einen Konflikt wird meist klarer, wo der Schuh drückt. Für eine Erkenntnis, die sich aus einem Konflikt ergibt, kann man somit dankbar sein. Auch für andere negative Erfahrungen kann man dankbar sein, denn wenn man damit umgehen kann, ist es immer möglich, daran zu wachsen.

Dankbarkeit vermindert Depressionen

Der Einfluss von Dankbarkeitsübungen auf den Verlauf von Depressionen ist inzwischen in vielen Studien untersucht worden. Wissenschaftler aus Brasilien haben dazu 64 klinische Studien ausgewertet. Sie stellten fest, dass Menschen, die gezielt Dankbarkeitsübungen einsetzten, eine bessere psychische Gesundheit hatten und seltener unter Depressionen oder Ängsten litten als Menschen, die keine gezielten Dankbarkeitsübungen durchführten.[86]

Eine weitere Metaanalyse untersuchte Interventionen in Form von Dankbarkeitsübungen auf die Heilung von Depressionen. Es zeigte sich ein signifikanter Effekt, der jedoch nicht sehr stark war. Die Autoren empfehlen, Dankbarkeitsübungen bei bestehenden Depressionen zusätzlich zu anderen Interventionen durchzuführen, aber keine Heilung allein durch Dankbarkeitsübungen zu erwarten.[87]

PRAXISTIPP !

Üben Sie sich in Dankbarkeit

Schreiben Sie jeden Abend drei bis fünf positive Dinge auf, für die Sie dankbar sind.

Wenn es Ihnen möglich ist, schreiben Sie einen positiven Aspekt auf, den Sie in einem negativen Ereignis sehen.

TIPP 84

Mit Meditation die Gehirnaktivität positiv verändern

Meditation ist im Grunde Konzentrationstraining. Ich konzentriere mich gerne auf mein Kunstwort IOMAN. Wenn meine Gedanken von diesem Wort zu anderen Gedanken abschweifen, bringe ich sie wieder zurück. Typisch für Meditationen ist auch die Konzentration auf den eigenen Atem, auf ein Mantra oder auf einen Gegenstand, zum Beispiel eine Blume oder eine Kerze, die vor einem steht. Sobald man bemerkt, dass die Gedanken mit etwas anderem beschäftigt sind, konzentriert man sich wieder auf die Atmung, das Mantra oder das ausgewählte Objekt. Diese Konzentrationsübung führt zu Veränderungen im Gehirn.

Mehr Nervenzellen im Hippocampus

Im Hippocampus werden besonders viele neue Nervenzellen gebildet. Hier befindet sich eine große Menge des wichtigen Wachstumsfaktors BDNF. Bei Depressionen oder Burnout ist die Neubildung von Nervenzellen jedoch gestört, die BDNF-Konzentration ist niedrig und der Hippocampus oft messbar kleiner als bei gesunden Menschen. Meditation wirkt dem entgegen. Durch Meditation nimmt das Wachstum neuer Nervenzellen und deren Vernetzung messbar zu. Diese Veränderung ist bereits nach acht Wochen und einer täglichen Meditationszeit von 30 Minuten feststellbar.[88]

Das Ich- und das Gefahrenzentrum im Gehirn verändern sich

Bei einer Depression wird der präfrontale Cortex im Gehirn überaktiv. Er liegt direkt hinter der Stirn. Man kann ihn auch als »Ich-Zentrum« bezeichnen, denn in diesem Bereich des Gehirns werden viele Informationen über die eigene Person verarbeitet. Hier entwickeln sich aber auch Zukunftsängste und/oder soziale Ängste, hier entstehen Gedanken, die schreckliche Erinnerungen an vergangene Erlebnisse beinhalten. Durch Meditation kann dieser Bereich des Gehirns beruhigt werden. Die Überaktivität des »Ich-Zentrums« wird in eine normale Aktivität umgewandelt, was sich positiv auf die Psyche auswirkt.

Das Gefahrenzentrum im Gehirn, auch Amygdala genannt, liegt sehr zentral. Auch dieses ist bei Menschen mit Depressionen oder Burnout überaktiv. Es sorgt für die Ausschüttung von Cortisol und anderen Stresshormonen. Ist das Gefahrenzentrum sehr aktiv, werden Situationen, die keine besondere Gefahr darstellen, schnell als gefährlich erlebt. Bei Angststörungen ist die Amygdala besonders aktiv. Meditation verändert die Aktivität dieser Hirnregion messbar. Das Stressempfinden und die Angst nehmen ab.

Fühlen, aber nicht handeln

Bei der Meditation geht es nicht darum, negative Gefühle zu unterdrücken. Ganz im Gegenteil. Durch Meditation lernt man, negative Gefühle wie Ärger, Wut, Angst, Trauer oder auch Stress zuzulassen. Aber man reagiert nicht. Man schreit nicht herum, zerstört nicht aus Wut Gegenstände, handelt nicht kopflos, vergräbt sich nicht weinend im Bett. Man spürt die Emotionen. Man fühlt sie. Sie werden willkommen geheißen und … dann macht man nichts weiter mit ihnen. Das ist gar nicht so einfach, aber auf Dauer sehr heilsam, weil sie im Laufe von Monaten und Jahren konsequenter Meditation immer weniger werden.

Geübt wird diese Technik während der täglichen Meditation. Aber nicht nur während des Meditierens kann man nach einiger Zeit anders mit aufkommenden Emotionen umgehen, sondern auch dann, wenn es am nötigsten ist. Zum Beispiel bei plötzlichem Zeit- oder Termindruck, in einer Situation, in der man verbal angegriffen wird, bei einem Unfall, bei einer Meinungsverschiedenheit. Man spürt die Gefühle, nimmt sie bewusst wahr, aber sie dominieren nicht mehr das Verhalten. Man kann ruhig bleiben, überlegt antworten oder handeln. Das ist ein wunderbares Gefühl.

TIPP **85**

Durch Konzentration Gedanken bewusst steuern

Konzentration ist die willentliche Fokussierung der Aufmerksamkeit auf eine bestimmte Tätigkeit, auf das Erreichen eines Ziels oder auch auf das Lösen eines Problems. Während des Meditierens konzentriert man sich auf die Atmung, auf ein Mantra, auf die Lücke zwischen zwei Gedanken oder auf andere Aspekte. Konzentration ist also vor allem die willentliche Fokussierung auf einen bestimmten Gedanken. Und genau diese Fähigkeit ist sehr wichtig, um psychischen Stress zu reduzieren oder ganz abzubauen.

Vom Gedanken zum Stress

Psychischer Stress entsteht, wenn die Gedanken um bestimmte Probleme kreisen, wie zum Beispiel Zeitdruck im Beruf, Krankheit der Kinder, des Partners oder der Eltern, finanzielle Sorgen und vieles mehr. Diese Gedanken tauchen unwillkürlich im Bewusstsein auf. In den kreisenden Gedanken entwickelt sich manchmal immer mehr Angst um eventuelle weitere problematische Erlebnisse. In der Zeit, in der man die Schreckensszenarien im Kopf durchspielt, handelt man nicht. Man sucht auch nicht gezielt nach einer Lösung. Allerdings führen diese negativen Gedankenwiederholungen zu extremem Stress. Sehr viele Menschen halten Gedanken dieser Art und ihre negativen Auswirkungen auf die Psyche für völlig normal.

Im Buddhismus und Hinduismus wird dieser mentale Prozess als »Monkey Mind« bezeichnet, als ein Geist, der wie ein Affe wild umherspringt und unüberlegt Unheil anrichten kann. In beiden religiösen Traditionen wurde erkannt, dass die meisten Probleme, unter denen wir Menschen leiden, ihren Ursprung in der unkontrollierten Wiederholung negativer Gedanken haben.

Gedanken bewusst auf andere Themen lenken

Eine in Meditation geübte Person erkennt störende Gedanken schneller als eine ungeübte Person. Aufgrund der durch die tägliche Meditationspraxis gesteigerten Konzentrationsfähigkeit ist es einer solchen Person auch möglich, Gedanken bewusst auf ein anderes Thema zu lenken. Wenn z. B. Gedanken über den Zeitdruck bei der Arbeit aufkommen, kann man folgenden bewussten Gedanken hinzufügen: »Ich beschäftige mich als Erstes damit, wie ich einige meiner Aufgaben anders einteilen kann, um den Zeitdruck zu verringern.« Es ist auch möglich, die Gedanken auf die schönen Dinge zu lenken, die in letzter Zeit passiert sind, oder auf die Liebe zum Partner oder zu den Kindern und vieles mehr.

Meist sind mehrere Anläufe nötig

Beginnt man mit einer solchen bewussten Gedankenkontrolle, ist es oft nicht damit getan, einen negativen Gedanken einmal durch einen positiven zu ersetzen. Der negative drängt sich immer wieder ins Bewusstsein. Dann lenkt man die Gedanken wieder auf etwas anderes, etwas Positives. Das Ganze kann sich Dutzende Male wiederholen. Mit der Zeit wird es aber immer leichter, die Gedanken bewusst in ganz bestimmte Richtungen zu lenken. Der Stress nimmt dadurch ab.

Gedanken zu lenken heißt nicht, Gedanken zu unterdrücken

Es gibt einen großen Unterschied zwischen dem Unterdrücken von Gedanken und damit von Gefühlen und dem bewussten Steuern. Wer seine Gedanken kontrolliert, verhindert lediglich Endlosschleifen oder beängstigende Zukunftsfantasien. Im richtigen Moment nimmt man sich aber die Zeit, gezielt nach Lösungen für ein Problem zu suchen.

Anders verhält es sich, wenn Gefühle unterdrückt werden. Mehr dazu und warum das Unterdrücken von Gefühlen zu Depressionen oder Burnout führen kann in Tipp Nummer 13.

TIPP 86

Meditation wirkt nur bei täglicher Anwendung

Über Jahrzehnte habe ich in meiner eigenen Praxis Patientinnen und Patienten behandelt und immer wieder folgendes Muster festgestellt. Die Einnahme von Nahrungsergänzungsmitteln fällt den meisten Menschen leicht. Low Carb, die tägliche Zubereitung von Gemüse und hochwertigem Fleisch, Eierspeisen oder Geflügel ist schon etwas schwieriger, Sport auch. Meditieren versuchen viele gar nicht erst oder geben es nach kurzer Zeit wieder auf. Dabei ist gerade das so wichtig für ein glückliches und ausgeglichenes Leben! Besonders wichtig ist Meditation für Menschen, die unter Burnout oder Depressionen leiden. Meditation verändert die Art und Weise, wie man Probleme wahrnimmt und auf sie reagiert. Durch Meditation verändert sich das Denken, was sich wiederum auf die Psyche auswirkt. Durch Meditation erhöht sich die Konzentrationsfähigkeit, mit deren Hilfe man bewusst wählen kann, was man denken möchte. Das ist Freiheit, das ist Glück.

Der Anfang ist gewöhnungsbedürftig

Wenn man anfängt zu meditieren, kann es sein, dass unterdrückte Gefühle wie Wut, Angst oder Traurigkeit stärker zum Vorschein kommen. Die gewünschte Entspannung, das erhoffte Wohlgefühl bleibt aus. Unerwünschte Wirkungen treten besonders häufig auf, wenn direkt mit Meditationen von mehr als 20 Minuten begonnen wird. Besser ist es, sich langsam heranzutasten und mit fünf oder zehn Minuten zu beginnen. Nach einigen Wochen oder Monaten täglicher Meditation nehmen die negativen Gefühle ab.

Meditation ist für viele Menschen gut, aber nicht für alle. Menschen, die zu Psychosen neigen, sollten vorsichtig ausprobieren, ob Meditation ihnen hilft.

Am besten ein Leben lang

Mit der Meditation ist es wie mit der Ernährung. Es bringt nichts, ein paar Wochen oder Monate auf Zucker, Weißmehl und Alkohol zu verzichten und sich dann wieder so zu ernähren wie vorher.

Das Meditieren bringt viele positive Veränderungen, manche schon nach wenigen Wochen oder Monaten. Meditation verbessert die Anzahl der Nervenzellen und ihre Verbindungen untereinander. Meditation verändert die Verarbeitung von Sinneseindrücken und das Denken. Diese positiven Veränderungen bleiben jedoch nicht erhalten, wenn man mit dem Meditieren aufhört. Dann nimmt die Zahl der Nervenzellen wieder ab, die Verbindungen verschlechtern sich, man fällt zurück in die alte Verarbeitung der Sinneseindrücke und auch in die alte Art zu denken.

Anders sieht es aus, wenn Meditation zur täglichen Routine wird. Dann verstärken sich die positiven Effekte. Für die meisten Menschen reichen 20 Minuten morgens oder abends. Meditation kann so schön werden, dass man sie dem Scrollen auf dem Smartphone, dem Anschauen von Filmen, dem Lesen oder vielen anderen Aktivitäten vorzieht. Dann ist es das Schönste im Leben, einfach still da zu sitzen.

PRAXISTIPP !

Gewöhnen Sie sich eine tägliche Meditationsroutine an

Legen Sie eine Uhrzeit für Ihre tägliche Meditation fest, z. B. 6:30 Uhr. Oder wählen Sie einen bestimmten Zeitpunkt in Ihrer täglichen Routine, zum Beispiel vor dem Frühstück. An manchen Tagen kann das um 6:00 Uhr sein, an anderen 7:30 Uhr.

Beginnen Sie mit fünf Minuten täglich. Nach einigen Wochen steigern Sie sich auf zehn Minuten, dann auf fünfzehn Minuten und so weiter.

TIPP 87

Hilfe durch Psychotherapie, Journaling, EMDR und systemische Aufstellungen

Depressionen und Burnout sind unter anderem stressbedingte Erkrankungen. Auslöser für Stress gibt es viele: die weltpolitische Lage, Klimawandel und Zukunftsängste, Probleme in der Familie und/oder am Arbeitsplatz und vieles mehr. Doch nicht jeder reagiert gleich auf solche Probleme. Manche Menschen stecken sie relativ leicht weg, konzentrieren sich auf die Lösung des Problems und schauen nach vorne. Andere verzweifeln. Das liegt vor allem daran, wie man innerlich auf die Probleme reagiert, und das kann man ändern. Psychotherapie, Journaling, Desensibilisierung und Neuverarbeitung mit Augenbewegungen (EMDR), systemische Aufstellungen und andere Methoden können hier hilfreich sein.

Psychotherapie ist üblich

Bei Depressionen oder Burnout wird oft zu einer Psychotherapie geraten. Zu Recht, denn sie wirkt. Allerdings halte ich eine Psychotherapie nur in Kombination mit Lebensstiländerungen für sinnvoll, die die chronischen Entzündungsreaktionen beseitigen und die Biochemie und die Nervenzellen des Gehirns wieder in einen gesunden Zustand versetzen. Wichtig in der Psychotherapie ist die Beziehung zwischen Therapeuten und Klient. Es muss einfach stimmen, der Klient muss sich gut aufgehoben und verstanden fühlen.

Ziel einer Therapie kann es sein, den Ursprung bestimmter negativer Gedanken zu erkennen und zu lernen, sie zu verändern. Ziel kann es auch sein, auf bestimmte stressauslösende Situationen anders reagieren zu können.

Journaling wird immer beliebter

Journaling klingt modern. Im Grunde ist es aber nichts anderes als Tagebuchschreiben, nur eben mit dem Fokus auf die eigenen Gefühle. Schreiben erfordert immer eine gewisse Auseinandersetzung mit dem, worüber man schreibt. Wenn man über sich schreibt, über seine Gefühle und Probleme, setzt man sich in einer Intensität damit auseinander, wie man es sonst nicht tut. Das allein hilft vielen. Manchen gelingt es auch, durch das Schreiben einen anderen Blickwinkel auf die eigenen Gefühle und Probleme einzunehmen.

Desensibilisierung und Neuverarbeitung durch Augenbewegungen

Die Abkürzung EMDR steht für die englische Bezeichnung Eye Movement Desensitization and Reprocessing. Seit 2015 ist die Methode bei posttraumatischen Belastungsstörungen von den gesetzlichen Krankenkassen anerkannt. Die Methode hilft aber natürlich auch bei weniger traumatischen Erlebnissen, die zur Entstehung einer Depression oder eines Burnouts beitragen können. Während einer EMDR-Sitzung werden die belastenden Erlebnisse mit starken Augenbewegungen durchgespielt. Dadurch entstehen im Gehirn neue Nervenverbindungen, die die Verarbeitung der Erlebnisse erleichtern.

Systemische Aufstellungen

Depressionen können auch ohne offensichtlichen Auslöser auftreten. In solchen und vielen anderen Fällen lohnt es sich, genauer hinzuschauen. Denn Depressionen können ihren Ursprung schon bei den Großeltern oder Eltern haben. In den Generationen der Großeltern und Eltern war es üblich, viele Gefühle nicht auszudrücken. Sie wurden verdrängt. Die Verdrängung ist ein epigenetischer Schalter, der bereits während der Schwangerschaft an die Nachkommen weitergegeben werden kann. Aber wie alle epigenetischen Schalter müssen sie nicht bleiben. Mithilfe des Familienaufstellens ist es möglich, eigene verdrängte Gefühle und solche, die von Eltern oder Großeltern übernommen wurden, aufzuspüren. Das hat heilende Wirkung.

TIPP 88

Stressfaktoren einfach abschalten

Depressionen und Burnout lassen sich nicht nur mit Low Carb, Nährstoffen, Gemüse, Sport und Meditation behandeln. Manchmal braucht es auch Neuorientierungen. Vielleicht sind es unreflektiert übernommene Vorstellungen von einem vermeintlich perfekten Leben, mit denen man sich ständig selbst unter Druck setzt. Vielleicht sind es Aufgaben im Beruf, in der Familie oder auch in der Freizeit, in die man irgendwie hineingeschlittert ist, zu denen man aber nie ein wirkliches Ja gefunden hat und die man trotzdem immer wieder mit Widerstand erledigt. Vielleicht finden Sie auch so viele Projekte so interessant, dass es Ihnen schwerfällt, zu weiteren Aufgaben Nein zu sagen. Es gibt viele Gründe, das Leben zu überfrachten. Auf Dauer ist das aber nicht gesund. Fast jeder Mensch braucht Zeit zum Abschalten, zum Ausschlafen, zum Genießen.

PRAXISTIPP

Bestandsaufnahme: Was stresst mich?

Definieren Sie genau, worauf Sie mit Stress reagieren. Schildern Sie eine typische Situation.

Stress in meinem Beruf:

Stress in meiner Familie:

Stress in meiner Freizeit:

Sonstiger Stress:

Überlegen Sie, wie Sie die Situation ändern können. Können Sie sich aus Projekten oder Verträgen zurückziehen? Können Sie die Aufgaben in der Familie anders verteilen? Können andere Ihr Engagement in Vereinen, in der Schule oder in Gremien übernehmen?

Wenn Sie unter Ängsten leiden, definieren Sie diese ebenfalls. Beschreiben Sie, was Ihre Ängste auslöst.

Überlegen Sie sich, wie Sie vorbeugend tätig werden können, um die Wahrscheinlichkeit des Eintretens des befürchteten Ereignisses zu verringern.

Überlegen Sie sich einen alternativen Gedanken, mit dem Sie die Gedanken an beängstigende Ereignisse ersetzen wollen. Schreiben Sie genau auf, woran Sie stattdessen denken wollen:

Stichwortverzeichnis

Quellen

1. Ruiz NAL, Del Ángel DS, Olguín HJ, Silva ML. Neuroprogression: the hidden mechanism of depression. *Neuropsychiatr Dis Treat.* 2018;14:2837–2845.
2. Reichenberg A, Yirmiya R, Schuld A, Kraus T, Haack M, Morag A, Pollmächer T. Cytokine-associated emotional and cognitive disturbances in humans. Arch Gen Psychiatry. 2001 May;58(5):445–52.
3. Orosz A, Federspiel A, Haisch S, Seeher C, Dierks T, Cattapan K. A biological perspective on differences and similarities between burnout and depression. *Neurosci Biobehav Rev.* 2017;73:112–122.
4. Koutsimani P, Montgomery A, Georganta K. The Relationship Between Burnout, Depression, and Anxiety: A Systematic Review and Meta-Analysis. *Front Psychol.* 2019;10:284.
5. Mayo Clinic. Teen depression. 12.08.2022. Unter: www.mayoclinic.org/diseases-conditions/teen-depression/symptoms-causes/syc-20350985. Letzter Zugriff am 13.11.2023.
6. Sonnenmoser M. Postpartale Depression: Vom Tief nach der Geburt. *Deutsches Ärzteblatt* PP.6,2007; 2:82. Stiftung Deutsche Depressionshilfe und Suizidprävention. In der Schwangerschaft und nach der Geburt. Unter: www.deutsche-depressionshilfe.de/depression-infos-und-hilfe/depression-in-verschiedenen-facetten/in-der-schwangerschaft-und-nach-der-geburt. Letzter Zugriff 14.11.2023.
7. Frugham Bruce D. Depression in Older People. *WebMD.* 04.09.2022. Unter: www.webmd.com/depression/depression-elderly. Letzter Zugriff 24.11.2023.
8. Oliveira A, Rodríguez-Artalejo F, Lopes C. Alcohol intake and systemic markers of inflammation--shape of the association according to sex and body mass index. *Alcohol and Alcoholism.* 2010 Mar-Apr;45(2):119–25.
9. Brière FN, Rohde P, Seeley JR, Klein D, Lewinsohn PM. Comorbidity between major depression and alcohol use disorder from adolescence to adulthood. *Compr Psychiatry.* 2014;55(3):526–533.
10. Lydiard JB, Patel H, Strugatsky Y, Thompson WK, Pelham WE 3rd, Brown SA. Prospective associations between cannabis use and depressive symptoms across adolescence and early adulthood. *Psychiatry Res.* 2023 Jul;325:115190.
11. Walker AK, Kavelaars A, Heijnen CJ, Dantzer R. Neuroinflammation and comorbidity of pain and depression. *Pharmacol Rev.* 2013;66(1):80–101.
12. Lee SP, Sung IK, Kim JH, Lee SY, Park HS, Shim CS. The effect of emotional stress and depression on the prevalence of digestive diseases. *J Neurogastroenterol Motil.* 2015;21(2):273–282.
13. Grabe HJ, Ahrens N, Rose HJ, Kessler C, Freyberger HJ. Neurotrophic factor S100 beta in major depression. *Neuropsychobiology.* 2001;44(2):88–90.

14. Sohn JH, Kim CH, Lee SH, Kim JH, Lee JJ. Diagnostic Value of Serum Biomarkers for Differentiating Central and Peripheral Causes of Acute Vertigo. *Front Med (Lausanne).* 2020;7:84.
15. DocCheck Flexikon. Histon. Unter: https://flexikon.doccheck.com/de/Histon. Letzter Zugriff 05.12.2023.
16. Li M, D'Arcy C, Li X, Zhang T, Joober R, Meng X. What do DNA methylation studies tell us about depression? A systematic review. *Transl Psychiatry.* 2019;9(1):68.
17. Schiele MA, Kollert L, Lesch KP, et al. Hypermethylation of the serotonin transporter gene promoter in panic disorder-Epigenetic imprint of comorbid depression?. *Eur Neuropsychopharmacol.* 2019;29(10):1161–1167.
18. Porter GA, O'Connor JC. Brain-derived neurotrophic factor and inflammation in depression: Pathogenic partners in crime?. *World J Psychiatry.* 2022;12(1):77–97.
19. Donadon MF, Martin-Santos R, Osório FL. The Associations Between Oxytocin and Trauma in Humans: A Systematic Review. *Front Pharmacol.* 2018;9:154.
20. Bauer M. Langzeitgabe von Antidepressiva – Information für Gesundheitsberufe. Bundesministerium für Soziales, Gesundheit, Pflege und Konsumentenschutz (BMSGPK), Wien: 2020.
21. Wang M, Xie Y, Qin D. Proteolytic cleavage of proBDNF to mBDNF in neuropsychiatric and neurodegenerative diseases. *Brain Res Bull.* 2021;166:172–184.
22. Fleitas C, Piñol-Ripoll G, Marfull P, et al. proBDNF is modified by advanced glycation end products in Alzheimer's disease and causes neuronal apoptosis by inducing p75 neurotrophin receptor processing. *Mol Brain.* 2018;11(1):68.
23. Ward R, Abdul Y, Ergul A. Endothelin-1 inhibition improves the mBDNF/proBDNF ratio in endothelial cells and HT22 neurons under high glucose/palmitate growth conditions. *Physiol Res.* 2018;67(Suppl 1):S237-S246.
24. Jones-Brando L, Dickerson F, Ford G, et al. Atypical immune response to Epstein-Barr virus in major depressive disorder. *J Affect Disord.* 2020;264:221–226.
25. Fenton C, Lee A. Antidepressants with anti-inflammatory properties may be useful in long COVID depression. *Drugs Ther Perspect.* 2023;39(2):65–70.
26. Bornand D, Toovey S, Jick SS, Meier CR. The risk of new onset depression in association with influenza--A population-based observational study. *Brain Behav Immun.* 2016;53:131–137.
27. Ye J, Wen Y, Chu X, et al. Association between herpes simplex virus 1 exposure and the risk of depression in UK Biobank. *Clin Transl Med.* 2020;10(2):e108.
28. Kobayashi N, Oka N, Takahashi M, et al. Human Herpesvirus 6B Greatly Increases Risk of Depression by Activating Hypothalamic-Pituitary-Adrenal Axis during Latent Phase of Infection. *iScience.* 2020;23(6):101187.
29. Fallon BA, Madsen T, Erlangsen A, Benros ME. Lyme Borreliosis and Associations With Mental Disorders and Suicidal Behavior: A Nationwide Danish Cohort Study. *Am J Psychiatry.* 2021;178(10):921–931.

30. Al Quraan AM, Beriwal N, Sangay P, Namgyal T. The Psychotic Impact of Helicobacter pylori Gastritis and Functional Dyspepsia on Depression: A Systematic Review. *Cureus*. 2019;11(10):e5956.
31. Jacka FN, O'Neil A, Opie R, et al. A randomised controlled trial of dietary improvement for adults with major depression (the ›SMILES‹ trial). *BMC Med.* 2017;15(1):23.
32. Chen Y, Xu J, Chen Y. Regulation of Neurotransmitters by the Gut Microbiota and Effects on Cognition in Neurological Disorders. *Nutrients*. 2021;13(6):2099.
33. Luppino FS, de Wit LM, Bouvy PF, et al. Overweight, obesity, and depression: a systematic review and meta-analysis of longitudinal studies. *Arch Gen Psychiatry*. 2010;67(3):220–229.
34. Sakamoto S, Zhu X, Hasegawa Y, et al. Inflamed brain: Targeting immune changes and inflammation for treatment of depression. *Psychiatry Clin Neurosci*. 2021;75(10):304–311.
35. Yan T, Qiu Y, Yu X, Yang L. Glymphatic Dysfunction: A Bridge Between Sleep Disturbance and Mood Disorders. *Front Psychiatry*. 2021;12:658340.
36. Horsthemke S. Depression – Das können Betroffene selbst tun. *Spektrum.de*; 02.02.2024.
37. Elsherbiny NM, Sharma I, Kira D, et al. Homocysteine Induces Inflammation in Retina and Brain. *Biomolecules*. 2020;10(3):393.
38. Carpéné C, Marti L, Morin N. Increased monoamine oxidase activity and imidazoline binding sites in insulin-resistant adipocytes from obese Zucker rats. *World J Biol Chem*. 2022;13(1):15–34.
39. Marzo CM, Gambini S, Poletti S, Munari F, Assfalg M, Guzzo F. Inhibition of Human Monoamine Oxidases A and B by Specialized Metabolites Present in Fresh Common Fruits and Vegetables. *Plants (Basel)*. 2022;11(3):346.
40. Huang WS, Bai YM, Hsu JW, et al. Use of Proton Pump Inhibitors and Risk of Major Depressive Disorder: A Nationwide Population-Based Study. *Psychother Psychosom*. 2018;87(1):62–64.
41. Fischer AG, Jocham G, Ullsperger M. Dual serotonergic signals: a key to understanding paradoxical effects?. *Trends Cogn Sci*. Published online December 10, 2014.
42. Qato DM, Ozenberger K, Olfson M. Prevalence of Prescription Medications With Depression as a Potential Adverse Effect Among Adults in the United States. *JAMA*. 2018;319(22):2289–2298.
43. Knüppel A, Shipley MJ, Llewellyn CH, Brunner EJ. Sugar intake from sweet food and beverages, common mental disorder and depression: prospective findings from the Whitehall II study. *Sci Rep*. 2017;7(1):6287.
44. Kleinridders A, Cai W, Cappellucci L, et al. Insulin resistance in brain alters dopamine turnover and causes behavioral disorders. *Proc Natl Acad Sci U S A*. 2015;112(11):3463–3468.
45. Milstein JL, Ferris HA. The brain as an insulin-sensitive metabolic organ. *Mol Metab*. 2021;52:101234.

46. Caruso G, Benatti C, Blom JMC, Caraci F, Tascedda F. The Many Faces of Mitochondrial Dysfunction in Depression: From Pathology to Treatment. *Front Pharmacol.* 2019;10:995.
47. Xiao J, Lim LKE, Ng CH, et al. Is Fatty Liver Associated With Depression? A Meta-Analysis and Systematic Review on the Prevalence, Risk Factors, and Outcomes of Depression and Non-alcoholic Fatty Liver Disease. *Front Med (Lausanne).* 2021;8:691696.
48. Gopaldas M, Zanderigo F, Zhan S, et al. Brain serotonin transporter binding, plasma arachidonic acid and depression severity: A positron emission tomography study of major depression. *J Affect Disord.* 2019;257:495–503.
49. Wang B, Wu L, Chen J, et al. Metabolism pathways of arachidonic acids: mechanisms and potential therapeutic targets. *Signal Transduct Target Ther.* 2021;6(1):94.
50. Stawarska A, Białek A, Tokarz A. Heating of vegetable oils influences the activity of enzymes participating in arachidonic acid formation in Wistar rats. *Nutr Res.* 2015;35(10):930–938.
51. Wu H, Li H, Ding Y, et al. Is triglyceride associated with adult depressive symptoms? A big sample cross-sectional study from the rural areas of central China. *J Affect Disord.* 2020;273:8–15.
52. Jain R, Larsuphrom P, Degremont A, Latunde-Dada GO, Philippou E. Association between vegetarian and vegan diets and depression: A systematic review. *Nutr Bull.* 2022;47(1):27–49.
53. Gravesteijn E, Mensink RP, Plat J. Effects of nutritional interventions on BDNF concentrations in humans: a systematic review. *Nutr Neurosci.* 2022;25(7):1425–1436.
54. Fang M, Chen D, Yang CS. Dietary polyphenols may affect DNA methylation. *J Nutr.* 2007;137(1 Suppl):223S-228S.
55. SPIEGEL Ausland. In Australien dürfen Ärzte jetzt Psychedelika verschreiben. 02.07.2023. Unter: www.spiegel.de/ausland/australien-psychiater-duerfen-psychedelika-verschreiben-erstes-land-weltweit-a-22fbcbbb-89ad-4f9f-a197-f7314253bbf2. Letzter Zugriff 09.01.2024.
56. Yoon S, Iqbal H, Kim SM, Jin M. Phytochemicals That Act on Synaptic Plasticity as Potential Prophylaxis against Stress-Induced Depressive Disorder. *Biomol Ther (Seoul).* 2023;31(2):148–160.
57. Oh J, Yun K, Chae JH, Kim TS. Association Between Macronutrients Intake and Depression in the United States and South Korea. *Front Psychiatry.* 2020;11:207.
58. Hruby A, Jacques PF. Dietary Protein and Changes in Biomarkers of Inflammation and Oxidative Stress in the Framingham Heart Study Offspring Cohort. *Curr Dev Nutr.* 2019;3(5):nzz019.
59. Wood AC, Graca G, Gadgil M, et al. Untargeted metabolomic analysis investigating links between unprocessed red meat intake and markers of inflammation. *Am J Clin Nutr.* 2023;118(5):989–999.

60. Unwin D, Khalid AA, Unwin J, et al. Insights from a general practice service evaluation supporting a lower carbohydrate diet in patients with type 2 diabetes mellitus and prediabetes: a secondary analysis of routine clinic data including HbA1c, weight and prescribing over 6 years. *BMJ Nutr Prev Health.* 2020;3(2):285–294.
61. Ungaro P, Nettore IC, Franchini F, et al. Epigenome Modulation Induced by Ketogenic Diets. *Nutrients.* 2022;14(15):3245.
62. Brownlow ML, Jung SH, Moore RJ, Bechmann N, Jankord R. Nutritional Ketosis Affects Metabolism and Behavior in Sprague-Dawley Rats in Both Control and Chronic Stress Environments. *Front Mol Neurosci.* 2017;10:129.
63. Rojas-Morales P, Pedraza-Chaverri J, Tapia E. Ketone bodies, stress response, and redox homeostasis. *Redox Biol.* 2020;29:101395.
64. Luda KM, Longo J, Kitchen-Goosen SM, et al. Ketolysis drives $CD8^+$ T cell effector function through effects on histone acetylation. *Immunity.* 2023;56(9):2021–2035.e8.
65. Manchishi, S. M., Cui, R. J., Zou, X. H., Cheng, Z. Q., & Li, B. J. Effect of caloric restriction on depression. *Journal of cellular and molecular medicine.* 2018; 22(5):2528-2535.
66. Ferreira NR, Vitorino C, Fortuna A. From antioxidant to neuromodulator: The role of ascorbate in the management of major depression disorder. *Biochem Pharmacol.* 2022;206:115300.
67. Kouba BR, Camargo A, Gil-Mohapel J, Rodrigues ALS. Molecular Basis Underlying the Therapeutic Potential of Vitamin D for the Treatment of Depression and Anxiety. *Int J Mol Sci.* 2022;23(13):7077.
68. Dhillon VS, Deo P, Thomas P, Fenech M. Low Magnesium in Conjunction with High Homocysteine and Less Sleep Accelerates Telomere Attrition in Healthy Elderly Australian. *Int J Mol Sci.* 2023;24(2):982.
69. Durand P, Prost M, Loreau N, Lussier-Cacan S, Blache D. Impaired homocysteine metabolism and atherothrombotic disease. *Lab Invest.* 2001;81(5):645–672.
70. Li J, Kang X, Zhang L, Luo J, Zhang D. Dietary choline is inversely associated with depressive symptoms: A cross-sectional study of the National Health and Nutrition Examination Survey (NHANES) 2011 to 2018. *J Affect Disord.* 2022;301:23–29.
71. Krall RF, Tzounopoulos T, Aizenman E. The Function and Regulation of Zinc in the Brain. *Neuroscience.* 2021;457:235–258.
72. Pickering G, Mazur A, Trousselard M, et al. Magnesium Status and Stress: The Vicious Circle Concept Revisited. *Nutrients.* 2020;12(12):3672.
73. Pervin M, Unno K, Konishi T, Nakamura Y. L-Arginine Exerts Excellent Anti-Stress Effects on Stress-Induced Shortened Lifespan, Cognitive Decline and Depression. *Int J Mol Sci.* 2021;22(2):508.
74. Triggiani V, Tafaro E, Giagulli VA, et al. Role of iodine, selenium and other micronutrients in thyroid function and disorders. *Endocr Metab Immune Disord Drug Targets.* 2009;9(3):277–294.

75. Cuomo A, Beccarini Crescenzi B, Bolognesi S, et al. *S*-Adenosylmethionine (SAMe) in major depressive disorder (MDD): a clinician-oriented systematic review. *Ann Gen Psychiatry*. 2020;19:50.
76. Majewski M, Kozlowska A, Thoene M, Lepiarczyk E, Grzegorzewski WJ. Overview of the role of vitamins and minerals on the kynurenine pathway in health and disease. *J Physiol Pharmacol.* 2016;67(1):3–19.
77. Zhou L, Xiong JY, Chai YQ, et al. Possible antidepressant mechanisms of omega-3 polyunsaturated fatty acids acting on the central nervous system. *Front Psychiatry*. 2022;13:933704.
78. Examine. Ashwagandha. Unter: https://examine.com/supplements/ashwagandha/. Letzter Zugriff am 28.02.2024.
79. Balaji E, Karthika Banu R. A six week pilates mat exercises protocol on self efficacy and self esteem of school level basketball girls. *Bharathiar National Journal of Physical Education and Exercise Science*. 2020;11(1):25–31.
80. Wong MYC, Ou KL, Chung PK, Chui KYK, Zhang CQ. The relationship between physical activity, physical health, and mental health among older Chinese adults: A scoping review. *Front Public Health*. 2023;10:914548.
81. Merz KE, Thurmond DC. Role of Skeletal Muscle in Insulin Resistance and Glucose Uptake. *Compr Physiol.* 2020;10(3):785–809.
82. Scheffer DDL, Latini A. Exercise-induced immune system response: Anti-inflammatory status on peripheral and central organs. *Biochim Biophys Acta Mol Basis Dis*. 2020;1866(10):165823.
83. Carrard A, Cassé F, Carron C, et al. Role of adult hippocampal neurogenesis in the antidepressant actions of lactate. *Mol Psychiatry*. 2021;26(11):6723–6735.
84. Murawska-Ciałowicz E, Wiatr M, Ciałowicz M, et al. BDNF Impact on Biological Markers of Depression-Role of Physical Exercise and Training. *Int J Environ Res Public Health*. 2021;18(14):7553.
85. Taylor MM, Snyder HR. Repetitive Negative Thinking Shared Across Rumination and Worry Predicts Symptoms of Depression and Anxiety. *J Psychopathol Behav Asses*. 2021;43:904–915.
86. Diniz G, Korkes L, Tristão LS, Pelegrini R, Bellodi PL, Bernardo WM. The effects of gratitude interventions: a systematic review and meta-analysis. *Einstein (Sao Paulo)*. 2023;21:eRW0371.
87. Cregg DR, Cheavens JS. Gratitude Interventions: Effective Self-help? A Meta-analysis of the Impact on Symptoms of Depression and Anxiety. *J Happiness Stud.* 2021;22:413–445.
88. Hölzel BK, Carmody J, Vangel M, et al. Mindfulness practice leads to increases in regional brain gray matter density. *Psychiatry Res*. 2011;191(1):36–43.

wirksame strategien

für gesundheit und heilung

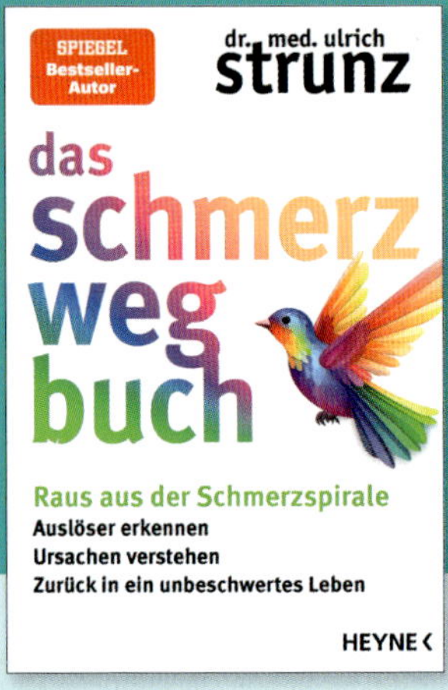

978-3-453-21887-1

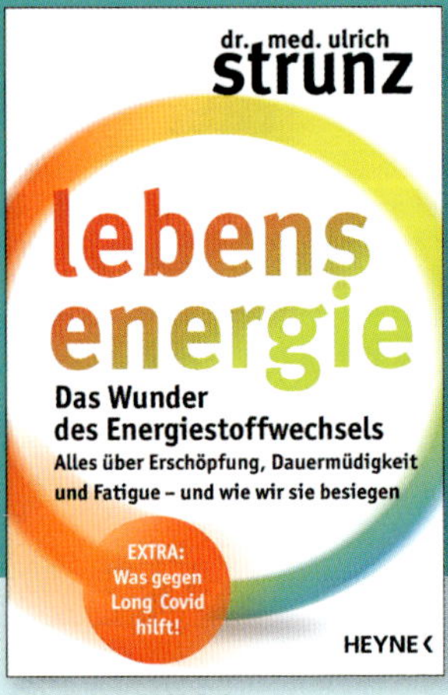

978-3-453-21839-0

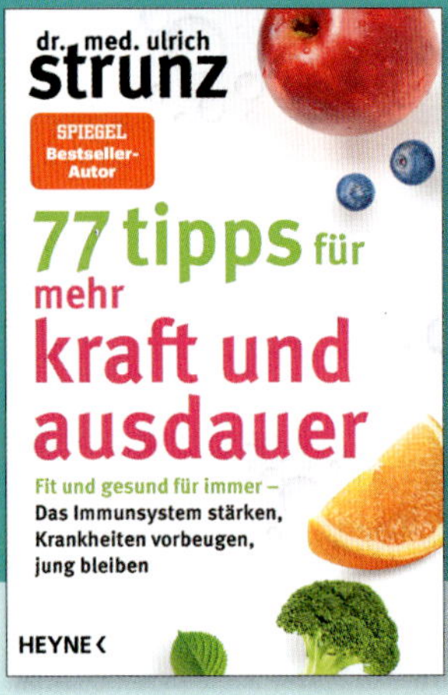

978-3-453-60669-2

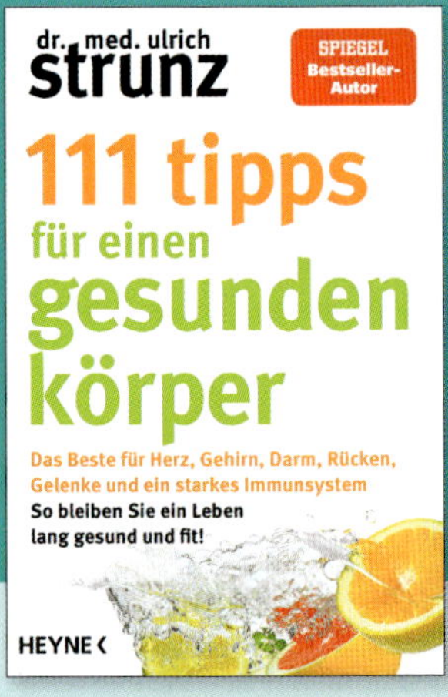

978-3-453-60675-3

Leseprobe unter **www.heyne.de**

HEYNE